JN235244

誰も教えてくれなかった
血算の
読み方・考え方

岡田 定　聖路加国際病院 血液内科部長

医学書院

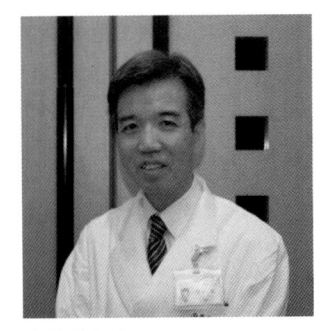

●著者紹介
岡田　定（おかだ・さだむ）
聖路加国際病院　血液内科部長
1981年大阪医科大学卒業．1984年まで聖路加国際病院で内科研修．
1993年まで昭和大学藤が丘病院　内科血液．以後，聖路加国際病院血液内科．
『内科レジデントアトラス』(2001, 医学書院)，『研修医とっておきの話』(2006, 三輪書店)，『臨床研修ルールブック』(2003, 三輪書店)，『内科オールラウンドプラクティス　第1集，第2集』(1999, 2007, 三輪書店)，『内科レジデントの鉄則　第1版，第2版』(2006, 2012, 医学書院)，『知ってるつもりの　内科レジデントの常識非常識　第1版，第2版』(2001, 2008, 三輪書店)，『今日から実践！　くすりの基本と処方のDo-Don't　第1版，第2版』(2007, 2010, メジカルビュー社)，『最速！　聖路加診断術』(2009, 三輪書店)，『デキレジ step 1, step 2』(2011, 医学出版)，『ヤバレジ step 1, step 2』(2012, 医学出版)，『あなたも名医！　貧血はこう診る』(2014, 日本医事新報社)，『レジデントのための　血液診療の鉄則』(2014, 医学書院)，『チーレジ step 1, step 2』(2014, 医学出版)などの編著書あり．

	誰も教えてくれなかった　血算の読み方・考え方
発　行	2011年4月15日　第1版第1刷 ©
	2016年10月15日　第1版第9刷
著　者	岡田　定
発行者	株式会社　医学書院
	代表取締役　金原　優
	〒113-8719　東京都文京区本郷1-28-23
	電話　03-3817-5600（社内 案内）
印刷・製本	三美印刷

本書の複製権・翻訳権・上映権・譲渡権・公衆送信権（送信可能化権を含む）は(株)医学書院が保有します．

ISBN978-4-260-01325-3

本書を無断で複製する行為（複写，スキャン，デジタルデータ化など）は，「私的使用のための複製」など著作権法上の限られた例外を除き禁じられています．大学，病院，診療所，企業などにおいて，業務上使用する目的（診療，研究活動を含む）で上記の行為を行うことは，その使用範囲が内部的であっても，私的使用には該当せず，違法です．また私的使用に該当する場合であっても，代行業者等の第三者に依頼して上記の行為を行うことは違法となります．

JCOPY 〈出版者著作権管理機構　委託出版物〉
本書の無断複製は著作権法上での例外を除き禁じられています．複製される場合は，そのつど事前に，出版者著作権管理機構（電話 03-3513-6969, FAX 03-3513-6979, info@jcopy.or.jp）の許諾を得てください．

序

　血算（CBC；complete blood count）は「臨床検査のバイタルサイン」です．数ある臨床検査のなかでも最も基本的な検査です．

　それなのに，「血算の読み方」が系統的にまとめられているような本はありません．「心電図の読み方」，「胸部X線の読み方」といった本は溢れるほどあるのに．とても不思議な気がします．

　「血算の読み方には困らない」ということでしょうか．「白血球，赤血球，血小板のデータに大した情報はない」，「血算の読み方が大事なのは血液疾患だけ」と考えられているのでしょうか．

　私は長年，聖路加国際病院で入院・外来診療とレジデント教育に携わってきました．血液疾患や血算に異常のある患者さんを診療するだけでなく，臨床研修病院の指導医として毎日レジデントとディスカッションし，毎月1～2回の教育カンファレンスを行っています．

　その経験から痛感することは，「一般臨床医もレジデントも，意外なほど血算の重要な情報を読み取れない」ということです．患者さんの紹介状を拝見して「血算のここに注目してもらえば診断は容易だったのに」とか，教育カンファレンスで「血算のこの項目が診断に特異的なのに，なぜ気がつかないのだろう」と，何度，歯がゆく思ったかしれません．

　たとえば，① 49歳女性．Hb 9.3 g/dl，MCV 74.7 fl．② 72歳男性．手術歴なし，15 kgの体重減少．Hb 9.7 g/dl，MCV 121.7 fl．それぞれ，一発診断は何でしょうか？　「貧血はMCVから鑑別する」という原則を知っていれば，①は鉄欠乏性貧血，②は悪性貧血の可能性が高い，と即座に答えが出ます（解説はどうぞ本文をご参照ください）．

　血算は実に豊富な情報をもっています．しかし，今の臨床現場は血算の情報が十分に生かせていないようです．血算の情報をもっと読み取って，病歴・身体所見・他の検査所見と総合的に考えることができれば，臨床現場の診断力は格段に高くなるはずです．

　「血算の読み方」が大事なのは，何も血液疾患だけではありません．感染症，癌，膠原病，肝疾患，内分泌疾患，腎疾患，消化器疾患，薬剤性などさまざまな疾患・病態の診断にも，血算は重大な情報を提供します．

　本書は総論と各論からなります．最初に，「血算の読み方・考え方」のスーパールールがあります．

　各論では69人の患者さんが登場します．血算の異常パターンから以下のⅠ～Ⅹに分類しています．Ⅰ　赤血球減少症（貧血），Ⅱ　赤血球増加症，Ⅲ　白血球増加症，Ⅳ　白血球分画異常，Ⅴ　白血球減少症，Ⅵ　血小板減少症，Ⅶ　血小板増加症，Ⅷ　汎血球減少症，Ⅸ　汎血球増加症，Ⅹ　治療に伴う血算の変化．

実際の患者さんのデータを示しながら，日常の血液カンファレンスさながらに解説を進めています．解説には3段階あります．

①診断推論を楽しむ

最低限の臨床情報と血算を提示 → 診断のポイントになる血算の項目は何？ → 一発診断(最も可能性の高い診断)は何？ → 診断を確定する追加検査は何？ → 最終診断と進みます．

一発診断できるかどうか，お楽しみください．

②診断力を高める

診断に必要な知識を「ワンポイントレッスン」で確認します．

現場で使える知識を強化してください．

③記憶する

文章と図で「基本ルール」を最終確認します．

ポイントをしっかり記憶してください．

本書は，「正確で緻密」にこだわる学術書ではなく「妥当で有用」を目指した実践書です．生の血算をみて瞬間的に反応できる反射神経を養っていただきたいのです．

特に研修医の皆さん，一般臨床医の先生方や血液専門医を目指す先生方に，活用していただければ幸いです．

当院の内科は，12の専門科(血液，感染症，腫瘍，循環器，消化器，呼吸器，内分泌・代謝，アレルギー・膠原病，腎臓，神経，一般，心療)が1つの内科になっています．当院の理念にある「生きた有機体」です．

本書に登場する患者さんは，血液内科だけでなく12の専門科の患者さんです．「12の専門科が1つの内科」でなければ，この本は生まれませんでした．当院内科のすべての先生方に感謝いたします．

また，医師の道を歩み始めて以来いつも臨床医のあるべき姿を指し示していただいた日野原重明先生と，血液内科医の道に導いてくださった寺田秀夫先生に，深甚の感謝を申し上げます．

最後に，当院血液内科の樋口敬和先生，シニアレジデントの山口典宏先生，医学書院の安藤 恵さん，増江二郎さんに感謝申し上げます．

2011年 春

聖路加国際病院 内科統括部長・血液内科部長　岡田　定

目次

血算の基準値 ix

総論

スーパールール　血算の読み方・考え方　1
実際の血算　2
血算とは　2
血算の略語，単位，基準値　2

各論

I　赤血球減少症（貧血）

スーパールール　貧血の読み方・考え方　9
症例1　人間ドックで貧血　10
症例2　発熱，意識障害，貧血　12
症例3　骨髄異形成症候群疑い，輸血依存性貧血　14
症例4　高齢者の貧血　17
症例5　下腿浮腫，正球性貧血　19
症例6　原因不明の貧血，血尿，蛋白尿　21
症例7　心疾患，進行性の貧血　24
症例8　軽度ヘモグロビン低下，赤血球数増加　26
症例9　原因不明の貧血，体重減少　27
症例10　意識レベル低下，高度の貧血　30
症例11　胃全摘後，人間ドックで貧血　32
症例12　胃全摘後，正球性貧血　33
症例13　黄疸，貧血　35
症例14　高校生のころから貧血　37
症例15　貧血，血小板減少　39
症例16　脳梗塞，4年前から貧血　41

II　赤血球増加症

スーパールール　赤血球増加症の読み方・考え方　45
症例1　ヘモグロビン 18.4 g/dl　46

目次

  症例2 ヘモグロビン 18.6 g/dl 48
  症例3 白血球増加, 赤血球増加 50

Ⅲ 白血球増加症 —— 54

  スーパールール 白血球増加症の読み方・考え方 54
  症例1 発熱, 白血球増加 55
  症例2 肺炎, 白血球増加, 貧血 57
  症例3 前胸部違和感, 白血球増加 60
  症例4 ゆっくり進行性の白血球増加 62
  症例5 数年来の軽度白血球増加 65
  症例6 腎盂腎炎, 高度の白血球増加 67
  症例7 慢性の白血球増加 69
  症例8 慢性の異常リンパ球増加 71

Ⅳ 白血球分画異常 —— 75

  スーパールール 白血球分画異常の読み方・考え方 75
  症例1 異型リンパ球 1.5% 77
  症例2 異型リンパ球 38% 79
  症例3 異型リンパ球 9.0% 81
  症例4 異型リンパ球 0.5% 82
  症例5 骨髄球, 異型リンパ球 84
  症例6 高度の疼痛, 白血球増加, 貧血, 血小板減少 86
  症例7 軽度の貧血, 白赤芽球症 89
  症例8 再発性乳癌, 高度の白赤芽球症 91
  症例9 貧血, 血小板減少, 白赤芽球症 94
  症例10 リンパ腫治療後, 好酸球増加 96
  症例11 咽頭痛, 好酸球増加 98
  症例12 血痰, 好酸球増加 100
  症例13 足のしびれ, 好酸球増加 102
  症例14 下腿浮腫, 好酸球増加 104
  症例15 超高齢者, 進行性の貧血 106
  症例16 発熱, 労作時呼吸困難, 単球増加 108
  症例17 好塩基球 13.5% 109

Ⅴ 白血球減少症 —— 114

  スーパールール 白血球減少症の読み方・考え方 114
  症例1 紅斑, 白血球減少 115
  症例2 下痢, 白血球減少, 血小板減少 117

| 症例3 | 軽度の白血球減少，貧血　119
| 症例4 | 肺炎，高度白血球減少　120

VI　血小板減少症　124

- スーパールール　血小板減少症の読み方・考え方　124
- 症例1　高度の血小板減少　125
- 症例2　変動する血小板減少　129
- 症例3　軽症再生不良性貧血，急な血小板減少　130
- 症例4　年単位で進行する血小板減少　132
- 症例5　腰痛，血小板減少　134
- 症例6　軽度の血小板減少　137
- 症例7　黄疸，貧血，高度血小板減少　139

VII　血小板増加症　144

- スーパールール　血小板増加症の読み方・考え方　144
- 症例1　貧血，血小板増加　145
- 症例2　健診で高度の血小板増加　146
- 症例3　著明な血小板増加，白血球増加　148

VIII　汎血球減少症（赤血球↓　白血球↓　血小板↓）　152

- スーパールール　汎血球減少症の読み方・考え方　152
- 症例1　軽度の白血球減少，血小板減少　153
- 症例2　汎血球減少　155
- 症例3　高齢者，ゆっくり進行する汎血球減少　157
- 症例4　骨髄異形成症候群，ゆっくり進行する貧血　159
- 症例5　発熱，高度汎血球減少　162
- 症例6　子宮筋腫，汎血球減少　164
- 症例7　関節痛，出血傾向，発熱，高度汎血球減少　166
- 症例8　"肺炎"，汎血球減少　169

IX　汎血球増加症（赤血球↑　白血球↑　血小板↑）　174

- スーパールール　汎血球増加症の読み方・考え方　174
- 症例1　白血球増加，血小板増加　174

X　治療に伴う血算の変化　178

- スーパールール　「治療に伴う血算の変化」の読み方・考え方　178
- 症例1　鉄欠乏性貧血　178
- 症例2　急性骨髄性白血病　180

目次

参考文献 ------ 185
索引 ------ 187

ちょっと休憩

- 血算の基準値　7
- 氷かじり　44
- 入院時のヘモグロビン低下　53
- 突然死　73
- 行ってらっしゃい！　112
- 消化管出血？　123
- ITP の HP 除菌療法　128
- リビングウィル　142
- 胎児の知らせ　150
- 奇跡は起こる　168
- "偽性汎血球減少症"　173
- 笑顔　177
- "Paraneoplastic Love"　184

血算の基準値

※本文中の血算の文字の色
黒字→基準値内
赤字→高値
青字→低値

	男性	女性
WBC	3,700〜9,700/μl	3,500〜8,200/μl
赤芽球（白血球ではない）	0個/100 WBC	
骨髄芽球	0%	
前骨髄球	0%	出現すれば異常
骨髄球	0%	
後骨髄球	0%	
好中球（桿状核球＋分葉核球）	36〜73%	1,500〜6,600/μl
好酸球	1〜10%	700/μl 以下
好塩基球	0〜2%	100/μl 以下
リンパ球	19〜48%	1,500〜3,500/μl
単球	4〜10%	1,000/μl 以下
異型リンパ球	0%	
形質細胞	0%	出現すれば異常
白血病細胞, 腫瘍細胞	0%	
RBC	400万〜550万/μl	380万〜480万/μl
Hb	13.0〜16.9 g/dl	11.0〜14.6 g/dl
Ht	38.0〜49.5%	32.0〜43.0%
MCV	85.8〜102.0 fl	82.2〜100.0 fl
MCH	29.0〜35.2 pg	27.4〜34.1 pg
MCHC	33.1〜35.0%	32.8〜34.9%
PLT	16.0万〜39.0万/μl	
Ret	0.5〜2.0%, 5万〜19万/μl	

総　論

スーパールール 血算の読み方・考え方

1. 白血球，赤血球（ヘモグロビン），血小板のどれが最も異常かを確認しよう

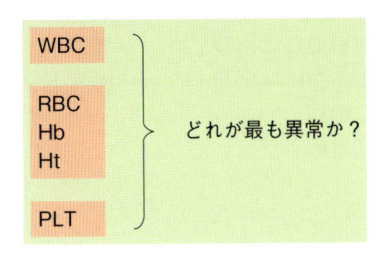

   WBC / RBC・Hb・Ht / PLT → どれが最も異常か？

2. ヘモグロビンが低下していたら，MCV（平均赤血球容積）とRet（網赤血球）に注目しよう〔各論Ⅰ．赤血球増加症（貧血）参照〕

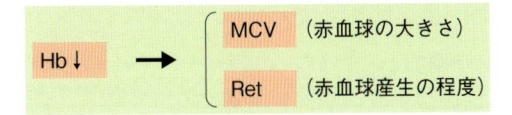

   Hb↓ → MCV（赤血球の大きさ）／ Ret（赤血球産生の程度）

3. 白血球が増加（減少）していたら，好中球，リンパ球，単球，好酸球，好塩基球，その他のどれが増加（減少）しているかに注目しよう（各論Ⅲ．白血球増加症，Ⅳ．白血球分画異常，Ⅴ．白血球減少症参照）

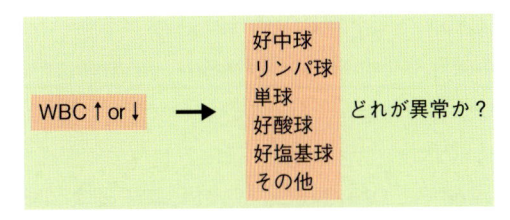

   WBC↑or↓ → 好中球／リンパ球／単球／好酸球／好塩基球／その他 → どれが異常か？

4. 以前の血算があればその変化に注目しよう

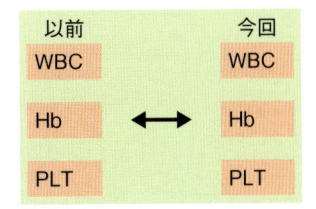

   以前 WBC・Hb・PLT ⇔ 今回 WBC・Hb・PLT

5. 病歴・身体所見・他の検査所見と総合して考えよう

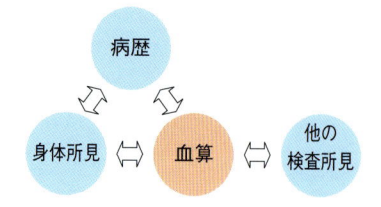

実際の血算

血算の文字の色
基準値内
高値
低値

WBC	14,600/μl	→増加！→どの分画の増加かを注目しよう！
赤芽球	16/100 WBC	→ 100個の白血球に対して16個の赤芽球→異常！
骨髄球	9.5%	→本来，末梢血には出現しない→異常！
後骨髄球	6.0%	→本来，末梢血には出現しない→異常！
桿状核球	6.5%	→絶対的に増加
分葉核球	69.0%	→絶対的に増加
好酸球	1.5%	
好塩基球	0%	
リンパ球	3.5%	→相対的・絶対的に減少
単球	4.0%	→相対的に減少
Hb	4.7 g/dl	→高度の貧血！→ MCV と Ret に注目しよう！
MCV	95.3 fl	→正球性
PLT	1.1万/μl	→高度の減少！
Ret	13.4%	→増加！
Ret	19.97万/μl	→増加！

• 詳細は，86頁（各論Ⅳ．白血球分画異常の症例6）を参照．

血算とは

1. 血算は，CBC（Complete Blood Count）と呼ばれる．
2. 血算の基本は，**赤血球数（RBC）**，**白血球数（WBC）**，**血小板数（PLT）**の3つ．
3. 他に赤血球に関連する血算として，**ヘモグロビン値（Hb）**，ヘマトクリット値（Ht），**平均赤血球容積（MCV）**，平均赤血球ヘモグロビン量（MCH），平均赤血球ヘモグロビン濃度（MCHC），**網赤血球（Ret）**などがある．
4. 本書では**白血球分画**も血算として扱う．
5. 他に赤血球粒度分布幅（RDW；Red cell Distribution Width），網赤血球ヘモグロビン（等）量〔Ret-He；Reticulocyte Hemoglobin Content（Equivalent）〕，平均血小板容積（MPV；Mean Platelet Volume），網血小板（RP；Reticulated Platelet），幼若血小板比率（IPF；Immature Platelet Fraction）などもある．

血算の略語，単位，基準値

1. **WBC（白血球）**，**RBC（赤血球）**，**PLT（血小板）**とは，それぞれ White Blood Cell，Red Blood Cell，Platelet．
   • 単位はすべて/μl．1 μl とは一辺が1 mm の立方体容積．1 l は一辺が10 cm（100 mm）の

立方体容積なので，1 µl は 1 l の 100 万分の 1 (10^{-6})．
- 基準値は施設により必ずしも一定しないが，当院の基準値(本書執筆時，以下同様)は，
  WBC　男性 3,700〜9,700/µl，女性 3,500〜8,200/µl
  RBC　男性 400 万〜550 万/µl，女性 380 万〜480 万/µl
  PLT　16.0 万〜39.0 万/µl

ワンポイントイメージ▶ 赤血球と血小板(→)

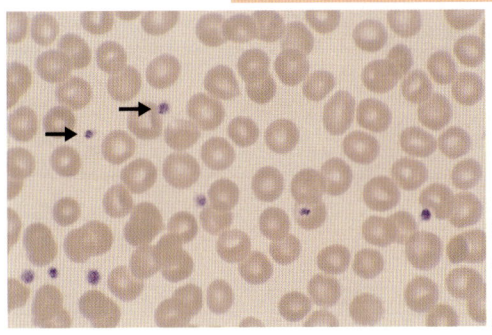

赤血球の中央部は薄いので明るく見える．
血小板は小さな細胞で淡青色．
〔岡田 定，西原崇創(編)：内科レジデントアトラス．p 190, 医学書院，2001〕

2. Hb(ヘモグロビン，血色素)とは Hemoglobin であり，単位は g/dl．
- 基準値は，男性 13.0〜16.9 g/dl，女性 11.0〜14.6 g/dl．
- 貧血の指標として最もよく使用される．

3. Ht(ヘマトクリット)とは Hematocrit であり，単位は％．
- 基準値は，男性 38.0〜49.5％，女性 32.0〜43.0％．

4. MCV(平均赤血球容積)とは Mean Corpuscular Volume であり，単位は fl．
- MCV を求める計算式は，MCV＝Ht(％)×10/RBC(10^6/µl)．
  たとえば，Ht が 45％で RBC が 500 万/µl ($5×10^6$/µl)なら，MCV＝45×10÷5＝90.0 fl．
- 基準値は，男性 85.8〜102.0 fl，女性 82.2〜100.0 fl．
- 貧血を鑑別するときの非常に有用な指標．**小球性貧血は MCV≦80，正球性貧血は MCV 81〜100，大球性貧血は MCV≧101** と記憶する．

5. MCH(平均赤血球ヘモグロビン量)とは Mean Corpuscular Hemoglobin であり，単位は pg．
- MCH を求める計算式は，MCH＝Hb(g/dl)×10/RBC(10^6/µl)．
  たとえば，Hb が 15 g/dl で RBC が 500 万/µl ($5×10^6$/µl)なら，MCH＝15×10÷5＝30.0 pg．
- 基準値は，男性 29.0〜35.2 pg，女性 27.4〜34.1 pg．

6. MCHC(平均赤血球ヘモグロビン濃度)とは Mean Corpuscular Hemoglobin Concentration であり，単位は％．
- MCHC を求める計算式は，MCHC＝Hb(g/dl)×100/Ht(％)．
  たとえば，Hb が 15 g/dl で Ht が 45％なら，MCHC＝15×100÷45＝33.3％．
- 基準値は，男性 33.1〜35.0％，女性 32.8〜34.9％．

7. Ret(網赤血球)とは Reticulocyte であり，単位は RBC(赤血球数)に対する％(時に‰)．
- 基準値は，0.5〜2.0％，絶対数で 5 万〜19 万/µl．

- 一般に，絶対数≧10万/μlで増加していると判断する．
- 骨髄での赤血球産生の指標になるので，貧血の鑑別に非常に有用．

ワンポイントイメージ ▶ 網赤血球（超生体染色）

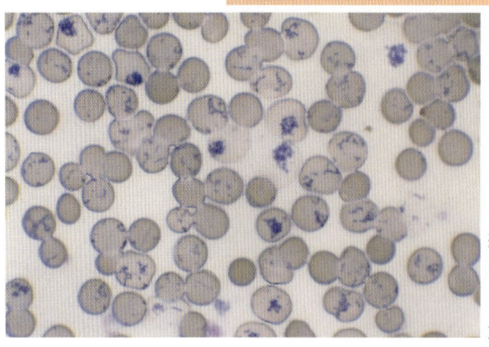

網赤血球が著明に増加している．通常は赤血球全体の0.5〜2.0%．
〔岡田 定，西原崇創（編）：内科レジデントアトラス．p 190，医学書院，2001〕

ワンポイントイメージ ▶ 赤芽球の成熟に伴う変化

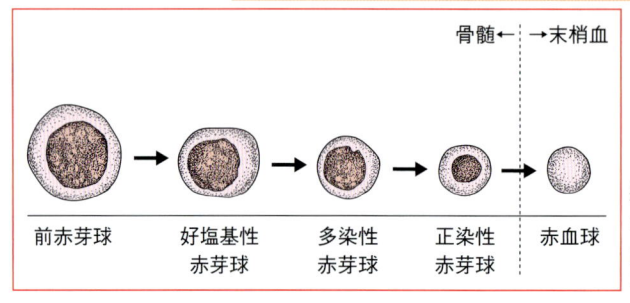

骨髄←　→末梢血

前赤芽球 → 好塩基性赤芽球 → 多染性赤芽球 → 正染性赤芽球 → 赤血球

網赤血球は，正染性赤芽球が脱核したばかりの若い赤血球
〔岡田 定，西原崇創（編）：内科レジデントアトラス．p 193，医学書院，2001〕

8. Ret-He（網赤血球ヘモグロビン量）とはReticulocyte Hemoglobin Content．網赤血球1個あたりのヘモグロビン量．フェリチンより鉄欠乏の鋭敏な指標と考えられている．
- 自動血球分析装置で計測可能で，将来一般化されることが予想される．
9. 末梢血にみられる白血球は，多い順に**好中球**（**桿状核球と分葉核球**），**リンパ球**，**単球**，**好酸球**，**好塩基球**の5種類．
- 好中球（NE）はNeutrophil．桿状核球（STAB）はstab，分葉核球（SEG）はsegment．リンパ球（LY）はlymphocyte．単球（MONO）はmonocyte．好酸球（EOS）はeosinophil，好塩基球（BASO）はbasophil．
- 好中球数は，白血球数×%（分葉核球＋桿状核球）÷100で計算する．

表　白血球各分画の基準値

		絶対数（/μl）	比率（%）
白血球	男性	3,700〜9,700	100
	女性	3,500〜8,200	100
好中球		1,500〜6,600	36〜73
リンパ球		1,500〜3,500	19〜48
単球		1,000以下	4〜10
好酸球		700以下	1〜10
好塩基球		100以下	0〜2

総論

ワンポイントイメージ ▶ 好中球（桿状核球と分葉核球）

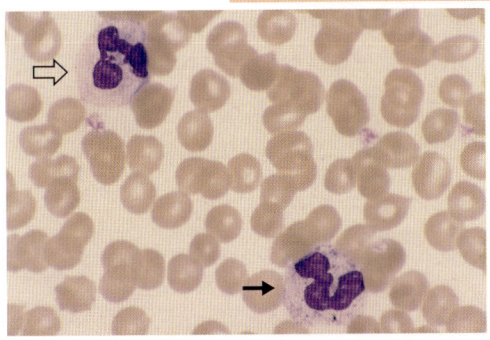

分葉核球（⇨）は，桿状核球（→）と異なり核の一部が糸状である．
〔岡田　定，西原崇創（編）：内科レジデントアトラス．p 194，医学書院，2001〕

ワンポイントイメージ ▶ リンパ球と単球

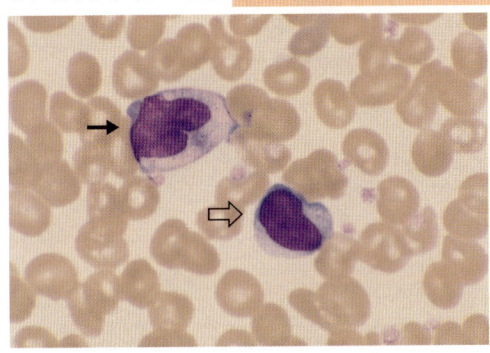

リンパ球（⇨）と単球（→）とは一見よく似ている．
〔岡田　定，西原崇創（編）：内科レジデントアトラス．p 195，医学書院，2001〕

ワンポイントイメージ ▶ 好酸球と分葉核球

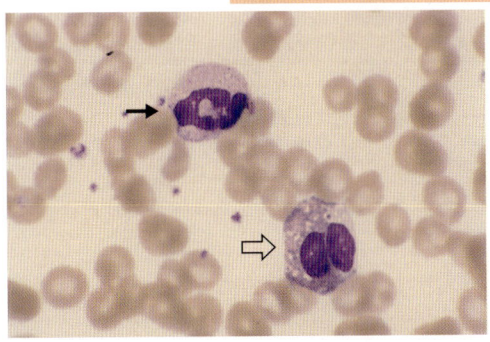

好酸球（⇨）の顆粒は，実際の鏡検ではもっと鮮やかなオレンジ色．
分葉核球（→）とは一見よく似ている．
〔岡田　定，西原崇創（編）：内科レジデントアトラス．p 196，医学書院，2001〕

ワンポイントイメージ ▶ 好塩基球

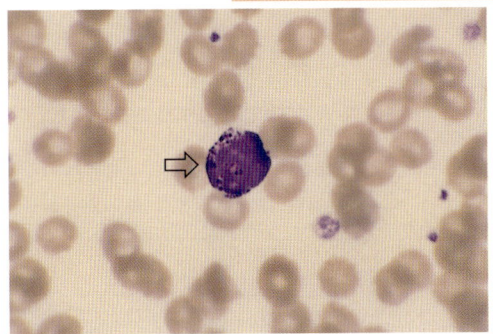

好塩基球（⇨）は，暗紫色に染まる粗大な顆粒が特徴．
〔岡田　定，西原崇創（編）：内科レジデントアトラス．p 196，医学書院，2001〕

総論

- 正常では，骨髄で骨髄芽球(BLAST)→前骨髄球(PRO；promyelocyte)→骨髄球(MYELO；myelocyte)→後骨髄球(META；metamyelocyte)の順に分化・成熟する．その後，成熟好中球(桿状核球→分葉核球)だけが末梢血に出現する(図参照)．
- 病的状態では，骨髄芽球，前骨髄球，骨髄球，後骨髄球などの幼若好中球も末梢血に出現することがある．

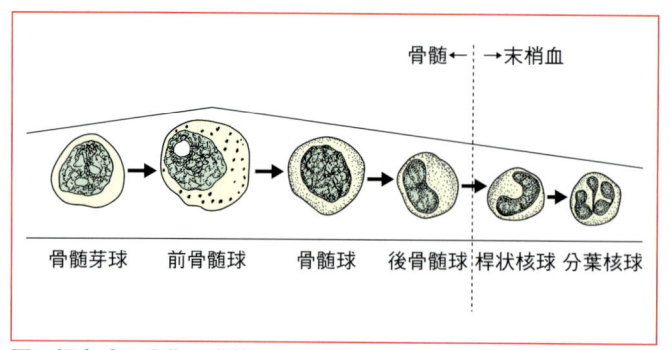

図　好中球の分化・成熟に伴う変化
〔岡田　定，西原崇創(編)：内科レジデントアトラス．p 201, 医学書院，2001〕

ワンポイントイメージ▶ 骨髄芽球と前骨髄球(骨髄)

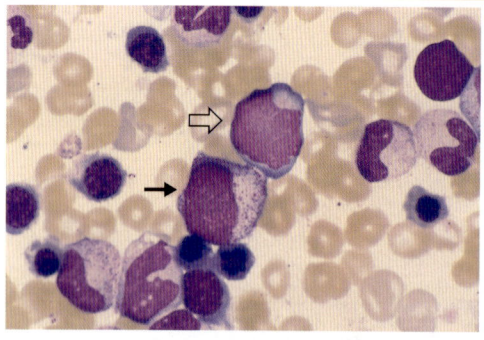

骨髄芽球(⇨)の細胞質は淡青色で核のクロマチンは繊細．
前骨髄球(→)は骨髄芽球よりも大きく，粗大なアズール顆粒を有する．
〔岡田　定，西原崇創(編)：内科レジデントアトラス．p 198, 医学書院，2001〕

ワンポイントイメージ▶ 前骨髄球と骨髄球，後骨髄球

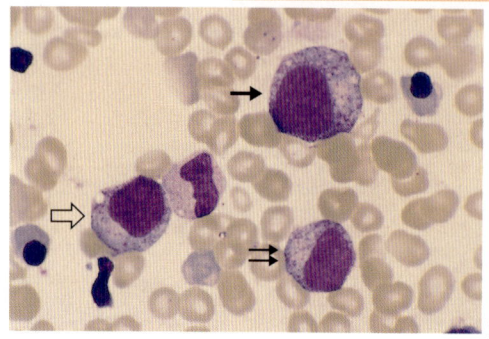

骨髄球(⇨)は前骨髄球(→)より小さく，核は卵円形．
後骨髄球(⇒)の核はそら豆形．
〔岡田　定，西原崇創(編)：内科レジデントアトラス．p 198, 医学書院，2001〕

- 病的状態では，異型リンパ球(AL；atypical lymphocyte)，形質細胞(PLSMA；plasma cell)，赤芽球(ERYTHR；erythroblast)，リンパ腫細胞や癌細胞などの腫瘍細胞(TUMOR；tumor cell)なども末梢血に出現する．

- 赤芽球の単位は，個数/100 WBC（白血球100個に対して赤芽球が何個出現）．
10. IPF（幼若血小板比率）とは，Immature Platelet Fraction.
- 幼若血小板とは骨髄から放出直後の血小板．IPFは骨髄での血小板産生能の指標になる．
- 自動血球分析装置で計測可能で，将来一般化されることが予想される．

ちょっと休憩

血算の基準値

血算の正確な正常値というのをご存知でしょうか．

実は，血算の正確な正常値というのは知られていません．各施設で「血算の基準値」がただ設定されているだけなのです．その基準値がほんとうに正しいのかどうか，かなりの疑問があります．

当院を含めたいくつかの施設の基準値（表）をここに示します．

表 各施設の血算の基準値

		聖路加	A大学病院	B大学病院	Cセンター
WBC	男性	3,700〜9,700	4,000〜9,000	2,700〜8,800	4,000〜9,000
	女性	3,500〜8,200	（男性＝女性）	（男性＝女性）	（男性＝女性）
Hb	男性	13.0〜16.9	12.0〜18.0	11.0〜17.0	13.5〜18.0
	女性	11.0〜14.6	11.0〜15.0	（男性＝女性）	12.0〜16.5
MCV	男性	85.8〜102.0	78〜100	84〜100	85〜100
	女性	82.2〜100.0	（男性＝女性）	（男性＝女性）	（男性＝女性）
PLT	男性	16.0万〜39.0万	18万〜42万	14万〜34万	15万〜35万
	女性	（男性＝女性）	（男性＝女性）	（男性＝女性）	（男性＝女性）

いかがでしょうか．施設によって基準値はずいぶんと異なっていますね．基準値が異なるということは，同じ血算でも施設によってその解釈も異なってしまうということです．

たとえば，白血球3,000/μlは，B大学病院では正常ですが，他施設では異常と解釈されます．女性でヘモグロビン11.5 g/dlは，Cセンターでは異常，他施設では正常になります．MCV 80 flは，A大学病院では正常ですが，他施設では異常です．PLT 15万/μlは，聖路加とA大学病院では異常ですが，他施設では正常です．

「施設によって母集団が異なるから」，「測定している検査機器が違うから」といっても，これほどの差異は説明できないのではないでしょうか．そこで出てくる疑問は，「基準値がどのようにして設定されたか」です．

「その施設に受診する患者さんとほぼ同じ母集団のできるだけ多数の健常人で検査をして，そのデータから基準値を設定する」のが妥当と考えます．

聖路加で現在使用されている上記基準値は，約20年前の千数百人の健診や人間ドック受診者のデータから設定されています．当院では聖路加予防医療センターが併設されていて，現在，年間約4万人の受診者のデータがあります．受診者には丁寧な問診が行われ，何らかの疾患がある受診者の特定が可能です．

最近，全受診者から疾患のある受診者のデータを除いて，新たな血算の基準値が設定され，2011年1月から使用しています．以下に示します．

従来の基準値				新たな基準値（2011年1月採用）		
WBC	男性	3,700～9,700		WBC	男性	3,300～8,700
	女性	3,500～8,200			女性	2,900～7,800
Hb	男性	13.0～16.9		Hb	男性	13.1～16.9
	女性	11.0～14.6			女性	11.1～14.9
MCV	男性	85.8～102.0		MCV	男性	84.5～100.2
	女性	82.2～100.0			女性	81.0～98.4
PLT	男性	どちらも		PLT	男性	13.7万～30.9万
	女性	16.0万～39.0万			女性	14.6万～33.5万

　ヘモグロビンとMCVの基準値はほとんど変わりませんが，白血球と血小板はかなり変化しています．

　白血球は，男性で上限が9,700/μlから8,700/μlに減少し，女性で下限が3,500/μlから2,900/μlに減少していることが目立ちます．血小板は，男性・女性とも上限・下限が，1.4万～8.1万も減少しています．

　従来の基準値と新たな基準値の基になった母集団を比較すると，生活圏はそれほど変わっていないはずですが，約20年間という時代の差があります．

　「約20年間という時代の変化は，同じ地域に住む人間であっても白血球数，血小板数を少なくさせている」ということになるのでしょうか．

各論

I 赤血球減少症（貧血）

スーパールール 貧血の読み方・考え方

1. 貧血をみたら，まず① MCV（平均赤血球容積）と② Ret（網赤血球）に注目しよう

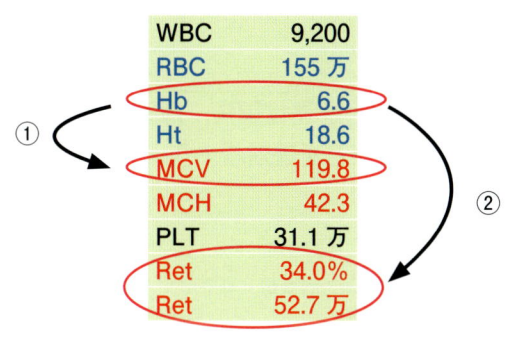

WBC	9,200
RBC	155万
Hb	**6.6**
Ht	18.6
MCV	**119.8**
MCH	42.3
PLT	31.1万
Ret	**34.0%**
Ret	**52.7万**

2. MCV は，① 80 以下（小球性貧血），② 81〜100（正球性貧血），③ 101 以上（大球性貧血）の 3 つに分類して鑑別しよう（表1）

   ①小球性貧血の代表的疾患は，鉄欠乏性貧血と二次性貧血．
     鉄欠乏性貧血では TIBC（総鉄結合能）↑，FRN（フェリチン）↓．二次性貧血では TIBC ↓，FRN ↑〜N

   ②正球性貧血の代表的疾患は，出血性貧血と二次性貧血

   ③大球性貧血は，巨赤芽球性貧血とその他の疾患を鑑別しよう

   Hb↓ → MCV ｛ 80 以下（小球性） / 81〜100（正球性） / 101 以上（大球性） ｝

表1　MCV による貧血の鑑別

小球性貧血 （MCV≦80）	正球性貧血 （MCV=81〜100）	大球性貧血 （MCV≧101）
1) 鉄欠乏性貧血 2) 二次性貧血 　悪性腫瘍，感染症 　膠原病，肝疾患 　腎疾患，内分泌疾患 　低栄養，妊娠 3) サラセミア 4) 鉄芽球性貧血	1) 出血性貧血 2) 溶血性貧血 3) 骨髄低形成 　再生不良性貧血 　赤芽球癆 4) 二次性貧血 5) 白血病 6) 骨髄異形成症候群 7) 多発性骨髄腫	1) 巨赤芽球性貧血 　ビタミン B_{12} 欠乏 　（悪性貧血，胃切除後） 　葉酸欠乏 2) 肝疾患，甲状腺機能低下症 3) 網赤血球増加 　急性出血，溶血性貧血 4) 白血病 5) 骨髄異形成症候群 6) 抗腫瘍剤使用 7) アルコール多飲

各論

3. 網赤血球は，①増加（絶対数で 10 万/μl 以上）と②減少の 2 つに分類して鑑別しよう（表2）．増加があれば，まず急性出血か溶血を考えよう

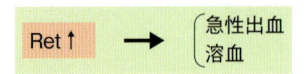

Ret↑ → 急性出血
　　　　溶血

表2　網赤血球による貧血の鑑別

増加	減少
急性出血，溶血 貧血からの回復期	骨髄低形成（再生不良性貧血，赤芽球癆） 鉄・ビタミン B_{12}・葉酸の欠乏 腎不全，甲状腺機能低下症 慢性炎症性疾患

4. 二次性貧血をみたら，①造血器疾患と②悪性腫瘍，感染症，膠原病，肝疾患，腎疾患，内分泌疾患，低栄養，妊娠などを鑑別しよう

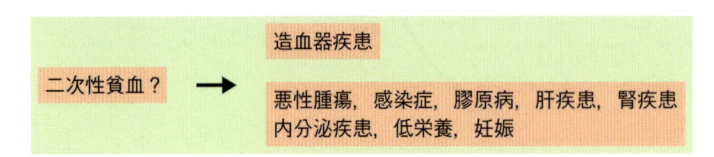

二次性貧血？ → 造血器疾患
悪性腫瘍，感染症，膠原病，肝疾患，腎疾患
内分泌疾患，低栄養，妊娠

- それでは，貧血のある 16 人の患者さんで血算から診断を考えてみましょう．

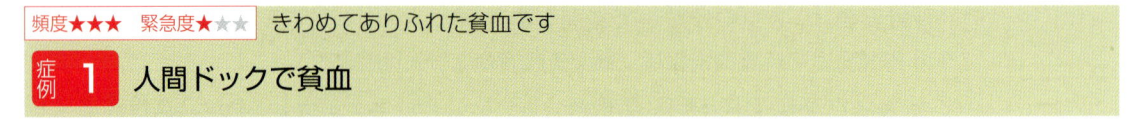

頻度★★★　緊急度★☆☆　きわめてありふれた貧血です

症例 1　人間ドックで貧血

- 患者さんは 49 歳女性．人間ドックで貧血を指摘され受診されました．
- 人間ドックでの血算です．

WBC	4,800
RBC	389 万
Hb	9.3
Ht	29.1
MCV	74.7
MCH	24.0
PLT	28.4 万

- ヘモグロビン 9.3 g/dl と明らかな貧血がありますね．貧血の種類は何でしょう．

Q1　貧血の鑑別のポイントは？

WBC	4,800	
RBC	389 万	
Hb	9.3	
Ht	29.1	
MCV	74.7	これです
MCH	24.0	
PLT	28.4 万	

- ポイントは，赤血球のサイズを示す MCV（平均赤血球容積）が 74.7 fl（国 82.2～100.0）と小さいこと．要するに小球性貧血ですね．

Q2 一発診断は？

- **鉄欠乏性貧血**です．月経のある年齢の女性で小球性貧血とくれば，まず鉄欠乏性貧血を考えます．質問がちょっと簡単すぎましたか．

Q3 鉄欠乏性貧血を確定する検査は？

- 鉄欠乏性貧血を確定する検査は，フェリチン低値（＜12 ng/ml）と TIBC（総鉄結合能）高値（≧360 μg/dl）です．フェリチン低値が最も特異的です．
- 本例では，フェリチン 4.0 ng/ml，TIBC 477 μg/dl で典型的でした．
- 鉄欠乏性貧血は，鉄欠乏をきたした原因を検索することもとても重要です．本例では子宮筋腫に伴う過多月経があり，それが原因と思われました．

A 最終診断

- 鉄欠乏性貧血（Iron deficiency anemia）．
- 鉄剤を開始し，1か月後にはヘモグロビン 11.8 g/dl にまで改善しました．

ワンポイントレッスン ▶ 小球性貧血（MCV≦80）

1. 小球性貧血で最も多いのは，鉄欠乏性貧血と二次性貧血．まれにサラセミア．
2. 鉄欠乏性貧血なら血清鉄低値，TIBC（総鉄結合能）高値，フェリチン低値．フェリチンが 12 ng/ml 以下なら鉄欠乏性貧血の診断確定．
3. 二次性貧血とは，悪性腫瘍，感染症，膠原病，肝疾患，腎疾患，内分泌疾患，低栄養，妊娠などが原因で起こる貧血．血清鉄低値，TIBC 低値，フェリチン高～正常値．
4. 小球性貧血と血清鉄低値だけでは，鉄欠乏性貧血か二次性貧血かは鑑別できない．

ワンポイントレッスン ▶ フェリチン

1. フェリチンとは，鉄とアポフェリチンとが結合した可溶性の鉄貯蔵蛋白．血清フェリチンは，組織や細胞の破壊と貯蔵鉄の2つの要因で規定される．
2. 血清フェリチンの減少は，鉄欠乏性貧血，真性赤血球増加症，潜在性鉄欠乏症でみられる．
3. 血清フェリチンの増加は，貯蔵鉄の増加，悪性腫瘍，臓器障害などでみられる．著明な増加があれば，ヘモクロマトーシス，急性白血病，血球貪食症候群，成人発症スティル病などを考える．

ワンポイントレッスン ▶ 網赤血球ヘモグロビン（等）量（Ret-He）

1. 網赤血球ヘモグロビン（等）量とは，網赤血球1個あたりのヘモグロビン量のこと．
2. ごく短期間の鉄欠乏で速やかに低下し，フェリチンよりも鉄欠乏の鋭敏な指標と考えられている．
3. 他の血算と同時に自動測定可能であり，今後は一般化されると思われる．

各論

ワンポイントイメージ ▶ 鉄欠乏性貧血と正常の赤血球

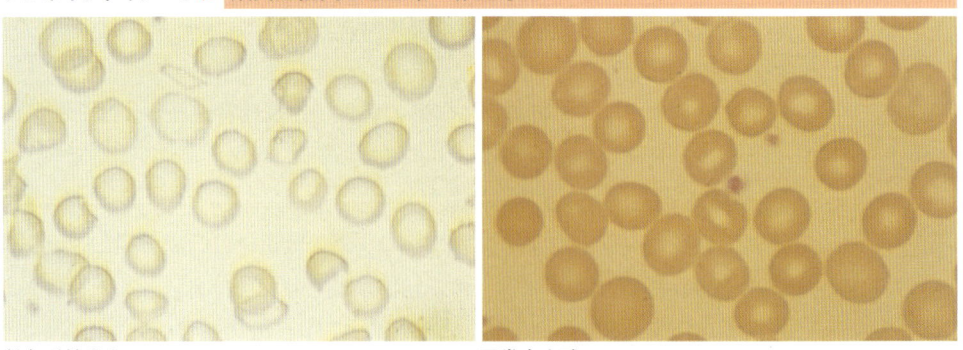

鉄欠乏性貧血.
大小不同，菲薄化，低色素性あり.

正常赤血球.
central pallor（中央の白い部分）が直径の1/3.

〔岡田 定，西原崇創（編）：内科レジデントアトラス．p 218，医学書院，2001〕

基本ルール 小球性貧血ならまず鉄欠乏性貧血か二次性貧血を考えよう

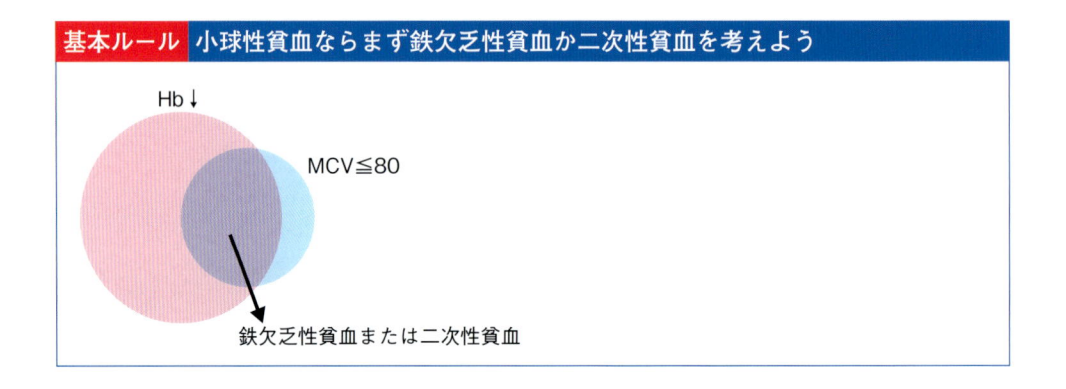

Hb↓

MCV≦80

鉄欠乏性貧血または二次性貧血

頻度★★★　緊急度★☆☆　これもありふれた貧血です

症例 2　発熱，意識障害，貧血

- 患者さんは，高熱と意識障害で緊急入院になった86歳女性です．血液培養，心エコー所見から感染性心内膜炎と診断されました．

ワンポイントイメージ ▶ 心エコー

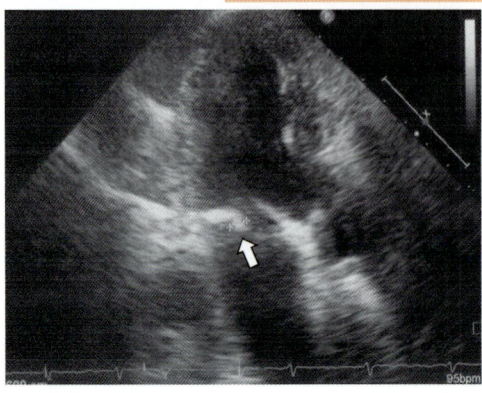

僧帽弁の後尖に高輝度エコーの疣贅を認める．

- 入院時の血算です．

WBC	27,000
RBC	321万
Hb	9.2
Ht	26.7
MCV	83.2
MCH	28.7
PLT	21.0万
Ret	0.7%
Ret	2.0万

- 白血球が27,000/μlと著明に増加しているのは，重症の感染症のためでしょう．ヘモグロビン9.2 g/dlの貧血もありますが，どう考えればいいでしょうか．

Q1 貧血の鑑別のポイントは？

WBC	27,000
RBC	321万
Hb	9.2
Ht	26.7
MCV	83.2 　これです
MCH	28.7
PLT	21.0万
Ret	0.7% 　これです
Ret	2.0万

- 貧血の鑑別のポイントは，赤血球のサイズを示すMCV（平均赤血球容積）とRet（網赤血球）です．
- MCVは，①小さいのか(80以下)，②正常か(81〜100)，③大きいのか(101以上)に分類して鑑別します．
- 網赤血球は，骨髄での赤芽球の産生能の指標になります．増加（絶対数で10万/μl以上）していれば，まず急性出血や溶血の病態を考えます．

Q2 一発診断は？

- **二次性貧血**です．まず，感染性心内膜炎という重症の基礎疾患があります．MCVは83.2 flで正球性貧血ですが，正球性貧血で多いのは出血性貧血と二次性貧血です．Retは2.0万/μl（圏5万〜19万）と減少していますので，赤芽球の産生は低下しています．以上から二次性貧血を最も考えます．

Q3 二次性貧血を確定する検査は？

- 鉄，TIBC，フェリチンです．本例では，Fe 27 μg/dl(45〜170)↓，TIBC 251 μg/dl(240〜390)N〜↓，フェリチン145 ng/ml(4〜64)↑であり，二次性貧血として矛盾しない結果でした．

A 最終診断

- 感染性心内膜炎に伴う二次性貧血（Anemia secondary to infective endocarditis）．

ワンポイントレッスン ▶ 正球性貧血（MCV 81〜100）

1. 正球性貧血のほとんどは出血性貧血と二次性貧血．その他に溶血性貧血や造血器疾患（骨髄異形成症候群，白血病，再生不良性貧血，赤芽球癆）がある．
2. 二次性貧血が疑われれば基礎疾患の検索が必要．造血器疾患が疑われれば骨髄検査が必須になる．

ワンポイントレッスン ▶ 二次性貧血と鉄欠乏性貧血

1. 二次性貧血は，小球性あるいは正球性貧血．
2. 二次性貧血は，血清鉄低値，TIBC低値，フェリチン正常〜高値．一方，小球性貧血の代表的疾患である鉄欠乏性貧血は，血清鉄低値，TIBC高値，フェリチン低値．
3. 二次性貧血の基礎疾患として，悪性腫瘍，感染症，膠原病，肝疾患，腎疾患，内分泌疾患，低栄養，妊娠などがある．

表　鉄欠乏性貧血と二次性貧血の鑑別

	鉄欠乏性貧血	二次性貧血
MCV	↓	正〜↓
血清鉄	↓	↓
TIBC	↑	↓
フェリチン	↓	↑〜正

ワンポイントレッスン ▶ 血清鉄とTIBC（総鉄結合能）

1. 血清鉄は鉄運搬能を有するトランスフェリンと結合しており，血漿中のトランスフェリンが結合しうる鉄の総量をTIBCという．通常，TIBCの約1/3に鉄が結合している．
2. 血清鉄が減少するのは，鉄欠乏性貧血，二次性貧血，真性赤血球増加症．増加するのは，ヘモクロマトーシス，肝障害，再生不良性貧血，造血器腫瘍など．
3. TIBCが減少するのは，二次性貧血，ヘモクロマトーシス，肝障害，ネフローゼ症候群，低栄養状態など．増加するのは鉄欠乏性貧血．

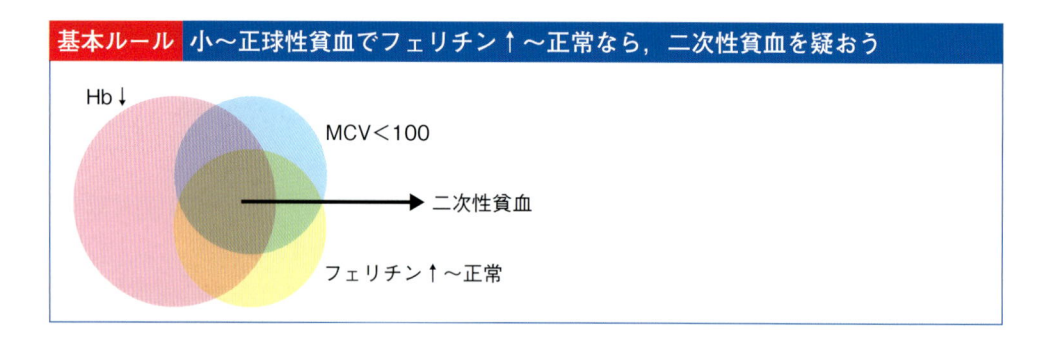

基本ルール　小〜正球性貧血でフェリチン↑〜正常なら，二次性貧血を疑おう

Hb↓　MCV＜100　フェリチン↑〜正常　→　二次性貧血

頻度★★★　緊急度★★★　骨髄異形成症候群？？

症例3　骨髄異形成症候群疑い，輸血依存性貧血

- 患者さんは83歳女性です．13年前に胃癌で胃切除術を受けておられます．2年ほど前から認知症，悪心が進行して経口摂取が困難となり，中心静脈高カロリー輸液（TPN；total parenteral nutrition）に依存するようになりました．1年前から貧血を認めるようになり，他院で骨髄異形成症候群（MDS；myelodysplastic syndrome）疑いと診断され，輸血が開始されています．しかし，毎月の輸血必要量が4〜8単位と増加し，精査希望で当院に入院されました．そのときの血算です．

I. 赤血球減少症（貧血）

WBC	4,400
RBC	274万
Hb	9.1
Ht	27.5
MCV	100.6
MCH	33.3
PLT	23.4万
Ret	2.93%
Ret	8.0万

- 頻回に輸血されていますが，ヘモグロビンは9.1 g/dlと軽度の貧血があります．白血球，血小板は正常です．

Q1 貧血の鑑別のポイントは？

WBC	4,400	
RBC	274万	
Hb	9.1	
Ht	27.5	
MCV	100.6	これです
MCH	33.3	
PLT	23.4万	
Ret	2.93%	これです
Ret	8.0万	

- 輸血の影響はあるでしょうが，MCVは100.6 flと正～大球性であり，Retは2.93%（圏0.5～2.0），8.0万/μl（5万～19万）とほぼ正常です．
- この血算だけから貧血を鑑別することは困難ですね．
- ここで病歴に注目してみましょう．胃切除の既往がありますね．そうすると，ビタミンB_{12}欠乏性貧血と鉄欠乏性貧血を疑う必要があります．実際には，ビタミンB_{12}＞1,500 pg/ml（233～914），Fe 44 μg/dl（45～170）↓，TIBC 142 μg/dl（240～390）↓，フェリチン5,520 ng/ml（4～64）↑↑でした．ビタミンB_{12}は，輸液へのビタミン剤の添加により著明に増加していました．そして鉄欠乏性貧血については，鉄欠乏どころかフェリチンは著明に増加し鉄過剰状態です．二次性ヘモクロマトーシスが疑われます．大量輸血の当然の結果ですね．

Q2 一発診断は？

- 二次性貧血？？　骨髄異形成症候群？？
- 胃切除の既往よりも，もっと注目すべき病歴があります．
- 2年前からTPNが開始され，その1年後の1年前に貧血を発症したことです．長期間経口摂取なしで栄養をTPNや経管栄養に依存しているというのは特殊なことです．そのようなときに起こりうる貧血とは何でしょうか．

Q3 再度の一発診断は？

- **銅欠乏性貧血**疑いです．栄養をTPNや経管栄養に依存したときに，微量元素が添加されていないと銅欠乏性貧血が起こります．

各論

- 本書は,「血算の読み方・考え方」を学ぶ本ですが,血算に限らずどのような臨床データも,病歴,身体所見,他の検査所見と総合的に考えることが大切です.

Q4 銅欠乏性貧血を確定する検査は?

- 銅,セルロプラスミン.実際に,銅 5 μg/dl(70〜132)↓,セルロプラスミン 6.0 mg/dl(21.0〜30.0)↓と,銅もセルロプラスミンも著明に減少しており,典型的な銅欠乏性貧血でした.

A 最終診断

- 銅欠乏性貧血(Copper deficiency anemia).
- 診断確定後すぐに,銅を含む微量元素製剤(エレメンミック®)を TPN に添加しました.その 3 週間後にはヘモグロビンは 11 g/dl 以上と増加し,以後ずっと輸血から解放されました(ワンポイントイメージ参照).

ワンポイントレッスン▶ 銅欠乏性貧血

1. 正〜大球性貧血,好中球減少を呈し,銅とセルロプラスミンが低値となる.
2. 骨髄では環状鉄芽球,赤芽球系・顆粒球系の細胞質に空胞形成を認めるなど,MDS に類似していて誤診されやすい.
3. 胃切除・小腸切除の既往,長期間の TPN・経管栄養などが,銅欠乏をきたす危険因子.
4. 銅が欠乏すると,銅欠乏性貧血以外に精神発達遅延,皮膚角化異常,低体温,筋骨格の変化,痙性歩行,運動失調症などが起こりうる.

ワンポイントイメージ▶ 本例の臨床経過

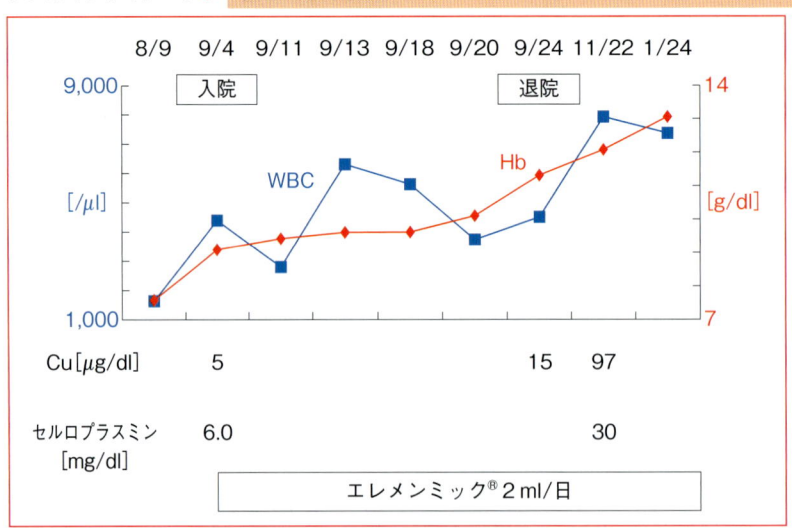

銅を含むエレメンミック®の使用により貧血は急速に改善.

Ⅰ．赤血球減少症（貧血）

| 基本ルール | 長期間の TPN や経管栄養の患者に貧血をみたら，銅欠乏性貧血を疑おう |

長期の TPN や経管栄養

銅欠乏性貧血

頻度★★☆　緊急度★★☆　よくある重大な貧血です

症例 4　高齢者の貧血

- 患者さんは 78 歳男性．数年前からバセドウ病で治療中ですが，コントロール良好でした．半年前は Hb 13.0 g/dl でしたが，今回，新たに貧血がみつかりました．自覚症状はほとんどないようです．そのときの血算です．

WBC	6,100
RBC	418 万
Hb	11.4
Ht	36.8
MCV	88.0
MCH	27.3
PLT	31.5 万

- Hb 11.4 g/dl は明らかな貧血ですね．原因を調べる必要がありますね．

Q1　貧血の鑑別のポイントは？

WBC	6,100
RBC	418 万
Hb	11.4
Ht	36.8
MCV	88.0 ← これです
MCH	27.3
PLT	31.5 万

- 貧血をみたら，まず MCV と網赤血球に注目するのでしたね．本例の MCV は 88.0 fl ですから正球性です．残念ながら，網赤血球は測定されていません．正球性貧血には多くの鑑別疾患がありますが，最も多いのは出血性貧血と二次性貧血です．
- ここで本人にもう一度よく問診すると，数か月前からときどき便が黒かったということです．

Q2　貧血の原因を確定する検査は？

- 正球性貧血と便が黒かったことから消化管出血が疑われます．当然，消化管内視鏡検査が必要ですね．

- 小球性貧血ではありませんが，消化管出血による鉄欠乏性貧血も考えられます．Fe，TIBC，フェリチンも追加検査します．

Q3 一発診断は？

- **出血性貧血**です．追加検査では，Fe 43 µg/dl↓，TIBC 431 µg/dl↑，フェリチン 9.2 ng/ml↓．典型的な鉄欠乏性貧血のパターンです．網赤血球は1.12％と正常であり，急性出血ではないようです．
- さて問題の消化管内視鏡検査ですが，なんと進行胃癌がみつかりました．しかも残念なことに，CTでは多発性の肝転移も伴っていました．

ワンポイントイメージ ▶ 上部消化管内視鏡

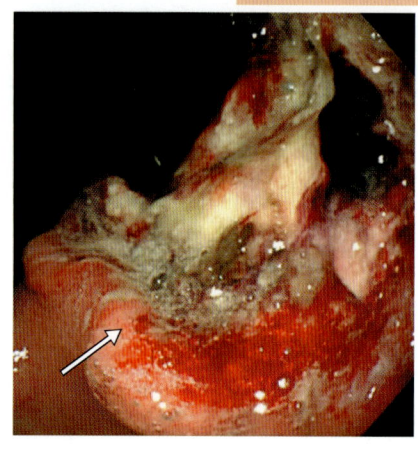

胃角後壁から胃体上部後壁に広がる大きな3型進行胃癌．

A 最終診断

- 進行胃癌，それに伴う出血性貧血と鉄欠乏性貧血（Hemorrhage and iron deficiency anemia secondary to advanced gastric cancer）．

ワンポイントレッスン ▶ 高齢者の貧血
1. 高齢者の貧血の原因には，消化管出血が多い．
2. 消化管出血の原因は若年者では消化性潰瘍，高齢者では癌が相対的に多い．
3. 高齢者で消化管出血や鉄欠乏性貧血をみたら，消化管の検索は必須．

ワンポイントレッスン ▶ 消化管出血の貧血
1. 大量の消化管出血でも出血直後の採血では貧血を認めない．
2. 急性出血では網赤血球が増加して正球性〜大球性貧血になる．
3. 本例のような少量の慢性出血では網赤血球の増加はなく，正球性貧血〜小球性貧血（鉄欠乏性貧血）になる．

| 基本ルール | 高齢者の貧血をみたら消化管出血，特に消化管の癌を見逃すな |

高齢者のHb↓

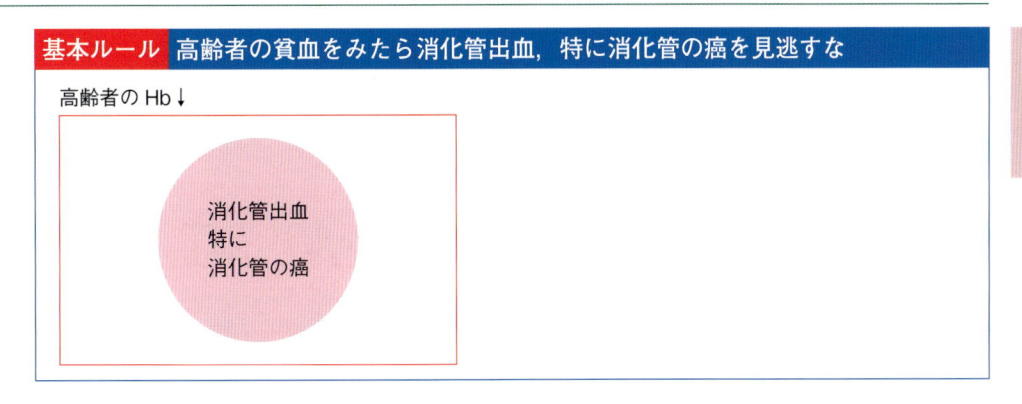

消化管出血
特に
消化管の癌

頻度★★★　緊急度★★★　これは見逃しやすい

症例 5　下腿浮腫，正球性貧血

- 患者さんは72歳男性です．2年ほど前から下腿の浮腫と皮膚潰瘍があり皮膚科で治療を受けておられました．貧血を指摘され紹介されました．便秘と軽度の認知症もありました．

ワンポイントイメージ ▶ 左下腿

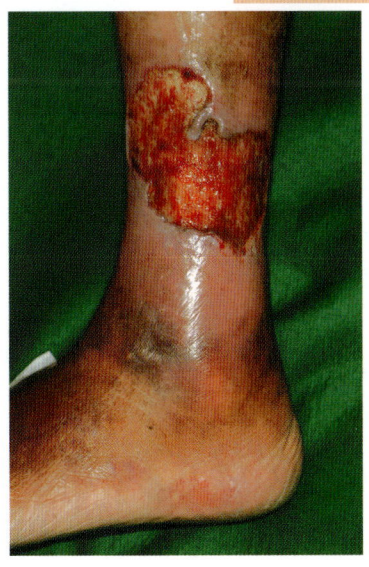

non-pitting edema と皮膚潰瘍を認める．

- そのときの血算です．

WBC	5,100
RBC	289万
Hb	8.6
Ht	26.2
MCV	90.7

（つづく）

(つづき)

MCH	29.9
PLT	34.1 万
Ret	1.45%
Ret	4.2 万

- ヘモグロビン 8.6 g/dl の明らかな貧血がありますね．白血球と血小板は正常です．貧血の原因をどう考えたらいいでしょうか．

Q1　貧血の鑑別のポイントは？

WBC	5,100
RBC	289 万
Hb	8.6
Ht	26.2
MCV	90.7　これです
MCH	29.9
PLT	34.1 万
Ret	1.45%　これです
Ret	4.2 万

- MCV は 90.7 fl と正球性であり，Ret は 1.45％（圏 0.5～2.0），4.2 万/μl（5 万～19 万）と軽度低下しています．貧血の原因としては，何らかの原因による赤血球産生の低下が疑われます．

- 追加検査では，Fe 19 μg/dl（45～170）↓，TIBC 232 μg/dl（240～390）N～↓，フェリチン 63.7 ng/ml（23～250），ビタミン B_{12} は 354 pg/ml（233～914）．

Q2　一発診断は？

- **二次性貧血＋鉄欠乏性貧血疑い**です．

- Fe↓，TIBC↓，フェリチン正常のパターンは，多くの場合二次性貧血です．しかし，本例では Fe/TIBC が 19/232＝8.2％＜16％と極端に低下しています．このような場合，フェリチン 30～100 ng/ml なら二次性貧血＋鉄欠乏性貧血が疑われます．本例のフェリチンは 63.7 ng/ml ですのでそれに当てはまります．鉄欠乏性貧血もあるなら，消化管出血を疑って検査する必要があります．さらに二次性貧血であれば基礎疾患が何かが問題になりますね．

- ここで病歴に注目してみたいと思います．2 年来の下腿浮腫とその後の便秘，認知症です．浮腫は non-pitting edema です．疑うべき基礎疾患は何でしょうか．

Q3　一発診断は？

- **甲状腺機能低下症**です．non-pitting edema，便秘，認知症，二次性貧血とくれば，甲状腺機能低下症ですね．

Q4　貧血の原因を確定する検査は？

- 消化管出血疑いに対しては，上部および下部消化管内視鏡を施行しました．癌や活動性の潰瘍はありませんでしたが外痔核を認めました．

- 甲状腺機能は，TSH は 69.0 μIU/ml（0.45～4.95）と高値，Free T_4 は 0.41 ng/dl（1.00～1.64），

Free T₃ も 1.6 pg/dl(2.3〜4.3)と低値であり，原発性甲状腺機能低下症と診断しました．

A 最終診断

- 原発性甲状腺機能低下症，鉄欠乏性貧血(Primary hypothyroidism and iron deficiency anemia)．
- 診断後，甲状腺剤と鉄剤を開始しました．下腿浮腫，便秘，認知症は徐々に改善し，半年後にはヘモグロビン 11.1 g/dl まで改善しました．

ワンポイントレッスン ▶ 鉄欠乏性貧血，二次性貧血，両貧血合併の鑑別

1. 表1のように，3タイプの貧血とも MCV 低値，血清鉄低値になる．
2. 鉄欠乏性貧血と二次性貧血との鑑別は，TIBC とフェリチンが鍵になる．
3. 両貧血合併の診断は困難だが，①血清鉄/TIBC＜16％に加えて②フェリチン 30〜100 ng/ml であれば疑わしい．

表1 鉄欠乏性貧血，二次性貧血，両貧血合併の鑑別

	鉄欠乏性貧血	二次性貧血	両貧血合併
MCV	↓	正〜↓	↓
血清鉄	↓	↓	↓
TIBC	↑	↓	↑〜正
フェリチン	↓	↑〜正	正〜↑

血清鉄/TIBC＜16％のとき
①フェリチン 30〜100 ng/ml →両貧血合併
②フェリチン＜30 ng/ml →鉄欠乏性貧血

ワンポイントレッスン ▶ 甲状腺機能低下症と貧血

1. 甲状腺機能低下症では，無力感，傾眠，寒がり，便秘などの不定愁訴，認知症，びまん性甲状腺腫大，下腿の non-pitting edema などが特徴的．
2. 正球性貧血，コレステロール高値，AST・ALT 高値などが多い．
3. 本例のように貧血がきっかけで甲状腺機能低下症がみつかることもある．

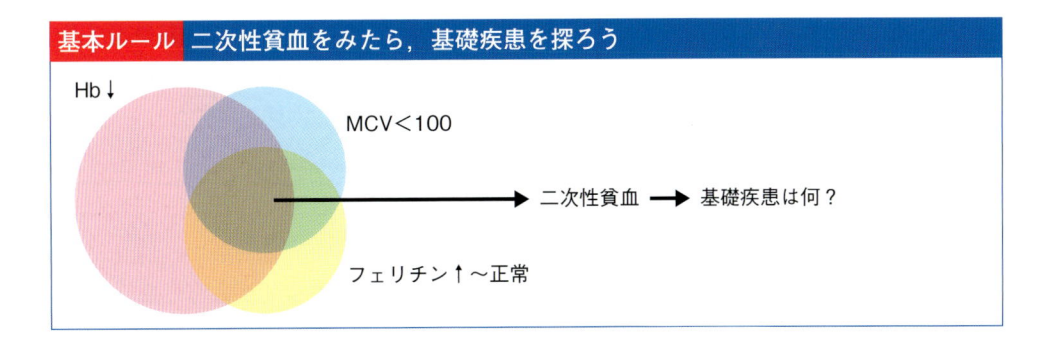

基本ルール 二次性貧血をみたら，基礎疾患を探ろう

Hb↓
MCV＜100
フェリチン↑〜正常
→ 二次性貧血 → 基礎疾患は何？

頻度★★★　緊急度★★★　二次性貧血の原因疾患は？

症例 6　原因不明の貧血，血尿，蛋白尿

- 患者さんは 75 歳女性です．2 か月前から近医で進行性の貧血を指摘されています．上・下部消化管内視鏡，腹部エコー，胸腹部 CT，婦人科診察などの精査をされましたが，原因不明ということで紹介されました．

各論

- そのときの血算です．

WBC	6,400
RBC	244万
Hb	7.1
Ht	21.0
MCV	86.0
MCH	29.1
PLT	31.4万
Ret	0.8%
Ret	3.4万

- ヘモグロビン 7.1 g/dl の明らかな貧血があります．白血球と血小板は正常です．

Q1 貧血の鑑別のポイントは？

WBC	6,400	
RBC	244万	
Hb	7.1	
Ht	21.0	
MCV	86.0	これです
MCH	29.1	
PLT	31.4万	
Ret	0.8%	これです
Ret	3.4万	

- MCV は 86.0 fl と正球性であり，Ret は 0.8%（圏 0.5〜2.0），3.4万/µl（5万〜19万）と低下していますね．進行性の貧血の原因は，何らかの原因による赤血球産生の低下が疑われます．
- Fe 47 µg/dl（45〜170）N〜↓，TIBC 230 µg/dl（240〜390）↓，フェリチン 329 ng/ml（4〜64）↑でした．造血器疾患も否定できませんが，これは二次性貧血のパターンですね．
- 二次性貧血の原因疾患としては，悪性腫瘍，感染症，膠原病，肝疾患，腎疾患，内分泌疾患，低栄養，妊娠などがあります．どのような疾患が考えられるでしょうか．
- 血液生化学検査では，BUN 17.1 mg/dl，Cr 1.06 mg/dl，AST 15 IU/l，ALT 6 IU/l などほぼ正常でした．ただし，尿検査では潜血反応 3+，蛋白 2+ でした．

Q2 一発診断は？

- **腎性貧血??** ただし，腎性貧血は一般的には腎機能がもっと悪く〔通常は糸球体濾過値（GFR；glomerular filtration rate）<30 ml/分〕ならないと生じません．そこで，赤血球造血に必須なホルモンであるエリスロポエチン（EPO；erythropoietin）を測定すると 17.1 mIU/ml（8〜30）でした．

Q3 一発診断は？

- **腎臓の間質障害を伴う腎性貧血**疑い．EPO は一見正常値ですが，ヘモグロビン 7.1 g/dl の貧血があることを考えると明らかに低値です．腎臓の間質が正常であれば，貧血が進行すると反応性に EPO は大量に産生されるはずです．ヘモグロビン 7.1 g/dl なら，EPO は通常 100 mIU/ml 以上と予測されます．

Ⅰ. 赤血球減少症（貧血）

Q4 腎性貧血を確定する検査は？

- ANCA，腎生検．P-ANCA 69.6 U/ml（10以下）と高値．腎生検では半月体形成と血管炎の所見を認め，顕微鏡的多発血管炎（MPA；microscopic polyarteritis）と診断しました．

ワンポイントイメージ ▶ 腎生検

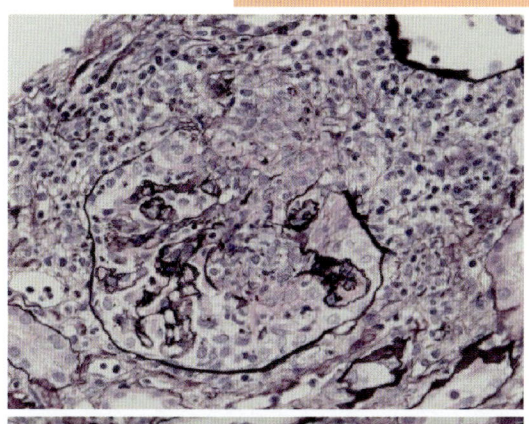

係蹄の破綻とボウマン嚢内細胞増生があり，細胞性半月体が形成されつつある．

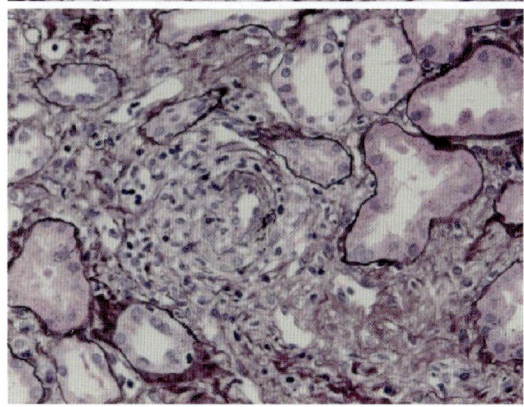

間質の小血管周囲にリンパ球主体の炎症巣があり，小血管炎が考えられる．

- 造血器疾患を否定するために施行された骨髄検査では異常ありませんでした．

A 最終診断

- 顕微鏡的多発血管炎とそれに伴う腎性貧血（Anemia secondary to microscopic polyangitis）．
- ステロイド開始2週間後には，ヘモグロビンは11.9 g/dl まで回復しました．

ワンポイントレッスン ▶ 二次性貧血とエリスロポエチン（EPO）

1. 二次性貧血の原因疾患としては，悪性腫瘍，感染症，膠原病，肝疾患，腎疾患，内分泌疾患，低栄養，妊娠などがある．
2. 腎性貧血は通常 GFR＜30 ml/分程度にならないと生じない．しかし，腎臓の間質障害が高度であれば EPO の産生が低下して，GFR がそれほど低下していなくても腎性貧血を生じうる．
3. 貧血＋EPO 正常〜低下であれば腎臓の間質障害が疑われるが，逆に赤血球増加症＋EPO 正常〜低下であれば，赤血球の腫瘍性増殖をきたしている真性赤血球増加症が疑われる．

各論

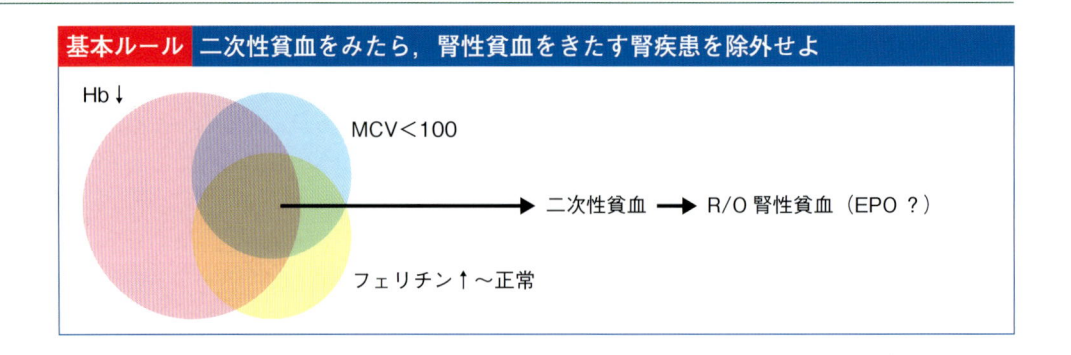

| 基本ルール | 二次性貧血をみたら，腎性貧血をきたす腎疾患を除外せよ |

Hb↓　MCV＜100　フェリチン↑〜正常 → 二次性貧血 → R/O 腎性貧血（EPO ?）

頻度★★　緊急度★★★　明らかな出血はないのですが

症例 7　心疾患，進行性の貧血

- 患者さんは86歳女性です．8年前に生体弁による僧帽弁置換術を受けておられます．心房細動もありワルファリンカリウム（ワーファリン®）服用中です．消化管出血を思わせる症状はないようですが，進行性の貧血があり紹介されました．

1年前の血算		今回の血算	
WBC	4,300	WBC	2,800
RBC	346万	RBC	261万
Hb	10.8	Hb	6.4
Ht	33.2	Ht	21.6
MCV	96.0	MCV	82.8
MCH	31.1	MCH	24.5
PLT	17.1万	PLT	16.4万

- 1年間で，ヘモグロビンが10.8 g/dlから6.4 g/dlまで低下していますね．どのような貧血が考えられますか．

Q1　貧血の鑑別のポイントは？

1年前の血算			今回の血算		
WBC	4,300		WBC	2,800	
RBC	346万		RBC	261万	
Hb	10.8		Hb	6.4	
Ht	33.2		Ht	21.6	
MCV	96.0	これです	MCV	82.8	これです
MCH	31.1		MCH	24.5	
PLT	17.1万		PLT	16.4万	

- ポイントは，MCVが96.0 flから82.8 flに低下していることです．MCVはまだ正球性（81〜100）ですが，進行性に小球性に向かっていることです．

Q2　一発診断は？

- **出血に伴う鉄欠乏性貧血**を疑います．ワーファリン®やアスピリン（バイアスピリン®）を使用していると，患者さんが自覚していなくても消化管出血を起こしていることはよくあります．しかも正球性から小球性に動く貧血をみれば，出血に伴う鉄欠乏性貧血が疑

I．赤血球減少症(貧血)

われます．

> **Q3** 出血に伴う鉄欠乏性貧血を確定する検査は？

- 便潜血反応，消化管内視鏡，鉄，TIBC，フェリチン．
- Fe 36 μg/dl↓，TIBC 399 μg/dl↑，フェリチン 6.7 ng/ml N〜↓と典型的な鉄欠乏性貧血でした．
- やはり便潜血反応は陽性でした．上部消化管内視鏡はほぼ正常でした．下部消化管内視鏡では，脾彎曲部に直径 15 mm ほどの毛細血管拡張を認めました．検査の時点では活動性出血はありませんでしたが，ここが出血源と疑われました．

ワンポイントイメージ ▶ 下部消化管内視鏡

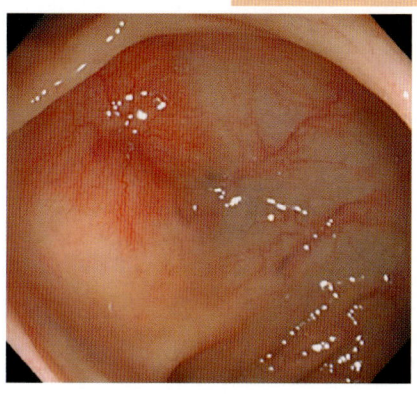

脾彎曲部に直径 15 mm ほどの毛細血管の拡張あり．

> **A** 最終診断

- 消化管出血に伴う鉄欠乏性貧血（Iron deficiency anemia due to GI bleeding）．

ワンポイントレッスン ▶ MCV の経時的変化を伴う貧血

1. MCV が経時的に正球性から小球性に低下するとき
   まず鉄欠乏性貧血，次に二次性貧血を疑う．
2. MCV が経時的に正球性から大球性に増加するとき
   ①網赤血球の増加あり → 急性出血，溶血を疑う．
   ②網赤血球の増加なし → まずビタミン B_{12} 欠乏性貧血を疑う．

基本ルール 正球性貧血でも MCV が経時的に低下すれば，まず鉄欠乏性貧血を疑おう

Hb 正
MCV 正
　→　
Hb↓
MCV 正〜↓
　→　鉄欠乏性貧血

各論

頻度★☆☆　緊急度★☆☆　鉄欠乏性貧血と誤診されやすい

症例 8　軽度ヘモグロビン低下, 赤血球数増加

- 患者さんは中国（香港）から来日した30歳男性です．赤血球数（RBC）の増加と軽度のヘモグロビン低値を指摘されて受診されました．既往症はなく，生来健康です．
- そのときの血算です．

WBC	4,700
RBC	607万
Hb	12.9
Ht	40.4
MCV	66.5
MCH	21.3
RDW	14.8
PLT	15.2万

- ヘモグロビン12.9 g/dlと軽度低下していますね．RBCは607万/μlと逆に増加しています．どう考えればいいのでしょうか．

Q1　貧血の鑑別のポイントは？

WBC	4,700	
RBC	607万	
Hb	12.9	
Ht	40.4	
MCV	66.5	これです
MCH	21.3	
RDW	14.8	
PLT	15.2万	

- ポイントは，貧血の程度が軽いわりにMCVが66.5 flと高度の低値を示していることです．ここで「小球性貧血＝鉄欠乏性貧血」と短絡してはいけません．

Q2　一発診断は？

- **サラセミア疑い**です．小球性貧血の代表は，鉄欠乏性貧血と二次性貧血です．でもこれらの軽度貧血でMCVがここまで低値になるのは変ですね．香港の方で高度小球性の軽度貧血と考えれば，まれな貧血ですがサラセミアを疑います．

Q3　サラセミアを確定する検査は？

- 診断確定にはヘモグロビンの電気泳動など特殊な検査が必要ですが，実臨床では鉄欠乏性貧血など他の小球性貧血を除外することが大切です．
- 本例では，血清鉄72 μg/dl，TIBC 353 μg/dl，フェリチン113 ng/mlであり，鉄欠乏性貧血は否定されました．

A　最終診断

- サラセミア疑い（Thalassemia susp.）．

ワンポイントレッスン ▶ サラセミア

1. サラセミアは小球性・低色素性貧血を呈するため，鉄欠乏性貧血とよく誤診される．鉄欠乏性貧血とは異なり，血清鉄，TIBC，フェリチンは正常．
2. きわめてまれという疾患ではなく，当院でも1年間に1名程度は遭遇する．
3. 本邦でみるサラセミアのほとんどは，貧血はあっても軽度であり赤血球数はむしろ増加している．
4. MCVの高度低値が特徴．サラセミアインデックス＝MCV/RBC（×10^6）≦13のことが多い．本例でも，66.5/6.07＝11.0≦13

ワンポイントレッスン ▶ RDW（red cell distribution width）

1. RDWとは，赤血球分布の幅のこと．要するに，赤血球の大きさのばらつき．基準値は11.7〜14.3%．
2. RDWは，鉄欠乏性貧血では赤血球は大小不同のために高値になる．同じ小球性貧血でも二次性貧血では多くの場合は正常である．
3. サラセミアでは赤血球の大きさはほぼ均一なため，RDWは低値になる．ただし，βサラセミアでは高値になる．

ワンポイントイメージ ▶ サラセミア（末梢血）

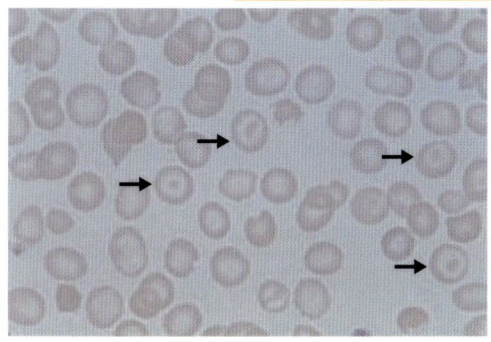

特徴的な標的赤血球を多数認める．

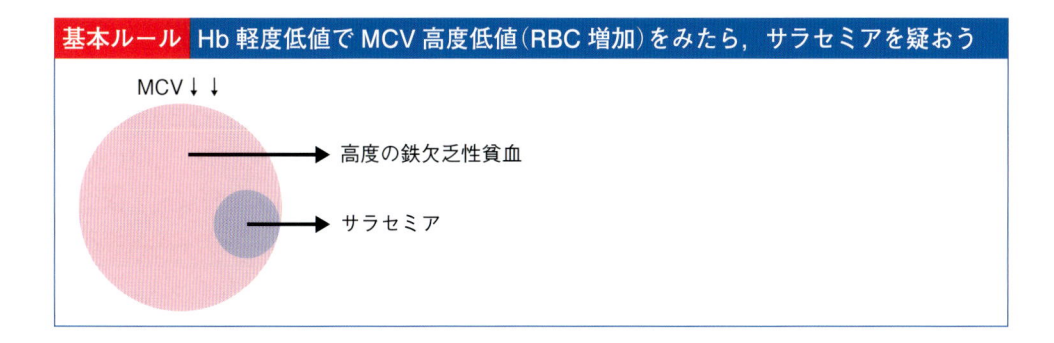

基本ルール Hb軽度低値でMCV高度低値（RBC増加）をみたら，サラセミアを疑おう

MCV↓↓
→ 高度の鉄欠乏性貧血
→ サラセミア

頻度★★★　緊急度★★★　見逃されることが多い貧血です

症例 9　原因不明の貧血，体重減少

- 患者さんは72歳男性です．原因不明の貧血と体重減少（15 kg/3か月）があります．上部・下部内視鏡検査には異常なく，血液内科に紹介受診されました．

2か月前の血算	
WBC	4,200
RBC	308万
（つづく）	

今回の血算	
WBC	4,300
RBC	226万
（つづく）	

（つづき）	
Hb	12.1
Ht	35.2
MCV	114.2
MCH	39.3
PLT	19.4 万

→

（つづき）	
Hb	9.7
Ht	27.5
MCV	121.7
MCH	42.9
PLT	20.5 万

- 白血球，血小板は正常ですが，2か月でヘモグロビンが 12.1 g/dl → 9.7 g/dl と貧血が進行していますね．内視鏡所見に異常もないことから，貧血の原因は消化管出血ではなさそうです．体重減少も気になりますね．悪性腫瘍でしょうか．

Q1 貧血の鑑別のポイントは？

WBC	4,300
RBC	226 万
Hb	9.7
Ht	27.5
MCV	121.7　これです
MCH	42.9
PLT	20.5 万

- ポイントは，MCV が 121.7 fl（基85.8〜102.0）ととても大きいこと．大球性貧血です．貧血の進行とともに，MCV も 114.2 fl から 121.7 fl と大きくなっていますね．

Q2 一発診断は？

- **悪性貧血**です．高齢者で MCV＞120 の著明な大球性貧血があれば，まずビタミン B_{12} 欠乏性貧血を考えます．特に悪性貧血と胃切除後のビタミン B_{12} 欠乏性貧血です．本例では胃切除の既往はありませんから，まず悪性貧血です．比較的まれな疾患ですがよく見逃されています．

Q3 悪性貧血を確定する検査は？

- ビタミン B_{12} 低値とほかにビタミン B_{12} をきたす病態がないことの確認です．本例では，ビタミン B_{12} は 120 pg/ml（233〜914）と明らかに低値でした．LDH 568 IU/l と増加，好中球の過分葉，抗内因子抗体陽性などの所見もあり，悪性貧血と確定しました．

A 最終診断

- 悪性貧血（Pernicious anemia）．
- ビタミン B_{12} の投与を開始したところ，約1か月で貧血は消失し，食欲も改善して数か月で体重も元に戻りました．

ワンポイントレッスン ▶ 大球性貧血（MCV≧101）

1. 高度の大球性貧血（通常 MCV＞120）なら，まず巨赤芽球性貧血を疑う．
2. 肝障害，甲状腺機能低下症，白血病，骨髄異形成症候群，抗腫瘍剤使用などでも比較的軽度の大球性貧血になる．
3. 網赤血球はサイズが大きいので，網赤血球が増加する溶血性貧血や急性出血でも大球性貧血になる．

ワンポイントレッスン ▶ 巨赤芽球性貧血

1. ビタミン B_{12} 欠乏あるいは葉酸欠乏で生じる貧血．骨髄で特徴的な巨赤芽球（ワンポイントイメージ参照）を認める．

2. ビタミン B_{12} 欠乏性貧血のほとんどが悪性貧血か胃切除後の貧血.
3. 悪性貧血とは, 抗内因子抗体による内因子欠乏が原因のビタミン B_{12} 欠乏性貧血のこと.
4. 胃を全摘すると数年後には, ビタミン B_{12} 欠乏性貧血/鉄欠乏性貧血が必発する. でも患者さんでそのことを知っている人はまれ.

ワンポイントレッスン▶ ビタミン B_{12} 欠乏性貧血と体重減少

1. ビタミン B_{12} 欠乏性貧血では, Hunter 舌炎 (ワンポイントイメージ参照) を生じる. Hunter 舌炎では味覚障害, 食欲不振を伴うことが多く, しばしば高度の体重減少をきたす.
2. 貧血＋体重減少から, 消化管の悪性腫瘍とよく間違われるので要注意.
3. もし貧血の原因が消化管悪性腫瘍からの慢性出血なら, 鉄欠乏性貧血をきたして小球性貧血になるはず.

ワンポイントイメージ▶ 巨赤芽球(骨髄)

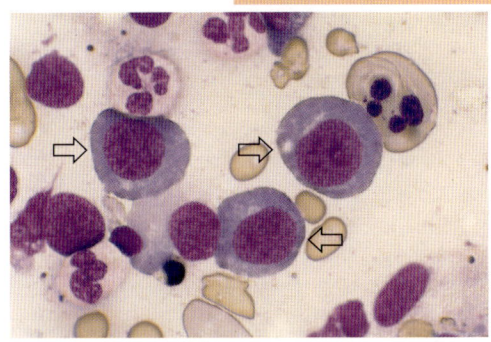

核のクロマチンがレース状に透けている.
〔岡田 定, 西原崇創(編):内科レジデントアトラス. p 216, 医学書院, 2001〕

ワンポイントイメージ▶ Hunter 舌炎

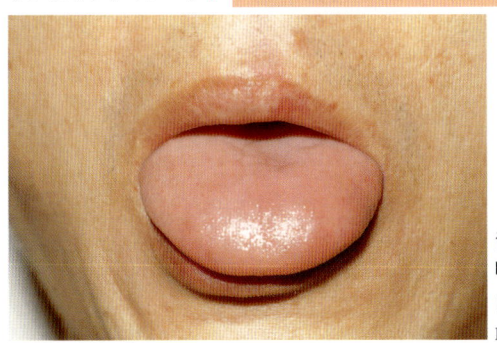

舌乳頭が萎縮し, 舌表面がてかてかしている.
味覚障害, 食欲不振→体重減少をきたす.
〔岡田 定, 西原崇創(編):内科レジデントアトラス. p 217, 医学書院, 2001〕

基本ルール 高齢者で高度の大球性貧血をみたら, まず悪性貧血を疑おう

高齢者

MCV＞120
Hb↓
→ 悪性貧血(または胃切除後貧血)

各 論

頻度 ★☆☆　緊急度 ★★★　重大な疾患です

症例 10　意識レベル低下，高度の貧血

- 患者さんは 87 歳男性です．6 年ほど前から脊柱管狭窄症と認知症があり ADL は低下していました．数週間前から経口摂取が低下し 1 週間前からは日常会話もできなくなり，当日には意識レベルも低下したため救急入院となりました．

- そのときの血算です．

WBC	9,600
RBC	73 万
Hb	3.4
Ht	9.9
MCV	135.9
MCH	46.4
PLT	45.2 万
Ret	0.72%
Ret	1.36 万

- ヘモグロビン 3.4 g/dl と高度の貧血があります．87 歳の高齢者でこれほどの貧血があれば意識レベルが低下するのも当然ですね．白血球と血小板はほぼ正常です．緊急の生化学検査では肝機能，腎機能とも正常でした．

Q1　貧血の鑑別のポイントは？

WBC	9,600
RBC	73 万
Hb	3.4
Ht	9.9
MCV	135.9	これです
MCH	46.4
PLT	45.2 万
Ret	0.72%	これです
Ret	1.36 万

- ポイントは，MCV 135.9 fl の著明な大球性貧血です．さらに，これだけ高度の貧血があるのに Ret 1.36 万と減少，すなわち赤血球産生の低下があることです．

Q2　一発診断は？

- **巨赤芽球性貧血？？　造血器疾患？？**

- 高齢者の大球性貧血ですからまず巨赤芽球性貧血を疑います．巨赤芽球性貧血とすれば悪性貧血（ビタミン B_{12} 欠乏性貧血）だけでなく経口摂取がかなり低下していたことから葉酸欠乏性貧血の可能性も考えます．

- これほど高度の貧血なのに網赤血球が低下していることより，赤芽球産生低下をきたす骨髄そのものの異常（造血器疾患）を疑います．

Q3　貧血の原因を確定する検査は？

- 鉄，TIBC，フェリチン，ビタミン B_{12}，葉酸．さらに骨髄検査．

- 鉄 217 μg/dl↑，TIBC 234 μg/dl↓，フェリチン 473 ng/ml↑，ビタミン B$_{12}$ 363 pg/ml（圏 233〜914），葉酸 2.1 ng/ml（3.6〜12.9）↓であり，葉酸欠乏を認めました．
- 骨髄検査では，異型性のある形質細胞（骨髄腫細胞）を多数認めました．
- β$_2$ MG は 3.5 μg/ml でした．
- 血清免疫電気泳動では IgA，κ 型の M 蛋白を認め，多発性骨髄腫（IgA，κ 型，病期 ISS 2）と診断しました．
- 葉酸欠乏だけでなく造血器疾患である多発性骨髄腫があったわけです．

A 最終診断

- 多発性骨髄腫（Multiple myeloma；IgA，κ 型，病期 ISS 2），葉酸欠乏性貧血（Folate deficiency anemia）．
- 高度な貧血に伴い意識レベルの低下，心不全も伴っており，すぐに輸血を施行．診断確定後は MP〔メルファラン（アルケラン®），プレドニゾロン（プレドニン®）〕療法を開始し，骨髄腫の改善に伴って輸血は不要になりました．

ワンポイントレッスン▶ 多発性骨髄腫と貧血

1. 中・高齢者で急な骨痛で発症することが多い．
2. 骨髄所見，血清・尿免疫電気泳動による M 蛋白，画像検査による骨病変が診断のポイントになる．
3. 網赤血球低下を伴う正球性貧血で骨髄腫がみつかることもまれではない．

ワンポイントイメージ▶ 骨髄腫細胞

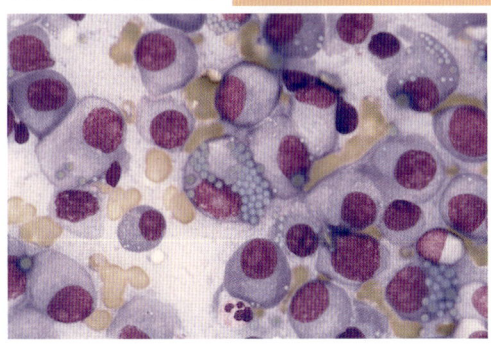

大小不同の異型性のある骨髄腫細胞が多数．
〔岡田 定，西原崇創（編）：内科レジデントアトラス．p 224，医学書院，2001〕

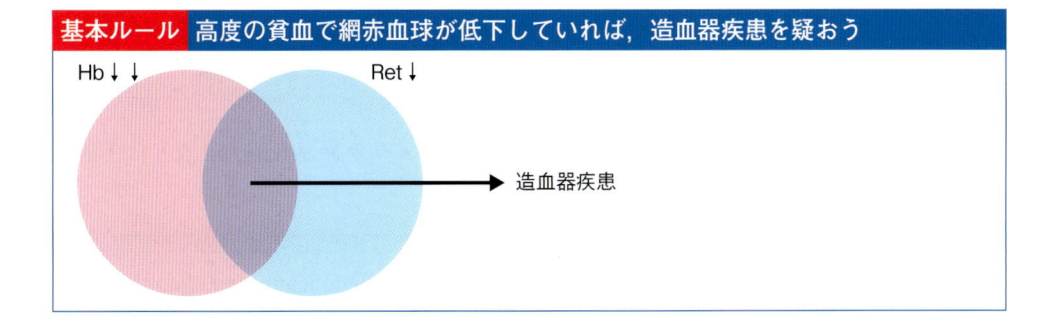

基本ルール 高度の貧血で網赤血球が低下していれば，造血器疾患を疑おう

Hb↓↓　　Ret↓　　→ 造血器疾患

各論

頻度 ★★★　緊急度 ★★★　よく見逃される貧血です

症例 11　胃全摘後，人間ドックで貧血

- 患者さんは75歳男性です．9年前に直腸癌で手術，7年前に胃癌で胃全摘術の既往があります．数か月前から労作時息切れがあり，人間ドックで貧血を指摘され紹介受診されました．

2年前の血算		→	今回の血算	
WBC	4,400		WBC	4,100
RBC	262万		RBC	248万
Hb	11.0		Hb	10.5
Ht	32.5		Ht	30.9
MCV	123.8		MCV	124.6
MCH	41.9		MCH	42.3
PLT	26.0万		PLT	20.6万

- 実は，2年前の血算のデータもありました．そのときのヘモグロビンが11.0 g/dl，今回は10.5 g/dl．慢性の軽度の貧血ですが進行しています．原因は何でしょう．

Q1　貧血の鑑別のポイントは？

WBC	4,100
RBC	248万
Hb	10.5
Ht	30.9
MCV	**124.6** ← これです
MCH	42.3
PLT	20.6万

- 症例10と同様に，MCVが124.6 flととても大きい！

Q2　一発診断は？

- **胃切除後のビタミン B_{12} 欠乏性貧血**です．MCV＞120をみたら，まず悪性貧血か胃切除後のビタミン B_{12} 欠乏性貧血を疑います．7年前に胃全摘術の既往がありますから，2年前の貧血も今回の貧血もビタミン B_{12} 欠乏性貧血でしょう．
- 胃全摘術を行うと鉄欠乏性貧血にもなりますからその合併の可能性もあります．

Q3　胃切除後貧血を確定する検査は？

- ビタミン B_{12}，鉄，TIBC，フェリチン．ビタミン B_{12} 73 pg/ml（基233〜914）と明らかに低値であり，これだけで診断は確定です．
- 血清鉄 181 μg/dl，TIBC 355 μg/dl，フェリチン 39.5 ng/ml などは正常であり，鉄欠乏性貧血の合併はありませんでした．

A　最終診断

- 胃切除後ビタミン B_{12} 欠乏性貧血（Vitamin B_{12} deficiency anemia due to gastrectomy）．
- ビタミン B_{12} の使用により，約2か月で貧血は消失しました．

ワンポイントレッスン ▶ 胃切除後の貧血

1. 胃亜全摘なら，吻合部潰瘍や残遺癌による出血性貧血．
2. 長期的には，胃全摘により内因子欠乏が生じてビタミンB_{12}欠乏性貧血．本例のように，術後5〜6年以降に多い．
3. 胃酸減少や十二指腸をバイパスすることにより，鉄吸収障害が生じて鉄欠乏性貧血をきたす．

ワンポイントレッスン ▶ 胃切除後長期の合併症

1. 胃癌の術後5年以上経過した場合は，経過観察が不十分になりがち．
2. 注意すべき胃切除後長期の合併症として，貧血（ビタミンB_{12}欠乏性，鉄欠乏性），骨減少症，残胃炎，残遺癌．
3. 同時に摘脾術がされている場合は，肺炎球菌肺炎合併のリスクが高い．肺炎球菌ワクチンの接種が重要．

ワンポイントイメージ ▶ 上部消化管内視鏡

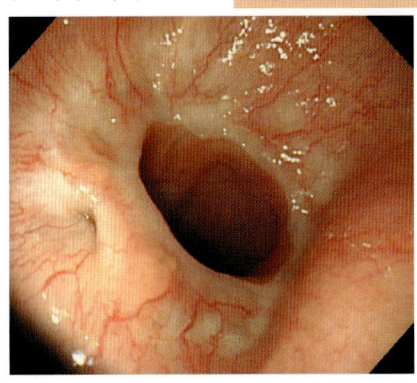

胃全摘後でR-Y再建．吻合部潰瘍や胃癌の再発はない．

基本ルール　高度の大球性貧血をみたら，まず悪性貧血と胃切除後貧血を疑おう

Hb↓　MCV＞120　→　悪性貧血または胃切除後貧血

頻度★★★　緊急度★★★　MCVのトリック，わかりますか？

症例 12　胃全摘後，正球性貧血

- 患者さんは80歳男性です．16年前に胃癌で胃全摘術を受けています．人間ドックでは5年ほど前からヘモグロビン11 g/dl前後の軽い貧血を指摘されています．今回，貧血の進行と疲れやすさがあり紹介受診されました．

5年前の血算	
WBC	4,900
RBC	338万
Hb	11.0
（つづく）	

今回の血算	
WBC	4,600
RBC	298万
Hb	8.3
（つづく）	

各論

（つづき）			（つづき）	
Ht	33.8	→	Ht	25.3
MCV	100.0		MCV	84.8
MCH	32.6		MCH	27.7
PLT	24.2万		PLT	27.4万

- 確かに，ヘモグロビンが 11.0 g/dl から 8.3 g/dl へと低下していますね．
- 症例 11 に続いて胃全摘術の既往がありますが，どう考えましょうか．

Q1 貧血の鑑別のポイントは？

5年前の血算		今回の血算	
WBC	4,900	WBC	4,600
RBC	338万	RBC	298万
Hb	11.0	Hb	8.3
Ht	33.8	Ht	25.3
MCV	100.0　これです	MCV	84.8　これです
MCH	32.6	MCH	27.7
PLT	24.2万	PLT	27.4万

- ポイントは，胃を全摘していることに加えて，MCV が 100.0 fl とやや大球性から 84.8 fl のやや小球性に変化したことです．

Q2 一発診断は？

- **胃切除後貧血**です．ビタミン B_{12} 欠乏性貧血と鉄欠乏性貧血の合併を疑います．胃を全摘すると，ビタミン B_{12} 欠乏性貧血（大球性貧血）や鉄欠乏性貧血（小球性貧血）になるのでしたね．胃切除後 10 年以上も経過しているわけですから，治療をしなければ胃切除後貧血は必発です．
- 大球性貧血と小球性貧血が合併すると，一見正球性貧血になります．5 年前はビタミン B_{12} 欠乏性優位のやや大球性貧血，今回は鉄欠乏性貧血優位のやや小球性貧血と思われます．

Q3 胃切除後貧血を確定する検査は？

- ビタミン B_{12}，鉄，TIBC，フェリチンです．実際に，ビタミン B_{12} 148 pg/ml（圏 233〜914）と低値であり，鉄 26 μg/dl↓，TIBC 366 μg/dl N〜↑，フェリチン 6.0 ng/ml↓と典型的な鉄欠乏性貧血もありました．

A 最終診断

- 胃切除後のビタミン B_{12} 欠乏性貧血と鉄欠乏性貧血の合併（Combined vitamin B_{12} deficiency anemia and iron deficiency anemia due to gastrectomy）．ビタミン B_{12} と鉄剤の使用によって，4 か月後にはヘモグロビン 10.8 g/dl まで改善しました．

ワンポイントレッスン▶ 胃切除後の 3 種類の貧血

1. 胃切除後には 3 種類の貧血がありうる．すなわち，①小球性貧血（鉄欠乏性貧血），②大球性貧血（ビタミン B_{12} 欠乏性貧血），③正球性貧血（鉄欠乏性貧血とビタミン B_{12} 欠乏性貧血の合併）．
2. 本例の正球性貧血は，実は小球性貧血＋大球性貧血というトリックだった．

Ⅰ．赤血球減少症（貧血）

ワンポイントイメージ ▶ 造血幹細胞から赤血球まで

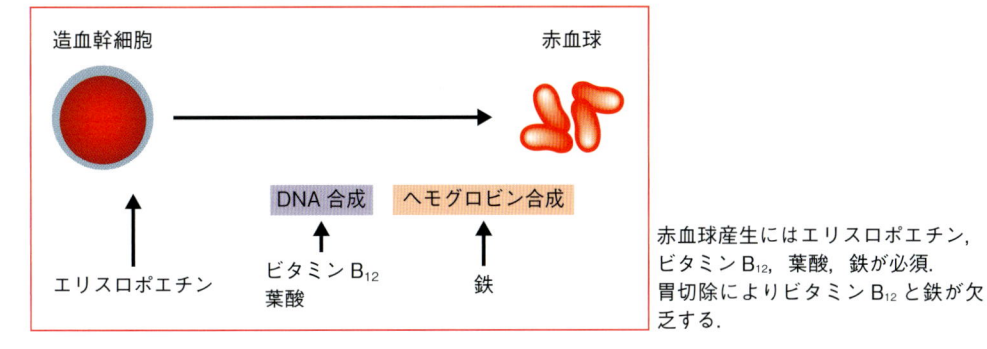

赤血球産生にはエリスロポエチン，ビタミン B_{12}，葉酸，鉄が必須．胃切除によりビタミン B_{12} と鉄が欠乏する．

基本ルール　胃全摘術後の貧血をみたら，ビタミン B_{12} 欠乏性貧血と鉄欠乏性貧血を疑おう

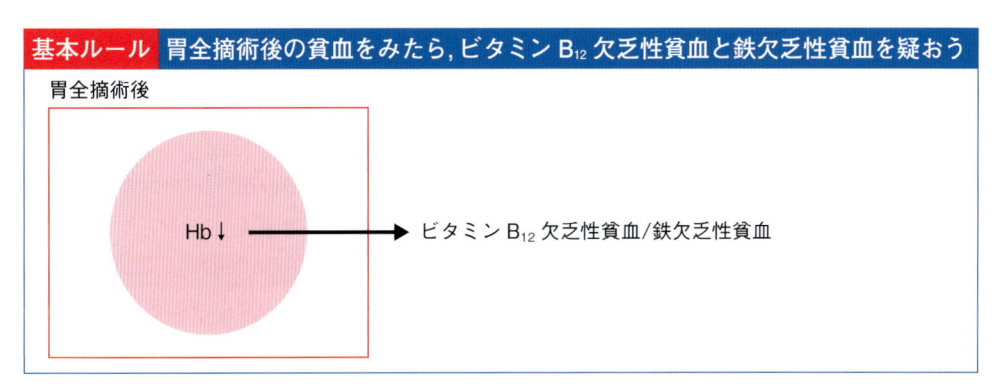

胃全摘術後

$Hb↓$ → ビタミン B_{12} 欠乏性貧血/鉄欠乏性貧血

頻度★★★　緊急度★★★　黄疸の鑑別疾患として重要

症例 13　黄疸，貧血

- 糖尿病で通院治療中の 64 歳男性です．新たに黄疸が出現して消化器内科に入院．高度な貧血も認められ紹介されました．
- そのときの血算です．

WBC	9,200
RBC	155 万
Hb	6.6
Ht	18.6
MCV	119.8
MCH	42.3
PLT	31.1 万
Ret	34.0%
Ret	52.7 万

- ヘモグロビン 6.6 g/dl とかなりの貧血がありますが，原因は何でしょうか．
- 黄疸もあることから肝機能障害でしょうか．

Q1　貧血の鑑別のポイントは？

WBC	9,200

（つづく）

各論

(つづき)

RBC	155万
Hb	6.6
Ht	18.6
MCV	119.8
MCH	42.3
PLT	31.1万
Ret	34.0%
Ret	52.7万

これです（Ret 34.0%, Ret 52.7万を囲んで）

- ポイントは，Ret（網赤血球）34.0%（圏 0.5〜2.0），52.7万/μl（5万〜19万）です．貧血をみたら，MCVとRetに注目するのでしたね．本例ではMCV 119.8 fl（圏 85.8〜102.0）と大球性というだけでなく，Retが34.0%で絶対数52.7万/μlとものすごく増加しています．
- 網赤血球は通常の赤血球よりもサイズが大きいですから，網赤血球が増加するとMCVも大きくなります．
- 入院のきっかけになった黄疸ですが，T-Bil 3.0 mg/dl，I-Bil 2.2 mg/dlと間接ビリルビン優位でした．LDHも1,384 IU/lと増加していました．

Q2 一発診断は？

- **溶血性貧血，特に自己免疫性溶血性貧血**です．網赤血球が増加していれば，急性出血か溶血性貧血を考えます．出血を思わせる症状がなく，間接ビリルビン増加やLDH高値からは溶血性貧血を考えます．
- 溶血性貧血として多い疾患は，自己免疫性溶血性貧血（AIHA；autoimmune hemolytic anemia）と遺伝性球状赤血球症です．今までに黄疸や溶血の病歴はなく，まずAIHAを考えます．

Q3 自己免疫性溶血性貧血を確定する検査は？

- ハプトグロビン，クームズテストです．ハプトグロビン低下は溶血を示す最も感度の高い所見ですが，本例では10 mg/dl以下と著明に低下していました．赤血球に対する自己抗体を確認するクームズテストは，直接，間接ともに3+と強陽性でした．

A 最終診断

- 自己免疫性溶血性貧血（Autoimmune hemolytic anemia；AIHA）．
- ステロイドを開始し，1か月後にはヘモグロビン11.3 g/dlまで改善しました．

ワンポイントレッスン▶ 網赤血球（ワンポイントイメージ参照）
1. 網赤血球とは，赤芽球から核が失われた直後の若い赤血球．
2. 網赤血球は，骨髄での赤芽球産生の指標になる．
3. 網赤血球の増加（絶対数で10万/μl以上）があれば，骨髄で赤芽球産生が亢進している状態，すなわち急性出血，溶血，治療後の貧血からの急速な回復を考える．

ワンポイントレッスン▶ 溶血性貧血
1. 網赤血球増加，間接ビリルビン増加，LDH高値などで溶血を疑い，ハプトグロビン低値で溶血を確認する．
2. 溶血性貧血でクームズテストが陽性であれば，まずAIHAを考える．

3. クームズテストが陰性であれば，遺伝性球状赤血球症や癌の骨髄転移に伴う微小血管病性溶血性貧血などを考える．

ワンポイントイメージ ▶ 網赤血球（超生体染色）

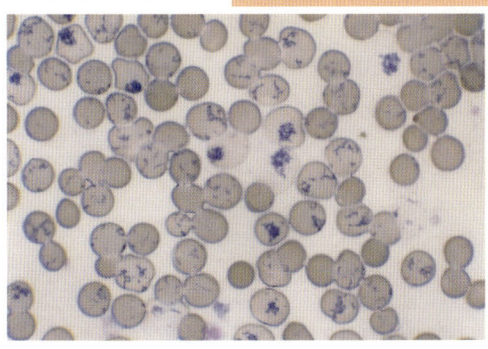

網赤血球が著明に増加している．通常は赤血球全体の 0.5〜2.0%．

〔岡田　定，西原崇創（編）：内科レジデントアトラス．p 190, 医学書院, 2001〕

基本ルール　貧血で網赤血球が増加していたら，まず急性出血と溶血性貧血を疑おう

Hb↓
Ret＞10万/μl
急性出血または溶血性貧血

頻度★★★　緊急度★★★　先天性の貧血です

症例 14　高校生のころから貧血

- 患者さんは 40 歳男性です．高校生のころからいつも貧血を指摘されていて，1 年前の健診でもヘモグロビン 7 g/dl だったそうです．今回は，10 日ほど前から発熱がありめまいがひどくなって他院に入院．ヘモグロビン 3.8 g/dl の高度な貧血があり，濃厚赤血球 8 U の輸血を受けてから当院に紹介されました．脾臓を触知しました．そのときの血算です．

WBC	5,900
RBC	263 万
Hb	7.6
Ht	22.3
MCV	84.8
MCH	28.7
PLT	42.0 万
Ret	11.8%
Ret	31.0 万

- 8 U もの輸血がされていますが，ヘモグロビンは 7.6 g/dl とかなりの貧血がありますね．子どものころから続いていたと思われる貧血と今回の高度の貧血．

各論

- どのような疾患でしょうか.

Q1 貧血の鑑別のポイントは？

WBC	5,900
RBC	263万
Hb	7.6
Ht	22.3
MCV	84.8
MCH	28.7
PLT	42.0万
Ret	11.8%
Ret	31.0万

これです

- ポイントは, Ret（網赤血球）が 11.8％（圖 0.5〜2.0）で 31.0 万（5 万〜19 万）という増加です. 網赤血球の増加をみれば, まず急性出血と溶血を考えます.
- 今回は, 慢性貧血の急性増悪のようですが.

Q2 一発診断は？

- **遺伝性球状赤血球症**（HS；hereditary spherocytosis）です. 先天性の貧血を疑う病歴と溶血を疑う網赤血球の増加や脾腫を認めます. 先天性の溶血性貧血ということになると, HS を最も考えます.
- 実際に, T-Bil 1.3 mg/dl, I-Bil 0.8 mg/dl と増加, LDH 311 IU/l と増加, ハプトグロビン＜10 mg/dl であり, すべて溶血性貧血として矛盾しません.
- HS は, 時に溶血発作や無形成発作を起して高度な貧血を起します. 本例では網赤血球が著明に増加していることから溶血発作が考えられます. 無形成発作では網赤血球が減少します.

Q3 遺伝性球状赤血球症を確定する検査は？

- まず赤血球の形態観察が重要です. 本例では, 赤血球形態の異常として球状赤血球（SPHERO）2＋ が認められました. クームズテストは陰性であり, 自己免疫性溶血性貧血は否定されます. 本例では施行していませんが, 診断の確定には赤血球食塩水浸透圧抵抗試験によって赤血球の浸透圧抵抗の減弱を確認します.

A 最終診断

- 遺伝性球状赤血球症の溶血発作（Hemolytic crisis of hereditary spherocytosis）.
- HS の診断後に脾臓摘出術を施行. 術後 20 日目にはヘモグロビンは 12.4 g/dl まで回復しました.

ワンポイントレッスン ▶ 遺伝性球状赤血球症

1. 多くが常染色体優性遺伝だが, 遺伝歴のない孤発例もある.
2. 病歴と黄疸（間接ビリルビンの増加）, 貧血, 脾腫などから疑う. 小型球状赤血球（ワンポイントイメージ参照）の存在と赤血球浸透圧抵抗試験での浸透圧抵抗の減弱で確定する.
3. 本例のように急激に貧血が進行した場合は, 溶血発作と無形成発作を疑う. 溶血発作は, 感染症や薬剤が誘因になり溶血が著明になる. 無形成発作は, パルボウイルス B19 の初感染で発症し網赤血球が著減する.

I．赤血球減少症（貧血）

ワンポイントレッスン ▶ 溶血性貧血をきたす主な疾患

1. クームズテスト陽性なら
   温式自己免疫性溶血性貧血，寒冷凝集素症，発作性寒冷血色素尿症．
2. クームズテスト陰性なら
   遺伝性球状赤血球症，微小血管病性溶血性貧血，血栓性血小板減少性紫斑病，溶血性尿毒症症候群，発作性夜間ヘモグロビン尿症．

ワンポイントイメージ ▶ 球状赤血球

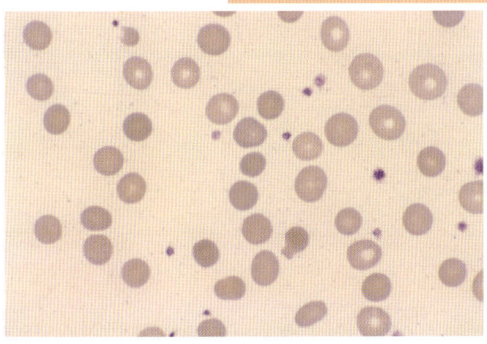

中央の明るい部分が消失，濃染している小型の赤血球がみられる．
遺伝性球状赤血球や自己免疫性溶血性貧血などで典型的．
〔岡田 定，西原崇創（編）：内科レジデントアトラス．p 227，医学書院，2001〕

基本ルール　幼少時からの貧血で溶血があれば，遺伝性球状赤血球症を疑おう

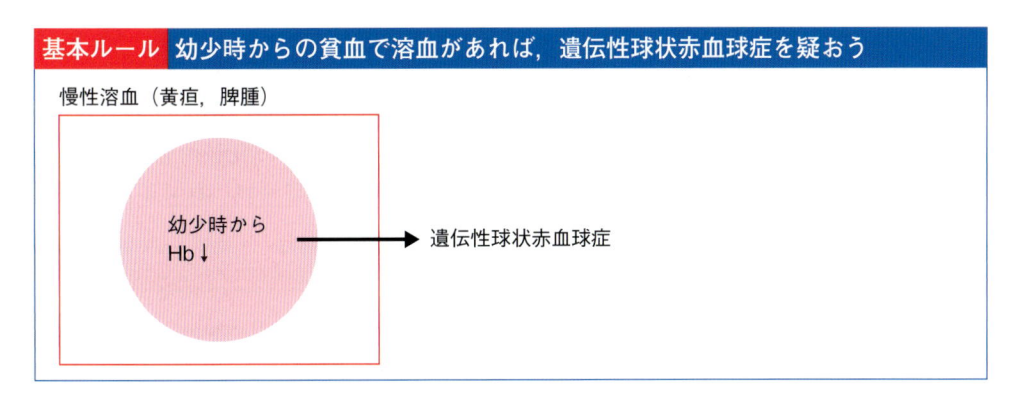

慢性溶血（黄疸，脾腫）

幼少時から Hb↓ → 遺伝性球状赤血球症

頻度★☆☆　緊急度★★★　まれですが緊急度は高い

症例 15　貧血，血小板減少

- 患者さんは44歳女性です．2週間前から嘔気，むくみがあり，他院で血液・尿検査の異常を指摘され，救急に紹介受診されています．
- そのときの血算です．

WBC	7,500
RBC	218万
Hb	6.5
Ht	19.3
MCV	88.5
MCH	29.8
PLT	6.1万
Ret	4.92%
Ret	9.54万

- ヘモグロビン 6.5 g/dl と高度の貧血があります．白血球は正常ですが，血小板は 6.1 万/μl と低下しています．
- 生化学検査では，BUN 59.7 mg/dl，Cr 5.55 mg/dl，T-Bil 3.2 mg/dl，LDH 1,606 IU/l，AST 53 IU/l，ALT 19 IU/l．尿検査では潜血反応 3+，蛋白 3+ でした．

Q1 貧血の鑑別のポイントは？

WBC	7,500
RBC	218 万
Hb	6.5
Ht	19.3
MCV	88.5
MCH	29.8
PLT	6.1 万 ← これです
Ret	4.92% ← これです
Ret	9.54 万

- ポイントは，①溶血を示唆する網赤血球増加と T-Bil 高値，LDH 高値，②血小板減少症，③腎機能障害の 3 つです．

Q2 一発診断は？

- 血栓性血小板減少性紫斑病（TTP；thrombotic thrombocytopenic purpura）/溶血性尿毒症症候群（HUS；hemolytic uremic syndrome）です．比較的急激に発症している溶血性貧血，血小板減少症，腎機能障害とくれば，まず TTP/HUS を疑います．もちろんこれだけで診断は確定できませんが．

Q3 TTP/HUS を確定する検査は？

- 播種性血管内凝固（DIC；disseminated intravascular coagulation）を除外するために凝固・線溶検査．溶血の確認に I-Bil，ハプトグロビン．自己免疫性溶血性貧血の除外のためにクームズテスト．末梢血塗抹標本での破砕赤血球の確認．TTP なら ADAMTS13 とそのインヒビター．
- プロトロンビン時間（PT；prothrombin time），活性化部分トロンボプラスチン時間 APTT；activated partial thromboplastin time），D ダイマーはほぼ正常で DIC は否定．I-Bil は 2.7 mg/dl と増加，ハプトグロビン<10 mg/dl であり溶血性貧血と診断．クームズテストは直接，間接ともに陰性で自己免疫性溶血性貧血は否定．
- 末梢血塗抹標本には典型的な破砕赤血球を認めました．ADAMTS13 の低下はなくそのインヒビターも陰性であり，TTP よりも HUS を考えました．

Ⅰ. 赤血球減少症（貧血）

ワンポイントイメージ ▶ 破砕赤血球（末梢血）

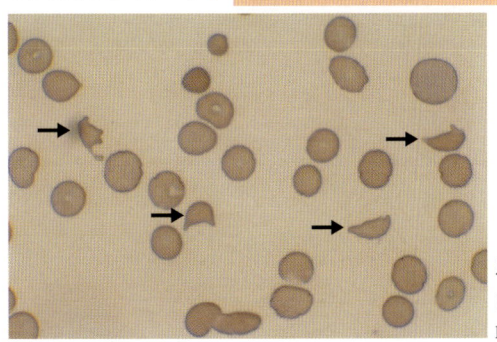

三角形やヘルメット型の破砕赤血球を認める．
〔岡田　定，西原崇創（編）：内科レジデントアトラス．
p 203, 医学書院，2001〕

A 最終診断

- 溶血性尿毒症症候群（Hemolytic uremic syndrome；HUS）．

ワンポイントレッスン ▶ TTP/HUS

1. 溶血性貧血，血小板減少，腎機能障害（急性腎不全），発熱，動揺性精神神経症状のMoschcowitzの5徴候が有名だが，溶血性貧血，血小板減少，腎機能障害の3徴候がポイント．
2. 破砕赤血球（血栓性微小血管障害の所見）が診断上重要．
3. TTPではADAMTS13活性がほとんどの例で25％以下に低下．後天性TTPではADAMTS13インヒビター（ADAMTS13に対する自己抗体）が陽性．
4. HUSではADAMTS13活性低下はないかあっても軽度．原因として，腸管出血性大腸菌（多くは病原性大腸菌O157）感染が有名．

基本ルール　溶血性貧血＋血小板減少症＋腎障害をみたら，TTP/HUSを疑おう

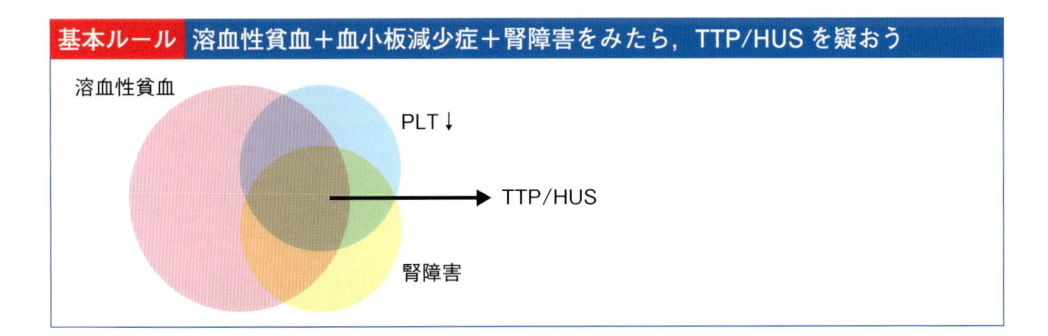

溶血性貧血　　PLT↓
　　　　　　→ TTP/HUS
　　　　　　腎障害

頻度★★★　緊急度★★★　まれな貧血で診断は難しい

症例16　脳梗塞，4年前から貧血

- 患者さんは56歳男性です．突然発症の脳梗塞で入院されました．高度の貧血を認めましたが，実は4年前から原因不明の貧血を指摘されていたそうです．
- 入院時の血算です．

WBC	4,600
RBC	185万
Hb	5.4
Ht	17.6

（つづく）

各論

(つづき)

MCV	95.0
MCH	29.3
PLT	17.8万
Ret	7.42%
Ret	13.5万

- ヘモグロビン 5.4 g/dl と高度の貧血があります．白血球と血小板は正常です．

Q1 貧血の鑑別のポイントは？

WBC	4,600
RBC	185万
Hb	5.4
Ht	17.6
MCV	95.0
MCH	29.3
PLT	17.8万
Ret	7.42%　これです
Ret	13.5万

- ポイントは，Ret（網赤血球）が 7.42%（基 0.5〜2.0）という増加です．

Q2 一発診断は？

- **急性出血または溶血性貧血**です．網赤血球が明らかに増加していますから，急性出血か溶血を考えますが，この血算だけではこれ以上はわかりません．4年前から原因不明の貧血が続いていたとすれば，急性出血よりも溶血性貧血のほうが考えやすいですが．

- 貧血を鑑別するために他の検査所見もみてみましょう．

- 鉄 26 μg/dl↓，TIBC 392 μg/dl↑，フェリチン 9.0 ng/ml↓でした．これらの所見は，鉄欠乏性貧血そのものです．でも鉄欠乏性貧血だけでは，治療をしないかぎり網赤血球は増加しません．

- T-Bil 1.3 mg/dl↑，I-Bil 0.8 mg/dl↑，LDH 1,363 IU/l↑，ハプトグロビン<10 mg/dl でした．やはり，典型的な溶血性貧血がありますね．

- 溶血性貧血として多い疾患は，自己免疫性溶血性貧血（AIHA）と遺伝性球状赤血球症（HS）でしたね．しかし，クームズテスト陰性で球状赤血球も認められませんでした．溶血性貧血の原因は一体何でしょうか

- AIHA でもなく HS でもない溶血性貧血となると，癌の骨髄転移などで認められる微小血管病性溶血性貧血（MAHA；microangiopathic hemolytic anemia）があります．MAHA では破砕赤血球が特徴的です．でも破砕赤血球もみられませんでした．

- 血栓性血小板減少性紫斑病（TTP）や溶血性尿毒症症候群（HUS）も溶血性貧血をきたす鑑別疾患に挙がりますが，通常は血小板減少や腎障害を伴いますのでまず否定的です．破砕赤血球もありませんし．

- 尿検査では，慢性的な血管内溶血を示すヘモジデリン尿も認められました．

- 鉄欠乏性貧血を伴い，AIHA，HS，MAHA，TTP，HUS のいずれでもない溶血性貧血．何でしょうか．難しいですね．

Ⅰ．赤血球減少症（貧血）

Q3 再度の一発診断は？

- 発作性夜間ヘモグロビン尿症（PNH；paroxysmal nocturnal hemoglobinuria）です．後天性の溶血性貧血で AIHA でない，血管内溶血，破砕赤血球はない，鉄欠乏性貧血を合併．これらすべてを満たす疾患は，PNH がぴったりです．
- PNH では血管内溶血を起し，ヘモグロビン尿やヘモジデリン尿を認めます．尿から鉄を慢性的に喪失するためにしばしば鉄欠乏性貧血を合併します．

Q4 発作性夜間ヘモグロビン尿症を確定する検査は？

- フローサイトメトリーによる PNH 血球の検出です．本例でも確かに PNH 血球が検出されました．

A 最終診断

- 発作性夜間ヘモグロビン尿症（Paroxysmal nocturnal hemoglobinuria；PNH）．

ワンポイントレッスン▶ 発作性夜間ヘモグロビン尿症の特徴

1. 溶血発作時は，貧血症状，黒褐色尿（ヘモグロビン尿），黄疸などの症状がある．しかし，慢性期には自覚症状は乏しい．
2. 後天性の溶血性貧血，クームズテスト陰性（AIHA ではない），血管内溶血（ヘモグロビン尿，ヘモジデリン尿），鉄欠乏の合併，NAP（好中球アルカリホスファターゼ）低値．
3. MCV は，網赤血球が高度に増加すれば大きくなるが，高度の鉄欠乏性貧血を合併すれば小さくなる．
4. フローサイトメトリーによって血球膜 CD59（GPI 蛋白）を欠損する赤血球や顆粒球が検出される．

ワンポイントイメージ▶ PNH 患者の尿

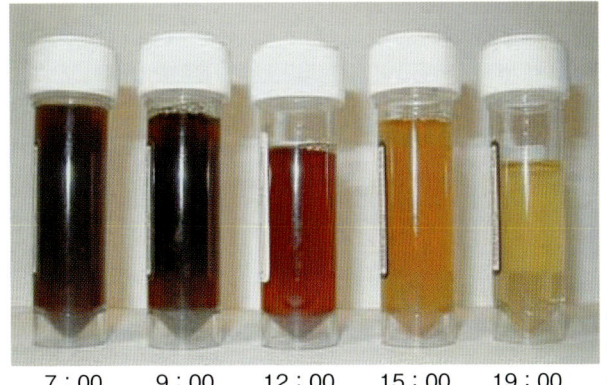

7：00　9：00　12：00　15：00　19：00

午前中の尿は大量のヘモグロビンを含むために黒褐色調を呈する．

(Image courtesy of www.hmds.org.uk)

基本ルール 溶血性貧血をみたら，まず AIHA，HS，MAHA，次に PNH を疑おう

溶血性貧血

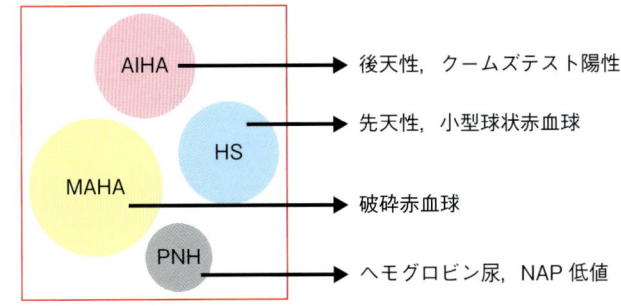

- AIHA → 後天性，クームズテスト陽性
- HS → 先天性，小型球状赤血球
- MAHA → 破砕赤血球
- PNH → ヘモグロビン尿，NAP 低値

ちょっと休憩

氷かじり

「私って氷が好きなんだ」と思って毎日何度も密かに氷の塊をかじっている人がいる，ということをご存知でしょうか．

「氷を無性にかじりたくなる」は，ある病気に特徴的な症状です．そうです，鉄欠乏性貧血です．異味症（異食症，異嗜症；pica）と呼ばれています．冷たい物が好きというのではなく，氷のような硬い塊をカリカリとかじりたくなるという奇妙な症状です．

古い教科書には，「異食症とは，鉄欠乏性貧血の症状の1つで生米や壁土を食べること」と記載されています．しかし，私は「生米や壁土」を食べる鉄欠乏性貧血の患者さんにお目にかかったことはありません．今のトレンドは，「氷かじり」です．近年，家庭用冷蔵庫の性能はとてもよくなり，氷のブロックが簡単に作られるようになりました．これが，現代版異食症の症状が「氷かじり」になった原因ではないでしょうか．

以前に当院血液内科外来の鉄欠乏性貧血の患者さんで調べたところ，患者さんの約14％に異味症がありました．異味症のない患者さんと比較すると，鉄欠乏性貧血はより重症で長い罹病期間であることがわかりました．

「私の氷好き」と鉄欠乏性貧血とが関係あるとは，患者さんはよもや思っていません．そこで，高度の鉄欠乏性貧血のある患者さんにはいつも，「氷をカリカリとかじることはありませんか？」と尋ねることにしています．そうすると，「エー，どうしてそんなことがわかるんですか！？」と皆さん一様に驚かれます．「どうして自分の秘密がバレてしまったのだろう？」というわけです．

鉄欠乏性貧血の患者さんに異味症があることが判明して鉄剤を開始すると，異味症はどれくらいの期間で消失すると思われますか．

答えは数日以内です．数年間，あるいは10年以上続いていた「氷かじり」も，鉄剤を開始するとわずか数日間で消失してしまいます．「あんなに好きだった氷が急にほしくなくなった」というわけです．またまたビックリなのです．

鉄欠乏性貧血に伴う異味症．①高度の鉄欠乏状態が続くことによって生じる，②氷の塊を無性にかじりたくなる，③鉄剤が投与されると貧血の改善に先行して数日で消失する，などの特徴があるようです．

どうしてこんな奇妙な症状が生じるのでしょうか．どなたかご存知でないでしょうか．

各論

II 赤血球増加症

スーパールール 赤血球増加症の読み方・考え方

1. 赤血球増加症をみたら，①真性赤血球増加症，②二次性赤血球増加症，③相対的赤血球増加症（ストレス赤血球増加症，脱水）を鑑別しよう（表）

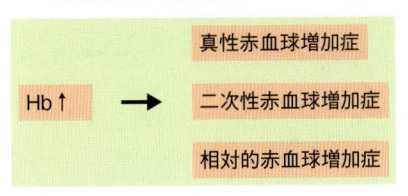

   Hb↑ → 真性赤血球増加症 / 二次性赤血球増加症 / 相対的赤血球増加症

2. 赤血球増加症，白血球・血小板正常なら，まずストレス赤血球増加症を考えよう．圧倒的に多い原因が喫煙．

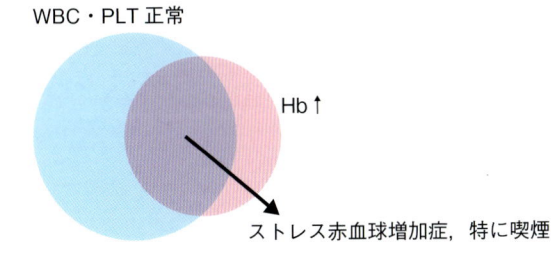

   WBC・PLT 正常
   Hb↑
   → ストレス赤血球増加症，特に喫煙

3. 赤血球増加症だけでなく，白血球も血小板も増加していれば，真性赤血球増加症を考えよう

   Hb↑ WBC・PLT↑
   → 真性赤血球増加症

45

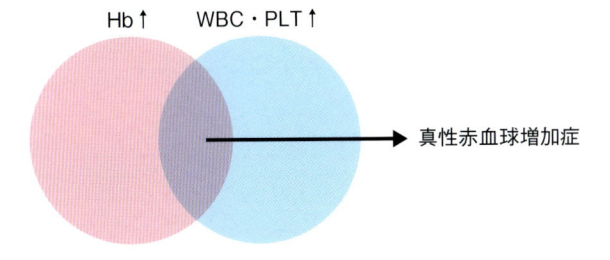

各論

表 赤血球増加症の鑑別

	真性赤血球増加症	二次性赤血球増加症	相対的赤血球増加症
循環赤血球量	↑	↑	→
脾腫	+	−	−
動脈血酸素飽和度	→	↓ or →	→
血小板増加	+	−	−
白血球増加	+	−	−
血清ビタミン B_{12}	↑	→	→
好中球アルカリホスファターゼ	↑	→	→
骨髄	汎過形成	赤芽球系過形成	→
好塩基球数	↑	→	→
エリスロポエチン	↓ or →	↑	→
血清鉄	↓	→	→
JAK2 変異	+	−	−

〔岡田 定：血液疾患．五十嵐正男，福井次矢(編)：エキスパート外来診療，p 265，医学書院，2008 より改変〕

- それでは，赤血球増加症のある 3 人の患者さんで血算から診断を考えてみましょう．

頻度★★☆ 緊急度★☆☆ 生活習慣が問題

症例 1 ヘモグロビン 18.4 g/dl

- 患者さんは 63 歳男性です．人間ドックで多血症だといわれて紹介受診されました．そのときの血算です．

WBC	5,000
分画正常	
RBC	577 万
Hb	18.4
Ht	52.9
MCV	91.7
MCH	31.9
PLT	17.6 万

- 白血球 5,000/μl，血小板 17.6 万/μl は正常ですが，赤血球 577 万/μl，ヘモグロビン 18.4 g/dl，ヘマトクリット 52.9％と赤血球だけが増加しています．
- 人間ドックの他の検査には異常ありませんでした．
- 10 年前から高血圧に対してアムロジピンベシル酸塩（ノルバスク®），5 年前から便秘に対して下剤を使用しています．嗜好は，ビール 700 ml/日，タバコ 10 本/日×40 年．普段から「水分はほとんど摂取しない」ということです．

Q1 赤血球増加症の鑑別のポイントは？

WBC	5,000 ← これです
分画正常	
RBC	577 万
Hb	18.4
Ht	52.9

（つづく）

（つづき）
MCV　　91.7
MCH　　31.9
PLT　　17.6万　これです

- ポイントは，白血球，血小板は全く正常ということと，喫煙とかなりの飲酒があることです．

Q2 一発診断は？

- **相対的赤血球増加症（ストレス赤血球増加症？　脱水？）．**
- 赤血球増加症は，①真性赤血球増加症，②二次性赤血球増加症，③相対的赤血球増加症（ストレス赤血球増加症，脱水）に分類されます．
- 白血球・血小板正常からは，①の真性赤血球増加症はまず否定的です．②の二次性赤血球増加症も，人間ドックの他の検査に異常がなかったことからは否定的です．
- 赤血球のみ増加していること，喫煙とかなりの飲酒，水分摂取不良があることから，③の相対的赤血球増加症が疑われます．

Q3 診断を確定する検査は？

- 禁酒，禁煙を実行して水分摂取を増やしてもらってから，血算を再検する．
- 患者さんには「赤血球が多くてドロドロ血になっているので，禁酒，禁煙をして十分な水分を摂取するように…」と指導しました．禁煙はできなかったのですが，ビールはやめて水分を多く摂取されるようになったそうです．
- 2か月後にはヘモグロビン 14.9 g/dl，5か月後もヘモグロビン 14.7 g/dl と，見事に正常化していました．

A 最終診断

- 相対的赤血球増加症（飲酒と水分摂取不足による脱水）（Relative polycythemia due to dehydration）．

ワンポイントレッスン▶　赤血球増加症の鑑別

1. 循環赤血球量が絶対的に増加しているのが，**真性赤血球増加症と二次性赤血球増加症**．赤血球が相対的に（みかけ上だけ）増加しているのが，**ストレス赤血球増加症と脱水**．
2. **真性赤血球増加症**：進行性の汎血球増加症，エリスロポエチン低下，脾腫などが特徴．骨髄増殖性腫瘍（MPN；myeloproliferative neoplasms）の一疾患．
3. **二次性赤血球増加症**：低酸素血症をきたしてエリスロポエチンを増加させる基礎疾患・病態がある．まれにエリスロポエチン産生腫瘍．赤血球のみが増加し，脾腫はない．
4. **ストレス赤血球増加症**：喫煙，飲酒，高血圧，肥満，脂質代謝異常，高尿酸血症などがあることが多い．特に喫煙の関与が大きい．
5. **脱水**：飲酒，水分摂取不足，嘔吐，下痢，浸透圧利尿などが原因で脱水になると，血液濃縮によってみかけ上の赤血球増加症をきたす．

各論

ワンポイントイメージ ▶ Dehydrated !

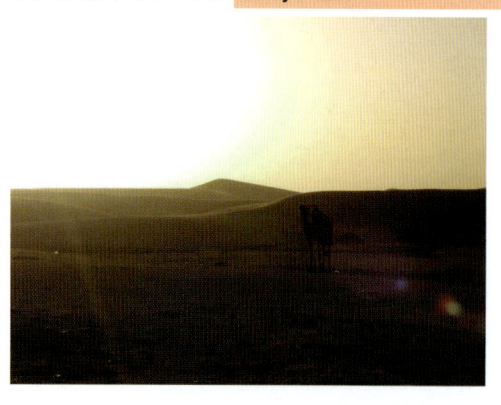

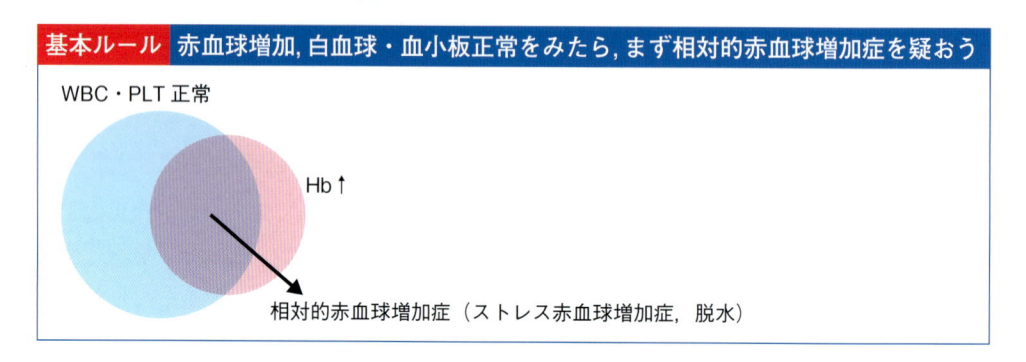

| 基本ルール | 赤血球増加，白血球・血小板正常をみたら，まず相対的赤血球増加症を疑おう |

WBC・PLT 正常

Hb↑

相対的赤血球増加症（ストレス赤血球増加症，脱水）

頻度★★☆　緊急度★☆☆　喫煙が問題

症例 2　ヘモグロビン 18.6 g/dl

- 患者さんは 37 歳男性です．人間ドックで多血症だといわれて紹介受診されました．そのときの血算です．

WBC	6,000
分画正常	
RBC	638 万
Hb	18.6
Ht	55.8
MCV	87.3
MCH	29.2
PLT	14.0 万

- 白血球 6,000/μl は正常，血小板 14.0 万/μl は軽度減少ですが，赤血球 638 万/μl，ヘモグロビン 18.6 g/dl，ヘマトクリット 55.8％と赤血球だけが増加しています．人間ドックの他の検査では，γGTP 123 IU/l の高値以外は正常でした．
- 嗜好は，ビール 2,000 ml/日，タバコ 20 本/日×20 年．

Q1 赤血球増加症の鑑別のポイントは？

WBC	6,000 ← これです
分画正常	
RBC	638万
Hb	18.6
Ht	55.8
MCV	87.3
MCH	29.2
PLT	14.0万 ← これです

- ポイントは，白血球，血小板はほぼ正常ということと，喫煙と大量飲酒があることです．

Q2 一発診断は？

- 相対的赤血球増加症（ストレス赤血球増加症？　脱水？）．
- 症例1の患者さんとよく似ていますね．
- 白血球・血小板ほぼ正常からは，真性赤血球増加症はまず否定的です．二次性赤血球増加症も，人間ドックの検査結果からやはり否定的です．
- 赤血球のみ増加していること，喫煙と大量飲酒があることから，相対的赤血球増加症が疑われます．

Q3 相対的赤血球増加症を確定する検査は？

- 確定には，二次性赤血球増加症と真性赤血球増加症の否定．できれば禁酒，禁煙を実行して水分摂取を増やしてもらってから，血算を再検することです．
- SAT（動脈血酸素飽和度）は正常で，エリスロポエチン 12.0 mIU/ml（図 8〜30）も正常であり，二次性赤血球増加症は否定的です．
- 白血球，血小板がほぼ正常に加えて，脾腫（−），ビタミン B_{12} 正常，好中球アルカリホスファターゼ（NAP）正常からも，真性赤血球増加症は否定されます．
- 「禁酒，禁煙の実行，水分摂取を増やして血算の再検」ですが，これは容易なことではありません．節酒と水分摂取を増やすことはされたようですが，禁煙は実行してもらえませんでした．
- 2か月後のヘモグロビン 18.6 g/dl，11か月後のヘモグロビン 19.5 g/dl と，残念ながら全く改善はみられませんでした．

A 最終診断

- 相対的赤血球増加症，ストレス赤血球増加症（Relative polycythemia, stress erythrocytosis）．

ワンポイントレッスン ▶ ストレス赤血球増加症

1. 赤血球増加症の中で最も多いのが，相対的赤血球増加症のストレス赤血球増加症である．
2. 原因として喫煙が圧倒的に多い．喫煙者の赤血球増加症の98％が，喫煙そのものが赤血球増加症の原因だといわれている．smokers' polycythemia といわれる．
3. SAT（動脈血酸素飽和度）正常，エリスロポエチン正常で，二次性赤血球増加症を否定．脾腫（−），白血球・血小板正常，ビタミン B_{12} 正常，NAP 正常などから，真性赤血球増加症を否定する．

各論

ワンポイントイメージ ▶ タバコはダメ！

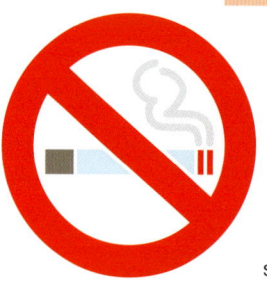

smokers' polycythemia の治療は禁煙に尽きる．

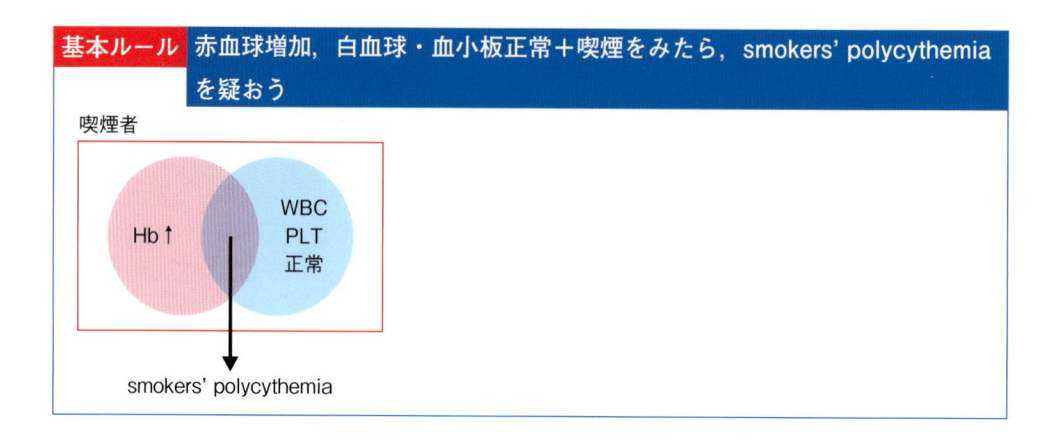

| 基本ルール | 赤血球増加，白血球・血小板正常＋喫煙をみたら，smokers' polycythemia を疑おう |

喫煙者

Hb↑ ／ WBC PLT 正常 → smokers' polycythemia

頻度★☆☆　緊急度★★☆　治療が必要です

症例 3　白血球増加，赤血球増加

- 患者さんは 70 歳男性です．他院から多血症を指摘されて紹介受診されました．数年来，赤ら顔になったということです．
- そのときの血算です．

WBC	12,100
好中球	89.0
好酸球	2.0
好塩基球	0
リンパ球	5.0
単球	4.0
RBC	773 万
Hb	18.6
Ht	58.7
MCV	75.8
MCH	24.0
PLT	31.1 万

- 白血球は 12,100/μl と増加，特に成熟好中球が 89.0％と増加し，赤血球 773 万/μl，ヘモグロビン 18.6 g/dl，ヘマトクリット 58.7％はどれも著明に増加しています．血小板は 31.1 万/μl と正常です．

50

Q1 赤血球増加症の鑑別のポイントは？

WBC	12,100 ← これです
好中球	89.0
好酸球	2.0
好塩基球	0
リンパ球	5.0
単球	4.0
RBC	773 万
Hb	18.6
Ht	58.7
MCV	75.8 ← これです
MCH	24.0
PLT	31.1 万

- ポイントは，白血球が 12,100/μl と増加していることと MCV 75.8 fl と低下していることです．

Q2 一発診断は？

- 真性赤血球増加症（PV；polycythemia vera）です．
- 赤血球の著明な増加は数年来の赤ら顔から慢性・進行性と思われること，MCV の低下があり自律性の赤血球産生による鉄欠乏状態が疑われること，白血球も増加していることなどからは，まず PV を考えます．

Q3 PV を確定する検査は？

- 本例診断当時の PV の診断基準（2001 年 WHO 分類）では，

　A1．ヘモグロビン（男性）が 18.5 g/dl 以上，A2．家族性赤血球増加症やエリスロポエチン高値の否定，A3．脾腫，A4．骨髄細胞にクローナルな遺伝子異常（Ph 染色体は認めない），A5．内因性赤芽球系コロニー形成

　B1．血小板数＞40 万/μl，B2．白血球数＞12,000/μl，B3．骨髄生検で赤芽球や巨核球の増生を伴う汎過形成，B4．血清エリスロポエチン低値

　A1＋A2 に加えて，A3〜A5 のうち 1 項目または B の 2 項目を満たすことです．

- 本例では，A1 の Hb 18.6 g/dl，A2，A3 の脾腫，B2 の白血球 12,100/μl，B4 のエリスロポエチン 4.0 mIU/ml（8〜30）未満などを満たしました．
- またフェリチンは 10.6 ng/ml と低下し，自律性の赤血球産生に伴う鉄欠乏状態と考えられました．

ワンポイントイメージ ▶ 腹部 CT

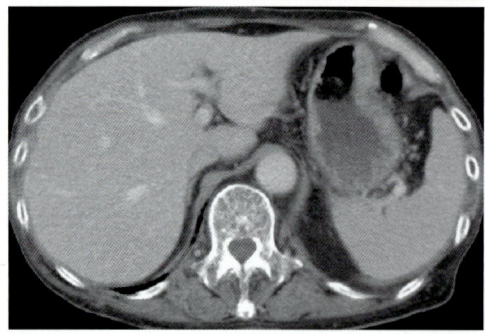

脾腫を認める．

A 最終診断

- 真性赤血球増加症（Polycythemia vera；PV）．
- すぐにヒドロキシカルバミド（ハイドレア®）を開始し，3 カ月後には白血球 6,200/μl，ヘモグロビン 15.5 g/dl，血小板 20.2 万/μl とほぼ正常化しました．

ワンポイントレッスン ▶ 真性赤血球増加症

1. 骨髄増殖性腫瘍（MPN）の 1 つである．
2. 2008 年に WHO の診断基準は改訂され，大基準 1 はヘモグロビンが男性で 18.5 g/dl 以上，女性で 16.5 g/dl 以上，大基準 2 は *JAK2V617F* もしくは機能的に類似な *JAK2* 変異が存在．小基準 1 は骨髄生検で赤芽球系，顆粒球系，巨核球系細胞の著明な増殖による過形成，小基準 2 は血清エリスロポエチン低値，小基準 3 は内因性赤芽球系コロニー形成．2 つの大基準＋小基準，または大基準 1 ＋ 2 つの小基準によって診断する．
3. *JAK2* の遺伝子変異は，PV のほぼ全例に認められるがその他の赤血球増加症には認められない．このことが新しい診断基準の眼目．

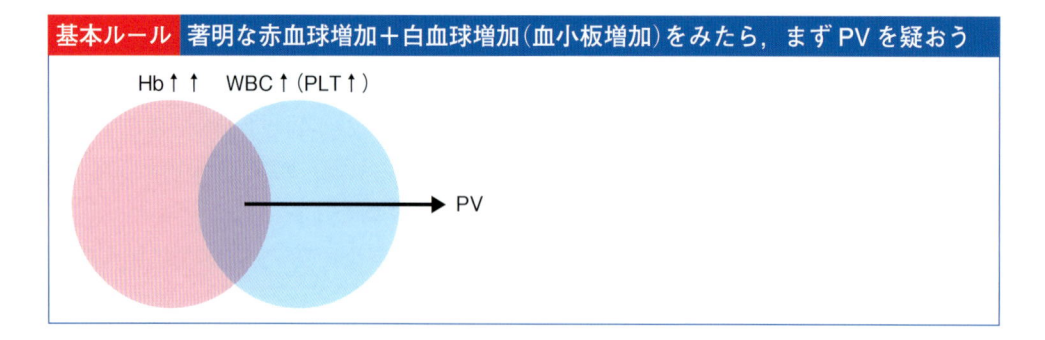

基本ルール 著明な赤血球増加＋白血球増加（血小板増加）をみたら，まず PV を疑おう

Hb↑↑　WBC↑（PLT↑）　→ PV

入院時のヘモグロビン低下

Tさんは67歳男性です．他院で汎血球減少症を指摘されて，紹介受診されました．骨髄異形成症候群（MDS；myelodysplastic syndrome）が疑われて，精査目的で2日間だけ入院されています．輸液を含めて治療はしていませんが，血算は微妙に変化しています．

入院前，入院時，入院後の血算です．

入院1か月前		入院時		入院3週間後	
WBC	3,100	WBC	3,300	WBC	5,200
Hb	11.6	Hb	10.8	Hb	11.5
MCV	103.1	MCV	102.6	MCV	103.4
PLT	12.3万	PLT	10.6万	PLT	11.3万

白血球は3,100/μl，3,300/μl，5,200/μlと増加しているようにみえますが，その2か月後は3,000/μlと再び減少していました．

ヘモグロビンは11.6 g/dl，10.8 g/dl，11.5 g/dlと変化していて，入院時のみ低下しています．その後の外来でも11.6 g/dl，11.7 g/dlとほぼ一定値でした．

血小板は12.3万/μl，10.6万/μl，11.3万/μlと1万〜2万の増減があります

Q　白血球，ヘモグロビン，血小板の変化をどう考えたらいいのでしょうか？

白血球，血小板の変動は一定の幅で増減しているだけであり，MDSの病勢とは関係ないようです．実際，白血球，血小板のこの程度の増減はよくみられ，外来でも入院でも関係のない変化と考えられます．

一方，ヘモグロビンは生理的変動が少なくてほぼ一定値を示すはずですが，今回，入院時のみ低下しています．何らかの原因がありそうです．

Q　入院時にヘモグロビンが低下する原因として多いのは？

輸液による希釈です．

入院では輸液の機会が多くなりますが，輸液後の採血では，血液は希釈されてヘモグロビンは低下します．逆に健康診断では，健診日前夜から水分摂取を禁じられて脱水となり，ヘモグロビンがいつもより高値を示すことがあります．

しかし，Tさんの場合，今回の入院で輸液は受けていませんし，水分摂取もいつもどおりでした．

Q　Tさんでみられた入院時のヘモグロビン低下の原因は？

体位性偽性貧血（Postural Pseudoanemia）が考えられます〔Giris J, et al：Postural Pseudoanemia. Mayo Clin Proc 80(5)：611-614, 2005〕．

体位性偽性貧血とは，座位から仰臥位になると間質液が血管内に移動するために血液が希釈されて，軽度のヘモグロビン低下をきたす現象です．体位の変動だけで，ヘモグロビンが2 g/dl以上も増減する例があるようです．

外来では通常座位で採血され，入院時は通常仰臥位で行われます．したがって，入院時だけヘモグロビンが低下したようにみえた，ということです．

各論

III 白血球増加症

スーパールール 白血球増加症の読み方・考え方

1. 白血球増加症をみたら，①好中球，リンパ球，単球，好酸球，好塩基球，その他のどれが増加しているか，②赤血球，血小板の異常はないか，③原因疾患がないかを確認しよう

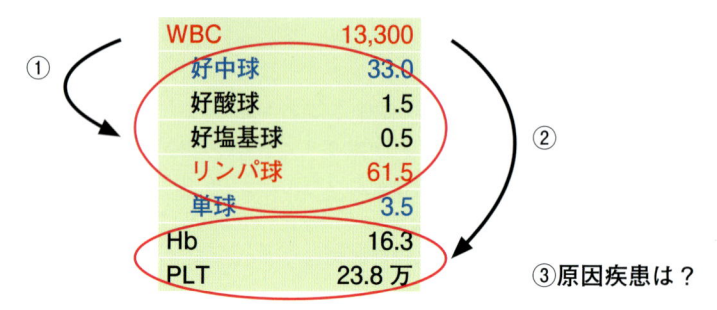

WBC	13,300
好中球	33.0
好酸球	1.5
好塩基球	0.5
リンパ球	61.5
単球	3.5
Hb	16.3
PLT	23.8万

①　②　③原因疾患は？

2. 好中球増加症＋発熱なら，まず急性感染症を考えよう（表1）
   リンパ球増加症なら，まずウイルス感染症を考えよう（表2）

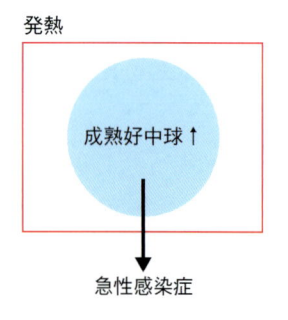

発熱
成熟好中球↑
→ 急性感染症

表1　好中球増加症（好中球＞8,000/μl）の原因

急性感染症	局所的感染症（上気道炎，肺炎，髄膜炎，扁桃腺炎，腎盂腎炎，虫垂炎，膿瘍など），全身性感染症（敗血症など）
血管炎などの炎症性疾患	
代謝性疾患	尿毒症，アシドーシス，痛風発作など
中毒	化学物質，薬剤
急性出血	
急性溶血	
骨髄増殖性腫瘍	慢性骨髄性白血病，真性赤血球増加症など
組織壊死	急性心筋梗塞，肺梗塞，手術，腫瘍壊死，熱傷，壊疽など
生理的	喫煙，運動，精神的ストレス，興奮，月経，出産など
薬剤	G-CSF，ステロイド，エピネフリンなど

表2 リンパ球増加症（リンパ球＞3,500/μl）の原因

感染症	ウイルス感染症（特に麻疹，風疹，急性耳下腺炎，伝染性単核球症，肝炎），百日咳，結核，トキソプラズマ，梅毒など
造血器疾患	慢性リンパ性白血病，悪性リンパ腫の白血化，マクログロブリン血症など
その他	副腎機能不全，Crohn病，潰瘍性大腸炎など

3. 原因不明の慢性の軽度白血球増加症をみたら，喫煙を疑おう

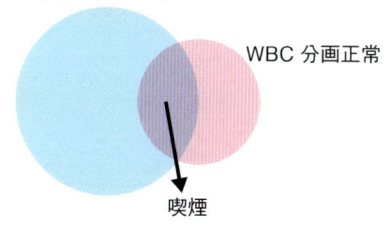

慢性のWBC↑
WBC分画正常
→喫煙

4. 白血球高度増加＋貧血＋血小板減少なら，まず急性白血病を疑おう

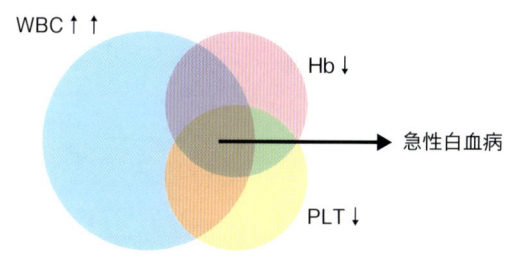

WBC↑↑
Hb↓
PLT↓
→急性白血病

5. 好塩基球増加，骨髄球・後骨髄球をみたら，慢性骨髄性白血病を疑おう

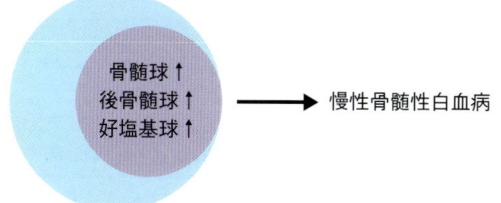

WBC↑
骨髄球↑
後骨髄球↑
好塩基球↑
→慢性骨髄性白血病

- それでは，白血球増加症のある8人の患者さんで血算から診断を考えてみましょう．

頻度★★★　緊急度★★☆　ありふれた疾患です

症例1　発熱，白血球増加

- 患者さんは60歳女性です．1週間前から左腰痛，2日前からは38℃台の発熱があり，近医で白血球増加とCRP高値，膿尿を指摘されて当院を受診されました．左肋骨脊椎角（CVA；costovertebral angle）に圧痛を認めます．
- そのときの血算です．

各論

WBC	13,300
骨髄球	0.5
桿状核球	6.0
分葉核球	79.0
好酸球	0
好塩基球	0.5
リンパ球	8.0
単球	6.0
Hb	10.5
MCV	93.0
PLT	24.4万

- 白血球が 13,300/μl と増加していますね．ヘモグロビン 10.5 g/dl と軽度の貧血もあります．CRP は 22.09 mg/dl でした．

Q1 白血球増加症の鑑別のポイントは？

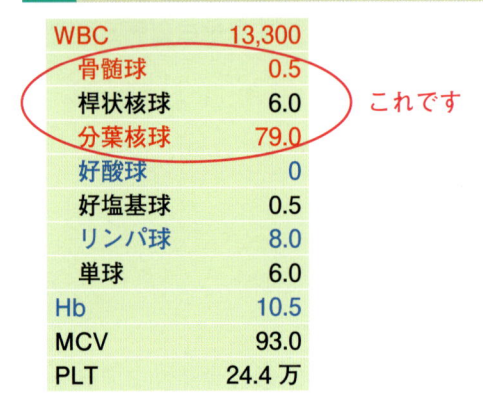

WBC	13,300	
骨髄球	0.5	
桿状核球	6.0	これです
分葉核球	79.0	
好酸球	0	
好塩基球	0.5	
リンパ球	8.0	
単球	6.0	
Hb	10.5	
MCV	93.0	
PLT	24.4万	

- ポイントは，白血球の中でも成熟好中球（分葉核球と桿状核球）の明らかな増加があり，骨髄球も出現していることです．よくあるパターンですね．

Q2 一発診断は？

- **急性腎盂腎炎**です．白血球（好中球）増加を確かめるまでもなく，発熱，CVA の圧痛を伴う腰痛，膿尿，CRP 高値とくれば，まず急性腎盂腎炎でしょう．白血球（成熟好中球）増加，左方移動は，急性感染症に伴う反応性変化です．常識ですね．

Q3 急性腎盂腎炎を確定する検査は？

- 典型的な症状・身体所見に加えて，尿所見での膿尿，細菌尿の存在．本例では尿培養で大腸菌が検出されました．

A 最終診断

- 急性腎盂腎炎（Acute pyelonephritis）．
- 抗菌薬の使用により発熱，腰痛は消失し，白血球も正常化しました．
- ちなみに貧血についてですが，フェリチン 212 ng/ml（圖4〜64）と高値であり感染症の改善とともに正常化しました．二次性貧血だったと考えます．

III．白血球増加症

ワンポイントレッスン ▶ 好中球増加症（好中球＞8,000/μl）の原因
1. 急性感染症が最も多い．局所的感染症（上気道炎，肺炎，髄膜炎，扁桃腺炎，腎盂腎炎，虫垂炎，膿瘍など）と全身性感染症（敗血症など）がある．
2. 血管炎などの炎症性疾患．
3. 尿毒症，アシドーシス，痛風発作などの代謝性疾患，化学物質，薬剤などによる中毒．
4. 急性出血．
5. 急性溶血．
6. 骨髄増殖性腫瘍（慢性骨髄性白血病，真性赤血球増加症など）．
7. 急性心筋梗塞，肺梗塞，手術，腫瘍壊死，熱傷，壊疽などの組織壊死．
8. 喫煙，運動，精神的ストレス，興奮，月経，出産などの生理的な状態．
9. G-CSF，ステロイド，エピネフリンなどの薬剤の使用．

ワンポイントレッスン ▶ 好中球の核形移動（ワンポイントイメージ参照）
1. 末梢血好中球は，正常では成熟好中球の分葉核球が主体となる．
2. 急性感染症があると，桿状核球が増加し後骨髄球や骨髄球も出現（左方移動）する．
3. 白血病では，成熟好中球は減少し骨髄芽球，前骨髄球，骨髄球，後骨髄球などの幼若好中球が主体（極度の左方移動）となる．
4. 悪性貧血では，過分葉した分葉核球が増加（右方移動）する．

ワンポイントイメージ ▶ 好中球の分化・成熟に伴う変化

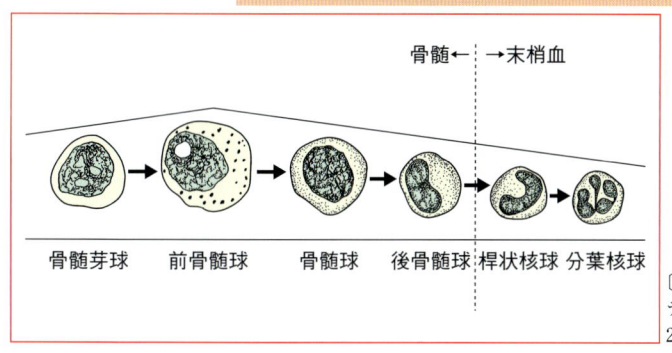

骨髄 ← ｜ → 末梢血

骨髄芽球　前骨髄球　骨髄球　後骨髄球　桿状核球　分葉核球

〔岡田　定，西原崇創（編）：内科レジデントアトラス．p 201，医学書院，2001〕

基本ルール　発熱を伴う成熟好中球の増加をみたら，まず急性感染症を考えよう

発熱

成熟好中球↑　→　急性感染症

頻度★★☆　緊急度★★★　肺炎だけが問題ですか？

症例 2 　肺炎，白血球増加，貧血

- 患者さんは 80 歳男性です．3 週間前からむくみがありました．1 週間前から咳嗽が出現し，2 日前からは発熱・労作時呼吸困難も伴い緊急入院となりました．胸部 X 線では明らかな肺炎像を認めます．

各論

ワンポイントイメージ ▶ 胸部 X 線

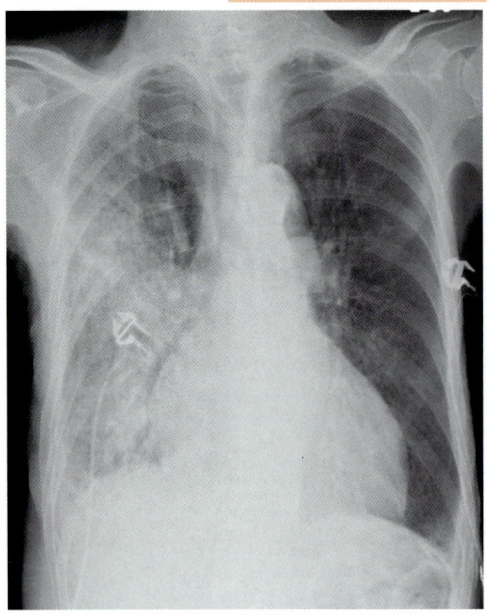

右肺野全体に透過性の低下，浸潤影を認める.

- そのときの血算です.

WBC	12,700
桿状核球	2.0
分葉核球	87.5
好酸球	0
好塩基球	0
リンパ球	5.5
単球	4.5
異型リンパ球	0.5
Hb	8.8
MCV	76.3
PLT	13.2 万

- 白血球が 12,700/μl と増加し，ヘモグロビン 8.8 g/dl の貧血と血小板 13.2 万/μl の軽度減少がありますね.

Q1 白血球増加症と貧血の鑑別のポイントは？

WBC	12,700
桿状核球	2.0
分葉核球	87.5 ← これです
好酸球	0
好塩基球	0
リンパ球	5.5
単球	4.5
異型リンパ球	0.5
Hb	8.8

(つづく)

(つづき)	
MCV	76.3 ← これです
PLT	13.2万

- ポイントは，白血球増加症は成熟好中球（分葉核球）の増加によるものということです．咳，発熱があり，胸部X線で肺炎像を認めますから，白血球増加症は当然，肺炎が原因と考えます．
- 問題はヘモグロビン 8.8 g/dl の貧血です．MCV が 76.3 fl と小球性です．担当医は肺炎の治療にかかりっきりで，当初，貧血に注意を向けていませんでした．
- 小球性貧血で多いのは鉄欠乏性貧血と二次性貧血ですが，担当医は肺炎に伴う二次性貧血と漠然と考えていたようです．本当にそうでしょうか．
- 肺炎発症後すぐに二次性貧血でヘモグロビン 8.8 g/dl まで低下するでしょうか．3週間前からむくみもあったことから，かなり以前から貧血があったと考えるほうが自然ではないでしょうか．

Q2 一発診断は？

- **急性肺炎**だけでなく（消化管出血による？）**鉄欠乏性貧血**です．
- 高齢者で慢性の小球性貧血をみたらまず鉄欠乏性貧血を疑います．原因として消化管出血の可能性を最も考えます．

Q3 鉄欠乏性貧血を確定する検査は？

- Fe，TIBC，フェリチンです．実際には Fe 15 μg/dl（45〜170）↓，TIBC 408 μg/dl（240〜390）↑，フェリチン 23 ng/ml（23〜250）↓であり，鉄欠乏性貧血と診断されました．

A 最終診断

- 急性肺炎（Acute pneumonia），鉄欠乏性貧血（Iron deficiency anemia）．
- 肺炎は抗菌薬使用により改善．途中から気づかれた鉄欠乏性貧血も鉄剤使用により 10 日後にはヘモグロビン 11.0 g/dl まで改善しました．鉄欠乏性貧血の原因検索として消化管内視鏡が予定されました．

ワンポイントレッスン▶ 病気は1つとは限らない

1. 「オッカムのかみそり」とは，自然現象を説明するときに，1つの原因が観察されるすべての現象の源になるという考え方．患者のもっている複数の問題を，できるだけ1疾患で説明するように考えるということ．
2. 「ヒッカムの格言」とは，どの患者も偶然に複数の疾患に罹患しうるので，患者の臨床像に対して複数の説明を探すべきという考え方．患者の問題を既知の1疾患だけで説明しようとしないで，他にもまだ隠れている疾患があるのではないかと考えるということ．
3. 「Dr. Harrison の教え」は，50歳以下の若い患者なら「オッカムのかみそり」，50歳以上の比較的高齢者なら「ヒッカムの格言」が適応しやすい．本例は，80歳の高齢者で「ヒッカムの格言」が当てはまる．

各論

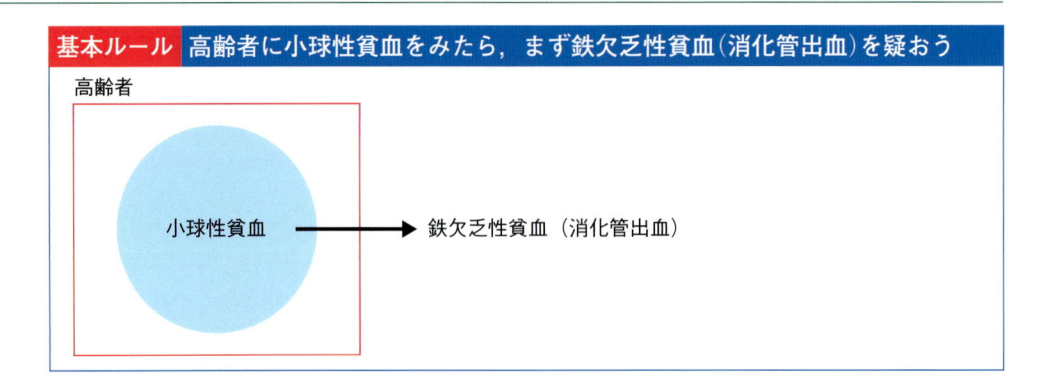

| 基本ルール | 高齢者に小球性貧血をみたら，まず鉄欠乏性貧血（消化管出血）を疑おう |

高齢者

小球性貧血 → 鉄欠乏性貧血（消化管出血）

頻度★★★ 緊急度★★★ 思いがけず遭遇する重大疾患です

症例 3 前胸部違和感，白血球増加

- 患者さんは 37 歳男性です．1 か月前から前胸部違和感あり，近医での胸部 X 線，心電図には異常ありませんでした．NSAIDs の使用にて様子をみていましたが，前胸部違和感の増強とともに左上肢のしびれがあり昨日近医を再診．そこで，白血球増加，貧血，血小板減少が判明し，当院に紹介受診されました．

- 紹介状にあった血算です．

WBC	37,000
Hb	8.9
PLT	2.9 万

- 白血球 37,000/μl と高度の増加，ヘモグロビン 8.9 g/dl の減少，血小板 2.9 万/μl の減少と，検査結果を初めてみたときは自分の目を疑うような異常値です．

Q1 白血球増加の鑑別のポイントは？

WBC	37,000
Hb	8.9
PLT	2.9 万

- 高度白血球増加，貧血，血小板減少は，ある疾患に典型的なパターンです．

Q2 一発診断は？

- **急性白血病**です．「感染症などの基礎疾患があって，反応性に白血球が増加して二次性貧血や血小板減少をきたしている病態」も考えられなくもありませんが，かなり無理があります．

- すぐ後で判明した白血球分画を含めた血算です．

WBC	37,000
骨髄球	1.5
桿状核球	0
分葉核球	0
好酸球	0
好塩基球	0

（つづく）

（つづき）

リンパ球	3.0
単球	0
芽球	95.5
Hb	8.9
PLT	2.9万

- 成熟好中球は0％で芽球が95.5％を占めていました．高度の白血球増加の主体はやはり白血病性芽球でした．

Q3 急性白血病を確定する検査は？

- 骨髄検査．骨髄検査では芽球が93.2％を占め，そのほとんどはミエロペルオキシダーゼ反応強陽性でした．芽球の一部にアウエル小体を認めました．これで急性骨髄性白血病は確定です．染色体分析では8；21転座を認めました．
- 頸・胸部のCTでは，多発性の骨周囲の腫瘍形成，両側胸水がみられました．腫瘍は急性骨髄性白血病に伴う骨髄肉腫と考えました．初発症状の前胸部違和感や左上肢のしびれはこのためでしょう．

ワンポイントイメージ ▶ 胸部 CT

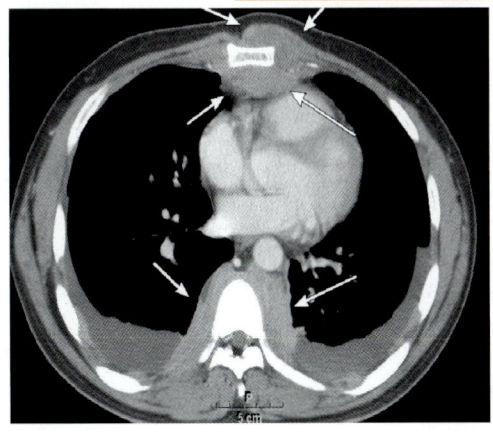

胸骨周囲，傍脊椎領域に腫瘍形成あり．胸膜のびまん性肥厚と両側胸水もある．

A 最終診断

- 8；21転座型急性骨髄性白血病（Acute myeloid leukemia；AML），骨髄肉腫（Myeloid sarcoma）疑い．
- AMLに対してイダルビシン塩酸塩（イダマイシン®）とシタラビン（キロサイド®）による寛解導入療法を行い，完全寛解となりました．これにより骨周囲の腫瘍も胸水も消失しました．

ワンポイントレッスン ▶ 急性白血病の症状と血算

1. 急性白血病は，原因不明の発熱，貧血，出血傾向などで発症することが多い．発熱の原因は，白血病に伴う腫瘍熱か好中球減少に伴う感染症．貧血の原因は，骨髄での白血病細胞増殖に伴う赤血球の産生低下．出血傾向の原因は，骨髄での血小板の産生低下とDICの合併が多い．

各論

2. 急性白血病の初期は"かぜ"と誤診されることが多い．時には原因不明の関節・骨痛で整形外科的疾患と間違われることもある．
3. 血算は，高度の白血球増加，貧血，血小板減少が一般的．時に白血球減少(すなわち汎血球減少症)を呈することもある．

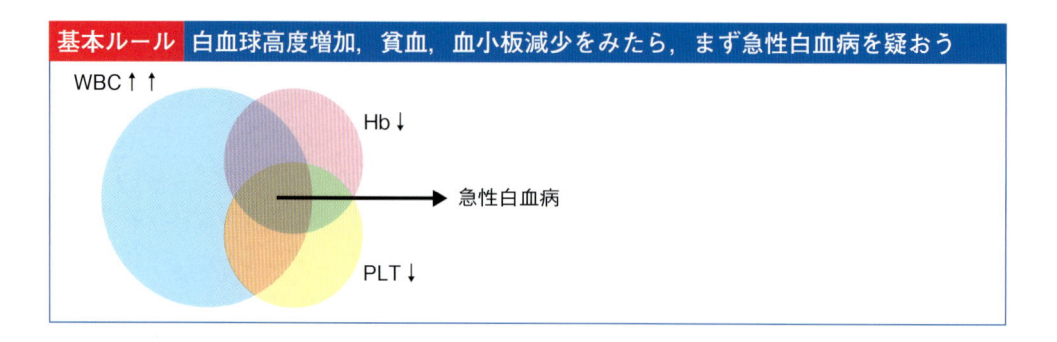

| 基本ルール | 白血球高度増加，貧血，血小板減少をみたら，まず急性白血病を疑おう |

WBC↑↑
Hb↓
→ 急性白血病
PLT↓

頻度★☆☆　緊急度★★★　実は見逃されていました

症例 4　ゆっくり進行性の白血球増加

- 患者さんは74歳男性です．6年前に不安定狭心症に対して冠動脈バイパス術，4年前に大腸癌で治癒的手術をされています．
- これは2年前の血算です．当時の全身状態に問題ありませんでした．

WBC	14,500
骨髄球	0.5
桿状核球	0
分葉核球	80.0
好酸球	0.5
好塩基球	3.5
リンパ球	12.0
単球	3.5
Hb	13.6
PLT	31.1万

- 赤血球，血小板は正常ですが，白血球が14,500/μlと増加していますね．特に成熟好中球の分葉核球が，80.0％と増加しています．白血球分画では，骨髄球0.5％の出現と好塩基球3.5％の増加が少し気になります．担当医はほとんど気にもとめなかったようです．
- その1年半後(4か月前)の血算です．そのときも全身状態は良好でした．

WBC	20,000
骨髄球	3.5
後骨髄球	1.0
桿状核球	0
分葉核球	77.0
好酸球	1.0
好塩基球	4.0
リンパ球	11.5

(つづく)

Ⅲ. 白血球増加症

(つづき)

単球	2.0
Hb	13.8
PLT	30.3万

- 白血球は20,000/μlとさらに増加していますね．赤血球，血小板は正常です．
- 白血球増加症の原因は何でしょうか．

Q1 白血球増加の鑑別のポイントは？

WBC	20,000
骨髄球	3.5 ← これです
後骨髄球	1.0 ← これです
桿状核球	0
分葉核球	77.0
好酸球	1.0
好塩基球	4.0 ← これです
リンパ球	11.5
単球	2.0
Hb	13.8
PLT	30.3万

- ポイントは，骨髄球，後骨髄球，好塩基球がさらに増加していることです．

Q2 一発診断は？

- 慢性骨髄性白血病(CML；chronic myelogenous leukemia)の慢性期です．特に原因なく白血球が増加し，骨髄球や後骨髄球の出現，好塩基球増加があれば，まずCMLを考えます．反応性の白血球増加で慢性的にこのような異常をきたしたことは考えにくいですね．本来ならこの時点ですぐに血液専門医に紹介してほしかった！
- ところが，残念なことに，血液専門医への紹介はさらに4か月後になりました．
- そのときの血算です．

WBC	61,300
前骨髄球	5.4
骨髄球	10.0
後骨髄球	3.8
桿状核球	6.2
分葉核球	17.8
好酸球	1.4
好塩基球	1.8
リンパ球	11.4
単球	11.2
芽球	31.0 ← 芽球が31.0%！
Hb	9.8
PLT	12.6万

- 白血球は61,300/μlと高度に増加し，新たにヘモグロビン9.8 g/dlの貧血，血小板も12.6万/μlの減少があります．高度白血球増加，貧血，血小板減少は急性白血病のパター

各 論

ンですが，芽球 31.0％も出現しています．これは大変です．

Q3 一発診断は？

- **CML の急性転化**です．4 か月前の血算では CML の慢性期と考えられました．今回，芽球が 31％（≧20％）となり CML の急性転化と診断されます．ただし，これほど短期間で慢性期から急性期に移行することは一般的ではありません．
- さすがにこのときにはすぐに血液専門医に紹介されました．CML は慢性期であればイマチニブメシル酸塩（グリベック®）がほぼ確実に著効するだけに残念です．

Q4 CML を確定する検査は？

- Ph 染色体陽性，*BCR/ABL* 融合遺伝子陽性の確認．
- 本例でもワンポイントイメージのように確認されました．

ワンポイントイメージ ▶ FISH 法による 9；22 転座（*BCR/ABL*）の解析

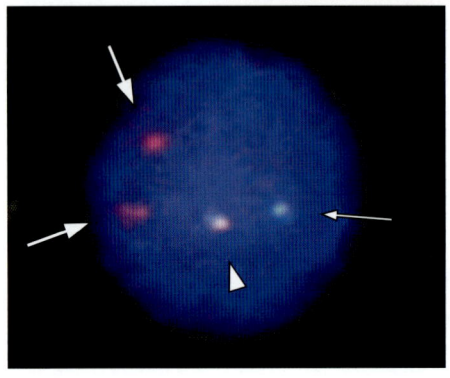

◁ ：BCR/ABL Probe の融合シグナル（黄色）
⇐ ：ASS-ABL Probe/ASS Probe のシグナル（赤色）
⇐ ：BCR Probe のシグナル（緑色）
9；22 転座による *BCR/ABL* 陽性細胞が 971/1,000 細胞（97.1％）．

A 最終診断

- 慢性骨髄性白血病急性転化（Chronic myelogenous leukemia in blast crisis）．
- CML の特効薬であるグリベック®が開始され，幸いに寛解になりました．

ワンポイントレッスン ▶ CML の検査所見

1. CML の血算の特徴は，白血球増加，好塩基球増加，骨髄球や後骨髄球の出現，血小板増加．急性白血病と異なり貧血はあっても軽度で血小板は増加．
2. 好中球アルカリホスファターゼ（NAP）の低下，ビタミン B_{12} の増加も特徴的．簡便に反応性白血球増加症と鑑別するときに有用．
3. 確定診断は，Ph 染色体陽性，*BCR/ABL* 融合遺伝子陽性の確認．

ワンポイントレッスン ▶ 骨髄増殖性腫瘍（WHO 分類 2008）

1. 骨髄増殖性腫瘍（MPN；myeloproliferative neoplasms）とは，それまで慢性骨髄増殖性疾患（CMPD；chronic myeloproliferative diseases）と呼ばれていた疾患群．WHO 分類 2008 で，疾患（diseases）から腫瘍（neoplasms）に名称変更された．
2. MPN には，CML だけでなく真性赤血球増加症，本態性血小板血症，原発性骨髄線維症，慢性好酸球性白血病/特発性好酸球増多症候群などがある．
3. CML のみが *BCR/ABL* 融合遺伝子陽性．真性赤血球増加症のほぼ全例，本態性血小板血症と原発性骨髄線維症の約半数で，*JAK2* 遺伝子変異あり．

Ⅲ．白血球増加症

ワンポイントイメージ ▶ 慢性骨髄性白血病慢性期（末梢血）

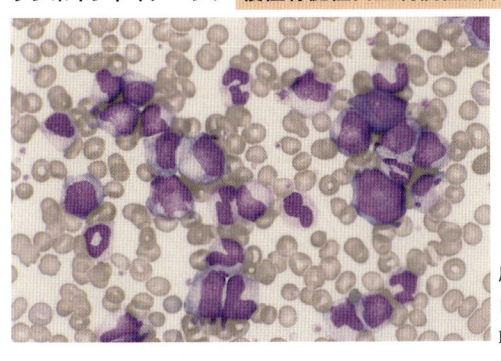

成熟好中球だけでなく骨髄球，後骨髄球が多い．
〔岡田　定，西原崇創（編）：内科レジデントアトラス．
p 221，医学書院，2001〕

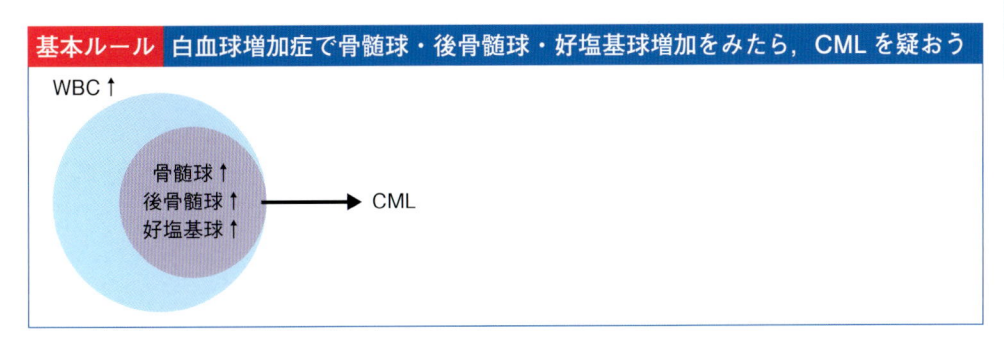

基本ルール 白血球増加症で骨髄球・後骨髄球・好塩基球増加をみたら，CML を疑おう

WBC↑
骨髄球↑
後骨髄球↑　→　CML
好塩基球↑

頻度★★☆　緊急度★☆☆　人間ドックでよくみつかります

症例 5　数年来の軽度白血球増加

- 患者さんは 57 歳男性です．人間ドックで軽度の白血球増加症を指摘され紹介受診されました．5 年ほど前からいつも白血球増加症をいわれていたそうです．
- そのときの血算です．

WBC	13,300
分葉核球	54.5
好酸球	2.5
好塩基球	1.0
リンパ球	32.5
単球	9.5
Hb	13.9
PLT	20.1 万

- 白血球は 13,300/μl と明らかに増加しています．ヘモグロビン，血小板は正常で，数年来の軽度の白血球増加症です．同様の患者さんを診られたことはありませんか．

Q1　白血球増加症の鑑別のポイントは？

WBC	13,300	
分葉核球	54.5	これです
好酸球	2.5	
好塩基球	1.0	これです

（つづく）

（つづき）
リンパ球	32.5
単球	9.5
Hb	13.9
PLT	20.1万

- ポイントは，赤血球・血小板の正常だけでなく白血球分画も正常ということです．特に幼若好中球の出現はなく好塩基球の増加もないことです．

Q2 一発診断は？

- **反応性の白血球増加症**です．原因として特に喫煙を疑います．
- 慢性的な白血球増加症となると慢性骨髄性白血病（CML）との鑑別が最も問題になります．CMLでは，通常，骨髄球や後骨髄球の出現や好塩基球の増加を認めますが，この患者さんの白血球分類は正常です．さらにCMLでは慢性的な白血球増加症を認めるといっても，5年間も白血球増加症が軽度のままで推移することは考えられません．
- 健診などで発見される年単位でもあまり変化しない軽度の白血球増加症は，喫煙が原因になっていることが多いようです．実際にこの患者さんでも20本/日×30年間の喫煙歴がありました．

Q3 反応性白血球増加症を確定する検査は？

- 確定する検査はありません．原因を取り除いて白血球が正常化すればそうであっただろうと推測できます．
- 本例ではすでにCMLはかなり否定的ですが，さらに簡便に否定するための検査は，好中球アルカリホスファターゼ（NAP）とビタミンB_{12}の測定です．CMLではNAP低値，ビタミンB_{12}高値となりますが，本例ではNAP陽性率96.0％（国78.5〜93.1）と軽度高値，ビタミンB_{12}は310 pg/ml（233〜914）と正常値でした．やはりCMLは否定されます．

A 最終診断

- 喫煙が原因と思われる反応性白血球増加症（Reactive leukocytosis probably due to smoking）．
- 患者さんに禁煙の指導をして，幸いに禁煙に成功されました．その結果，1年後には，白血球9,000/μl，Hb 14.7 g/dl，血小板21.0万/μlと白血球はほぼ正常化しました．

ワンポイントレッスン ▶ 健康成人にみられる白血球増加症

1. 当院人間ドック受診者約4万人の解析によれば，1.7％に白血球増加症を認めた．最も関連する因子は喫煙（オッズ比5.39），次にBMI≧25（オッズ比2.96）だった．
2. 喫煙は，好中球増加だけでなくリンパ球・単球・好酸球・好塩基球増加とも有意に関連した．
3. 白血球増加症は，心筋梗塞や脳梗塞の独立した危険因子であることが知られている．

Ⅲ．白血球増加症

ワンポイントイメージ ▶ 喫煙者の肺

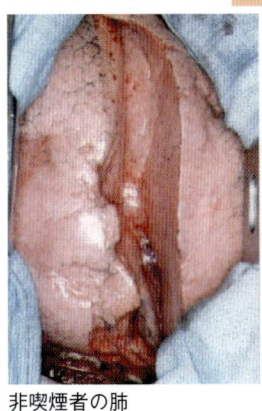

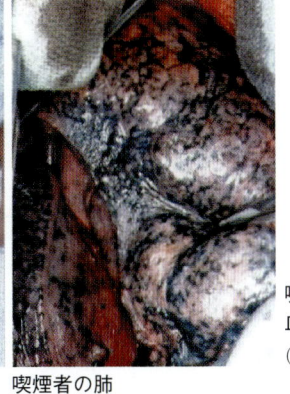

非喫煙者の肺　　喫煙者の肺

喫煙は，肺を真っ黒にするだけでなく慢性の白血球増加症も起こす．
(http://kinen.sabujiro.com/damage7-2.html より引用)

| 基本ルール | 慢性的な白血球増加症で白血球分画正常なら，まず喫煙を疑おう |

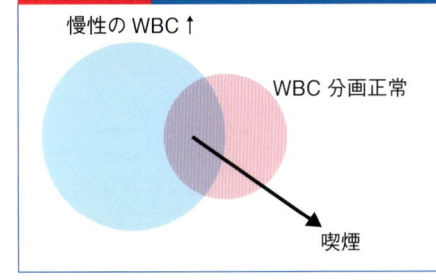

慢性のWBC↑　WBC分画正常　→　喫煙

頻度★★★　緊急度★★★　よくまちがわれます

症例6　腎盂腎炎，高度の白血球増加

- 患者さんは73歳女性です．1週間前から間欠的に右側腹部痛あり，4日前から39℃台の発熱，悪寒も出現し近医を受診．右腰背部痛，発熱，尿混濁から腎盂腎炎と診断され，抗菌薬治療が開始されました．その際に高度な白血球増加症がみつかり，紹介受診されました．
- そのときの血算です．

WBC	84,300
前骨髄球	1.0
骨髄球	7.4
後骨髄球	2.0
桿状核球	0.8
分葉核球	32.0
好酸球	0
好塩基球	0
リンパ球	11.4
単球	43.4
芽球	2.0

(つづく)

（つづき）

Hb	8.5
MCV	96.5
PLT	12.5万

- 白血球が84,300/μlと高度に増加しています．ヘモグロビン8.5 g/dl, 血小板12.5万/μlと両方とも減少しています．
- いくら重症感染症でも白血球数が5万/μl以上になるのはまれです．腎盂腎炎だけでこれほどの白血球増加と貧血，血小板減少はきたさないでしょう．
- 高度白血球増加＋貧血＋血小板減少ですから急性白血病でしょうか．骨髄球や後骨髄球も出現していることから慢性骨髄性白血病でしょうか．

Q1 白血球増加症の鑑別のポイントは？

WBC	84,300
前骨髄球	1.0
骨髄球	7.4
後骨髄球	2.0
桿状核球	0.8
分葉核球	32.0
好酸球	0
好塩基球	0
リンパ球	11.4
単球	43.4　これです
芽球	2.0　これです
Hb	8.5
MCV	96.5
PLT	12.5万

- ポイントは，単球が43.4％と著明に増加し芽球も出現していることです．

Q2 一発診断は？

- **慢性骨髄単球性白血病**（CMML；chronic myelomonocytic leukemia）または**急性骨髄単球性白血病**（AMML；acute myelomonocytic leukemia）疑い．
- CMMLは，慢性骨髄性白血病（CML）とよく混同される白血病ですが，CMLと異なり持続する単球増加（＞1,000/μl）が特徴的です．ただし1回の血算で診断することは困難です．
- 貧血，血小板減少症があり芽球も出現していますから，急性白血病（特にAMML）の可能性もありますね．

Q3 白血病を確定する検査は？

- 骨髄検査．骨髄では芽球が62.0％と増加しておりAMMLと診断しました．
- AMMLは，急性発症した場合だけでなくCMMLからの移行も考えられます．

ワンポイントイメージ ▶ 骨髄

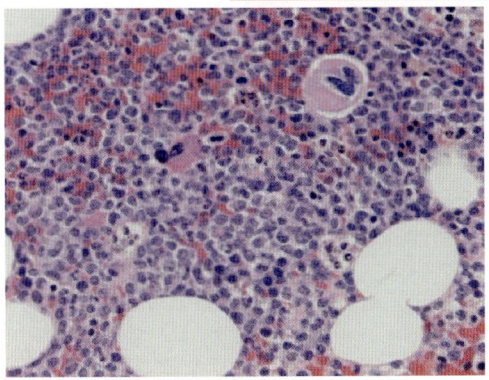

過形成骨髄で骨髄単球系の芽球の増加あり．

A 最終診断

- 急性骨髄単球性白血病（Acute myelomonocytic leukemia；AMML）．

ワンポイントレッスン ▶ 慢性骨髄単球性白血病（CMML）

1. CMLと同様に白血球増加を示す例と骨髄異形成症候群のように白血球数が正常〜軽度減少の例がある．
2. 持続的な単球増加（＞1,000/μl）が特徴的．
3. 末梢血，骨髄で芽球は20％未満．本例では，骨髄で芽球が20％以上ありAMMLと診断．

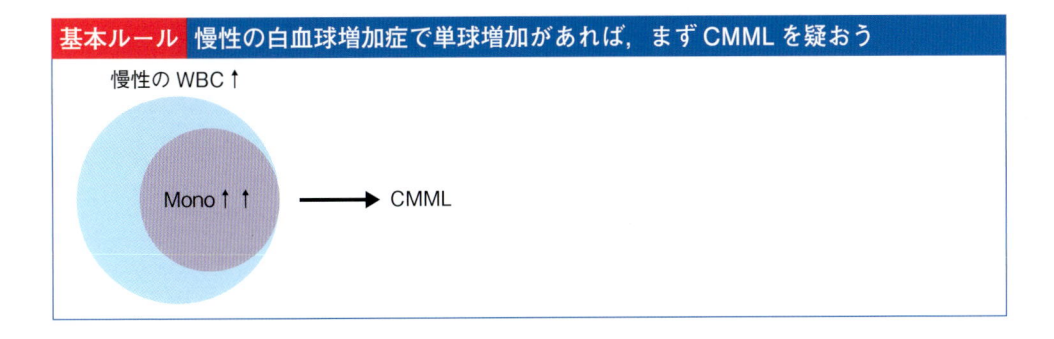

基本ルール　慢性の白血球増加症で単球増加があれば，まずCMMLを疑おう

慢性のWBC↑

Mono↑↑ → CMML

頻度★★★　緊急度★★★　日本人にはまれです

症例 7　慢性の白血球増加

- 患者さんは米国人の58歳男性です．数か月以上続く慢性の白血球増加症を指摘され受診されました．自覚症状はありません．非喫煙者です．
- そのときの血算です．

WBC	13,300
分葉核球	33.0
好酸球	1.5
好塩基球	0.5
リンパ球	61.5

（つづく）

(つづき)

単球	3.5
Hb	16.3
PLT	23.8万

- 白血球が 13,300/μl と増加していますが，ヘモグロビンと血小板は正常です．
- どのような疾患を考えますか．

Q1 白血球増加症の鑑別のポイントは？

WBC	13,300
分葉核球	33.0
好酸球	1.5
好塩基球	0.5
リンパ球	61.5 ← これです
単球	3.5
Hb	16.3
PLT	23.8万

- ポイントはリンパ球が 61.5％と増加していることです．慢性の白血球増加症は慢性のリンパ球増加症が原因のようです．

Q2 一発診断は？

- 慢性リンパ性白血病（CLL；chronic lymphocytic leukemia）です．無症状で慢性的なリンパ球の増加ということから，CLL が最も考えられます．

Q3 CLL を確定する検査は？

- リンパ球の表面マーカー，骨髄検査．
- リンパ球 61.5％とカウントされていますが，その多くは正常なリンパ球ではなく軽度の異型性があり CLL 細胞と思われました．細胞表面マーカーは，B 細胞マーカーの CD19，CD20，CD23 が陽性だけでなく CD5 も陽性でした．骨髄検査では，CLL 様細胞が有核細胞の 30％以上を占めていました．

A 最終診断

- B 細胞性慢性リンパ性白血病（B-chronic lymphocytic leukemia；B-CLL）．

ワンポイントレッスン▶ B 細胞性慢性リンパ性白血病（B-CLL）

1. 患者の半数は診断時には無症状．欧米人の白血病の約 30％を占めるが，日本人では白血病のわずか 1〜3％であり，発症率に極端な人種差がある．
2. リンパ球数が 5,000/μl 以上で，B 細胞マーカー（CD19，20，23）陽性で CD5 陽性が特徴．
3. 病期分類として，米国では Rai 分類，欧州では Binet 分類が使用される．

Ⅲ．白血球増加症

ワンポイントイメージ ▶ CLL 細胞（末梢血）

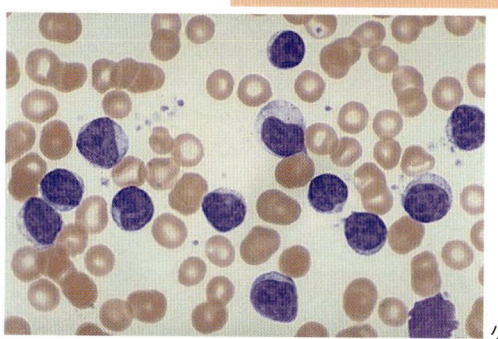

小型から中型で，濃縮したクロマチンを有する．

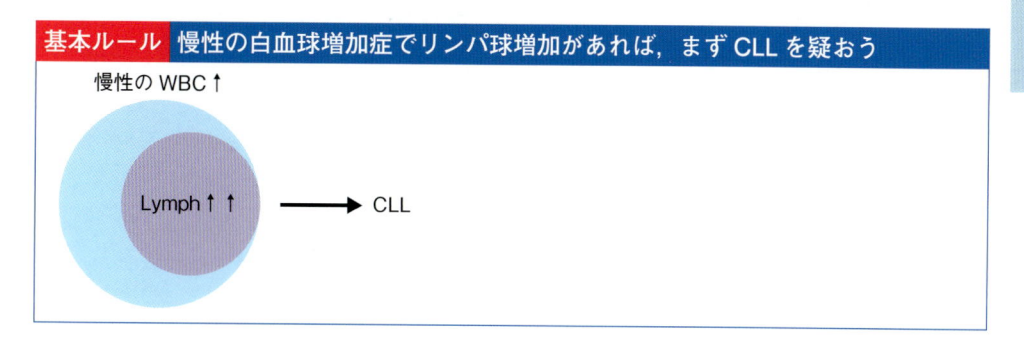

基本ルール 慢性の白血球増加症でリンパ球増加があれば，まず CLL を疑おう

慢性の WBC↑

Lymph↑↑ → CLL

頻度★★★　緊急度★★★　日本人にはまれです

症例 8 慢性の異常リンパ球増加

- 患者さんは 51 歳女性です．1 年ほど前から口内炎が多くなり他院に受診．慢性的な白血球増加症を指摘され紹介受診されました．
- そのときの血算です．

WBC	20,500
分葉核球	24.2
好酸球	0.4
好塩基球	0
リンパ球	40.2
単球	2.6
異常リンパ球	32.6
Hb	13.6
PLT	35.9 万

- 白血球が 20,500/μl と増加しています．ヘモグロビン，血小板は正常です．

Q1 白血球増加症の鑑別のポイントは？

WBC	20,500
分葉核球	24.2
好酸球	0.4
好塩基球	0

（つづく）

(つづき)

リンパ球	40.2
単球	2.6
異常リンパ球	32.6 これです
Hb	13.6
PLT	35.9万

- ポイントは異常リンパ球32.6%です．"異常リンパ球"ですから当然，鑑別のポイントになりますね．異常リンパ球のなかには，核に強い切れ込みのある細胞がみられました．

Q2 一発診断は？

- 成人T細胞白血病（ATL；adult T-cell leukemia）疑いです．慢性的な異常リンパ球増加症があり，核に強い切れ込みのある特徴的な細胞を認めれば，まずATLを疑います．

Q3 ATLを確定する検査は？

- 細胞表面マーカー，HTLV-I抗体．
- 本例の細胞表面マーカーは，CD2，CD3，CD4，CD25陽性，CD8陰性と典型的でした．HTLV-I抗体も陽性でした．臨床病型は慢性型と診断しました．

A 最終診断

- 成人T細胞白血病 慢性型（Adult T-cell leukemia；ATL, chronic type）．

ワンポイントレッスン▶ 成人T細胞白血病／リンパ腫（ATLL）

1. 急性型，リンパ腫型，慢性型，くすぶり型の4つの臨床病型がある．
2. 急性型とリンパ腫型は，皮疹，リンパ節腫脹，発熱，意識障害など多彩な症状があるが，慢性型やくすぶり型は症状に乏しい．
3. ヒトT細胞白血病ウイルス（HTLV-I）の感染によるT細胞性腫瘍．異常細胞の核の形態異常が特徴的．細胞表面マーカーは，主にCD2，CD3，CD4が陽性．
4. HTLV-I感染は，九州，沖縄など西南日本が流行域．

ワンポイントイメージ▶ ATL細胞（末梢血）

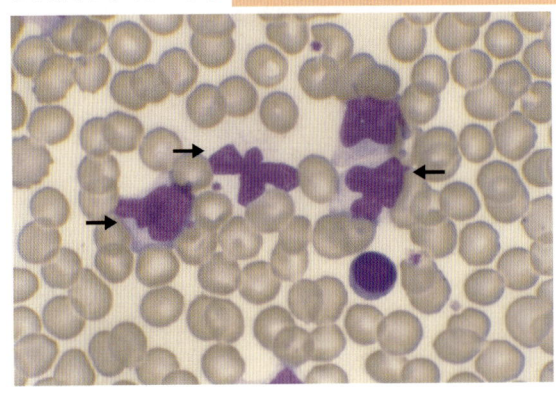

核に切れ込みや分葉があって核の形が花弁状にみえる．

〔岡田 定，西原崇創（編）：内科レジデントアトラス．p214, 医学書院，2001〕

Ⅲ．白血球増加症

基本ルール 白血球増加症で核に強い切れ込みのある異常リンパ球があれば，ATL を疑おう

WBC↑

核切れ込み Lymph → ATL

ちょっと休憩

突然死

10 年ほど前のことです．

深夜，自宅の寝室の電話が突然鳴り，飛び起きました．時計を見ると午前 1 時半を回っていました．

「夜分，すみません．昨日，急性白血病で入院された M さんですが，急変されたんです．1 時過ぎに看護婦さんがコールを受けて部屋に行ったら，ひどく苦しそうなようすで，見る間に下顎呼吸になったそうです．病棟にいたレジデントが呼ばれて，今 5〜6 人で蘇生していますがダメみたいです」

レジデントの少しうわずった声を聞きながら，「恐れていたことが起こってしまった」と，体に衝撃が走りました．

M さんは，当院で糖尿病の治療を受けておられた 58 歳男性です．2 週間程前から発熱と咽頭痛があり，近医で血算の異常（WBC 86,300/μl，Hb 11.3 g/dl，PLT 2.8 万/μl）を指摘されて当院に紹介されました．当院受診時には，**WBC 125,000/μl（単球 83.6％），Hb 12.2 g/dl，PLT 1.5 万/μl** と著明な白血球増加を認めました．

「明日から連休だから，今日中に診断を確定して治療を開始しないと大変なことになる！」と切迫感に苛まれながら，M さんに対面しました．「白血球が相当増えていて，血小板も少ないから，今日すぐに入院されたほうがいいですよ」と切り出した．「大事な仕事を抱えているので，すぐには入院できないですよ」．「いや，それはだめです．今は仕事どころじゃないんですよ．命にかかわる病気なんですから」．「…………」，「…………」，「…………」．

M さんと何度か問答して，やっとのことで入院を承諾してもらいました．

骨髄検査では，予想通り急性単球性白血病（FAB M5b）でした．

その日の夕刻，病室で M さんと奥様に病状を説明しました．「急性骨髄性白血病の一種です」，「急激に白血病細胞が増えているので，治療しないで放置していたら，2〜3 日で急変されていたでしょう」，「本日から，抗生剤や血小板輸血を開始して，明朝から抗癌剤の治療を始めます」，「大変な病気ですが，がんばって治しましょう」．

お 2 人とも突然の事態に驚きながらも，病状と治療方針を理解されて少しホッとされたようにみえました．これでなんとなりそうだと，私の肩の荷も少し軽くなりました．

ところが，現実はとても冷酷でした．「2〜3 日で急変」ではなく「入院半日で急変」となってしまったのです．

急な呼吸困難に続く心肺停止．蘇生処置に反応せず死亡．心筋梗塞，大動脈解離，肺梗塞

各 論

　も鑑別疾患にはあがりますが，それらは否定的でした．hyperleukocytic syndrome が最も考えられました．
　　hyperleukocytic syndrome とは，白血病細胞が病的に高度に増加（10万/μl 以上）したときに，白血病細胞による血液粘度の上昇や血管壁への粘着などによって循環障害を起こす病態です．Mさんの場合がまさにそうですが，特に単球や骨髄芽球が，短時間で著増したときに好発します．毛細血管内に白血球が充満して血流障害をきたすため，短時間で致命的な呼吸不全や脳出血が起こります．白血病の重大な合併症の1つとして知られています．
　　数日後，奥様と息子さんが病院に来られました．「『放置していたら，2～3日で急変していた』というのは，(緊急入院を勧めるための)脅しだと思っていました」と奥様．「本当にどうにかならなかったのですか」とつめ寄る息子さん．
　　医療者に対する不信や怒りが伝わってきました．でも，かけがえのない夫であり父をあまりにも突然に失った家族にとっては，当然の反応でしょう．病状を少しでも理解していただこうと，腰をすえて何度も説明を繰り返しました．
　　それから，1か月ほどして奥様から手紙が届きました．
　　"前略ごめんください．…………大勢で何回も押しかけまして申し訳ありませんでした．おぼろげながらやっと理解できたような気がします．「納得されなかったらいつでもどうぞ来てください」という言葉にとても救われました．今後は，もう静かに暮らして生きたいと存じます．"

各論

IV 白血球分画異常

スーパールール 白血球分画異常の読み方・考え方

1. 異型リンパ球は，数％なら何らかのウイルス感染，10％以上なら EBV（Epstein-Barr virus）や CMV（cytomegalovirus）の初感染を疑おう

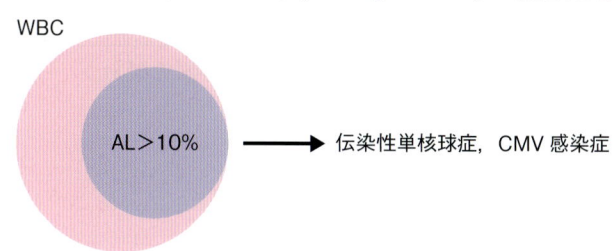

WBC

AL＞10％　→　伝染性単核球症，CMV 感染症

2. 異型リンパ球＋伝染性単核球症候群をみたら，急性 HIV 感染症も見逃さないようにしよう

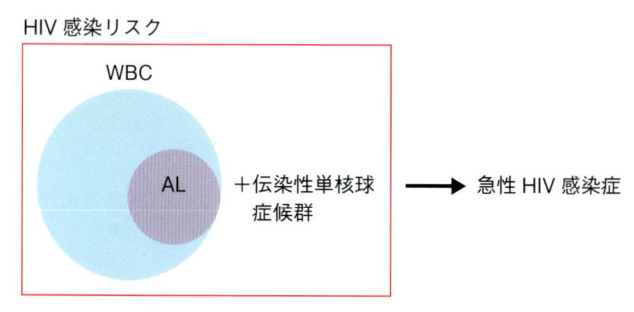

HIV 感染リスク

WBC

AL ＋伝染性単核球症候群　→　急性 HIV 感染症

3. 好中球は，骨髄芽球→前骨髄球→骨髄球→後骨髄球→桿状核球→分葉核球と分化・成熟する．骨髄芽球，前骨髄球，骨髄球，後骨髄球の末梢血への出現は異常である

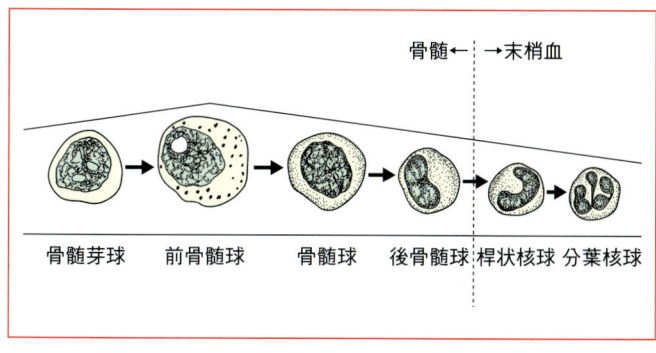

骨髄←：→末梢血

骨髄芽球　前骨髄球　骨髄球　後骨髄球　桿状核球　分葉核球

〔岡田 定，西原崇創（編）：内科レジデントアトラス．p 201，医学書院，2001〕

4. 白赤芽球症（末梢血に赤芽球と幼若好中球が出現）をみたら，まず癌の骨髄転移や造血器疾患を疑おう

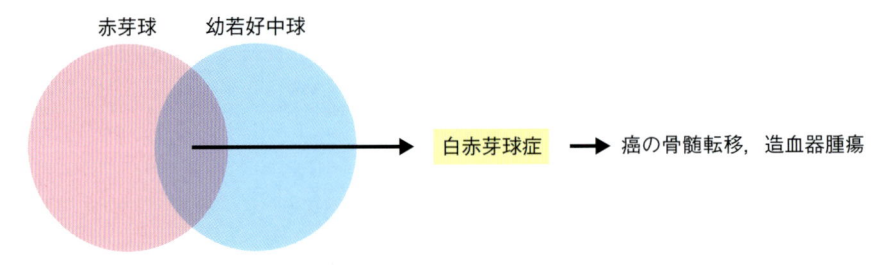

赤芽球　幼若好中球

白赤芽球症 → 癌の骨髄転移，造血器腫瘍

5. 好酸球増加症をきたす疾患は多岐にわたる（表1）

高度の好酸球増加症をみたら，まず好酸球増加症候群（HES；hypereosinophilic syndrome），Churg-Strauss 症候群，好酸球性血管性浮腫を疑おう

好酸球↑↑ → 好酸球増加症候群／Churg-Strauss 症候群／好酸球性血管性浮腫

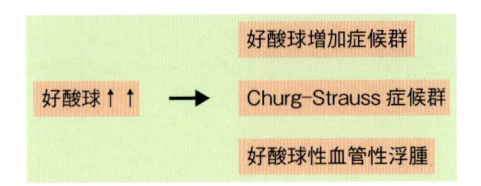

表1 好酸球増加症（好酸球＞700/μl）の原因

アレルギー性疾患	花粉症，アトピー性皮膚炎，気管支喘息，じん麻疹，薬剤アレルギー，アレルギー性鼻炎，湿疹，好酸球性血管性浮腫
寄生虫疾患	旋毛虫症，条虫症，回虫症，日本住血吸虫症，肺吸虫症，ジストマ症，アニサキス症，フィラリア症
皮膚疾患	天疱瘡，類天疱瘡，乾癬，好酸球性膿疱
膠原病および血管炎	多発性動脈炎，アレルギー性肉芽腫性血管炎；Churg-Strauss 症候群，好酸球性筋膜炎，関節リウマチ
呼吸器疾患	好酸球性肺浸潤（PIE）症候群
肉芽腫性疾患	Wegener 肉芽腫症，サルコイドーシス，好酸球性肉芽腫症，木村病
消化器疾患	好酸球性胃腸炎，潰瘍性大腸炎，Crohn 病，膵炎
内分泌疾患	副腎機能不全，甲状腺機能亢進症
感染症	猩紅熱，結核，ニューモシスティス肺炎
血液疾患	慢性骨髄性白血病，真性赤血球増加症，悪性リンパ腫，慢性好酸球性白血病
悪性腫瘍	肺癌，卵巣癌，転移を伴う悪性腫瘍
好酸球増加症候群（HES）	
その他	家族性，特発性，放射線照射，摘脾，血液透析

6. 原因不明の単球増加症は，軽度なら結核と感染性心内膜炎，高度なら慢性骨髄単球性白血病を疑おう（表2）

感染症？

単球↑ → 結核，感染性心内膜炎

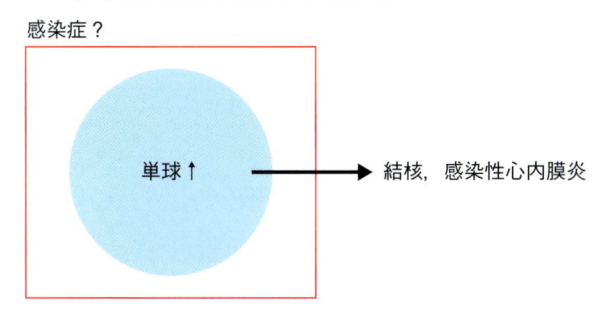

表2　単球増加症（単球＞500/μl）の原因

感染症	結核，感染性心内膜炎，梅毒，腸チフス，マラリア
血液疾患	慢性骨髄単球性白血病，急性単球性白血病，骨髄異形成症候群，悪性リンパ腫，周期性好中球減少症
膠原病	SLE，関節リウマチ
その他	骨髄抑制からの回復期，サルコイドーシス，潰瘍性大腸炎

- それでは，白血球分画に異常のある17人の患者さんで血算から診断を考えてみましょう．

頻度★★★　緊急度★☆☆　日常的によくみられます

症例 1　異型リンパ球 1.5%

- 患者さんは72歳の女性です．4日前の健康診断で異型リンパ球があるということで紹介受診されました．健診の数日前に下痢があったそうです．
- 健診での血算です．

WBC	3,800
好中球	49.5
好酸球	1.5
好塩基球	1.0
リンパ球	41.5
単球	5.0
異型リンパ球	1.5
Hb	12.8
PLT	18.3万

- 確かに，異型リンパ球を1.5%認めますね．どう考えますか．

Q1 異型リンパ球の鑑別のポイントは？

WBC	3,800　これです
好中球	49.5
好酸球	1.5
好塩基球	1.0
リンパ球	41.5

（つづく）

(つづき)
単球	5.0
異型リンパ球	1.5
Hb	12.8 これです
PLT	18.3万 これです

- ポイントは，白血球 3,800/μl，ヘモグロビン 12.8 g/dl，血小板 18.3万/μl と正常，異型リンパ球を除けば白血球分画も正常だということです．

Q2 一発診断は？

- **ウイルス感染症**です．
- 異型リンパ球が数％だけで血算はほぼ正常であり，健診前に下痢があったことから，異型リンパ球はウイルス感染症に反応して出現したと考えます．
- 異型リンパ球は，白血病細胞やリンパ腫細胞などの腫瘍細胞ではなく，一過性に出現する非腫瘍性のリンパ球です．

Q3 ウイルス感染症に反応した異型リンパ球と確定する検査は？

- 血算を再検して異型リンパ球が消失していることを確認することです．
- 健診4日後の血算では，白血球 5,100/μl，ヘモグロビン 12.8 g/dl，血小板 20.1万/μl で，異型リンパ球は消失していました．

A 最終診断

- ウイルス感染症に伴う異型リンパ球（Atypical lymphocyte due to viral infection）．
- 白血球数は，健診時 3,800/μl で 4 日後の外来受診時 5,100/μl とかなり変動していますが，健診時はウイルス感染症で低下していたと思われます．

ワンポイントレッスン ▶ 異型リンパ球

1. ウイルス感染症，特に EBV や CMV 感染症で出現頻度が高い．その他，重症感染症，自己免疫性疾患，薬剤性でも出現する．
2. 反応性リンパ球（CTL や NK 細胞）であり，腫瘍細胞ではない．異型リンパ球をみて，患者さんに「白血病が疑われます」と説明してはいけない．
3. 当院予防医療センターから血液内科への紹介で一番多いのが，この「異型リンパ球の出現」．ほとんどはウイルス感染症が原因．

ワンポイントイメージ ▶ 正常リンパ球と異型リンパ球

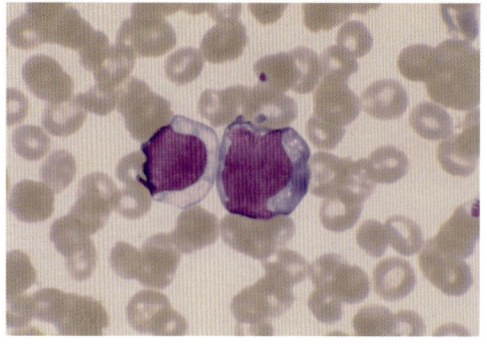

左が正常リンパ球，右が異型リンパ球．
〔岡田 定，西原崇創（編）：内科レジデントアトラス．p 220，医学書院，2001〕

| 基本ルール | 異型リンパ球をみたら，まずウイルス感染症を疑おう |

WBC → Atypical Lymph → ウイルス感染症，（重症感染症，自己免疫疾患，薬剤）

頻度★★☆　緊急度★☆☆　本来若者に多い疾患です

症例 2　異型リンパ球 38％

- 患者さんは 50 歳男性です．20 日ほど前から，発熱，咽頭痛，頸部リンパ節腫脹が続いていたそうですが，12 日前の健康診断で異型リンパ球と血小板減少症，肝機能障害があり紹介受診されました．
- 健診での血算です．

WBC	8,400
好中球	18.5
好酸球	0
好塩基球	0.5
リンパ球	36.5
単球	6.5
異型リンパ球	38.0
Hb	15.7
PLT	9.4 万

- 白血球 8,400/μl，ヘモグロビン 15.7 g/dl は正常ですが，血小板は 9.4 万/μl と減少．そして異型リンパ球が 38.0％もあります．
- LDH 325 IU/l，AST 46 IU/l，ALT 77 IU/l と軽度の肝機能障害もありました．症例 1 の患者さんとは少し違いますね．

Q1　異型リンパ球の鑑別のポイントは？

WBC	8,400
好中球	18.5
好酸球	0
好塩基球	0.5
リンパ球	36.5
単球	6.5
異型リンパ球	38.0　これです
Hb	15.7
PLT	9.4 万

- ポイントは，異型リンパ球が 38.0％と著明に増加していることです．

各論

Q2 一発診断は？

- EBウイルス（EBV）またはサイトメガロウイルス（CMV）の初感染です．
- 発熱，咽頭痛，リンパ節腫脹が10日も続くのは，通常の感冒ではありません．血小板減少はウイルス感染症でよくみられます．
- 通常のウイルス感染症でみられる異型リンパ球はせいぜい数％であり，異型リンパ球が10％以上も増加するときは，EBVの初感染（伝染性単核球症）やCMVの初感染を疑います．もっとも年齢が50歳というのは非典型的ですが．

Q3 EBV, CMVの初感染を確定する検査は？

- EBVとCMVのウイルス抗体価．
- EBVのVCA-IgG 320倍，VCA-IgM 80倍，EBNA 10倍以下であり，EBVの初感染（伝染性単核球症）と確定されました．
- CMV-IgG 40倍，CMV-IgM 10倍以下であり，CMVは既感染でした．

A 最終診断

- 伝染性単核球症（Infectious mononucleosis）．

ワンポイントレッスン▶ 伝染性単核球症の診断

1. 2～3週間も続く発熱，扁桃・咽頭炎，頸部リンパ節腫脹，肝脾腫．
2. 異型リンパ球が10％以上または1,000/μl以上で，リンパ球が50％以上または5,000/μl以上になることが多い．
3. EBVの抗体価には5パターンがある．①VCA-IgGがペア血清で4倍以上の上昇または640倍以上，②VCA-IgM陽性（10倍以上），③EA-IgG陽性，④VCA-IgG陽性でEBNA陰性，⑤EBNA陽性化またはペア血清で4倍以上の上昇．最もよくみられるのは，④VCA-IgG陽性でEBNA陰性．

ワンポイントイメージ▶ 伝染性単核球症＝キス病

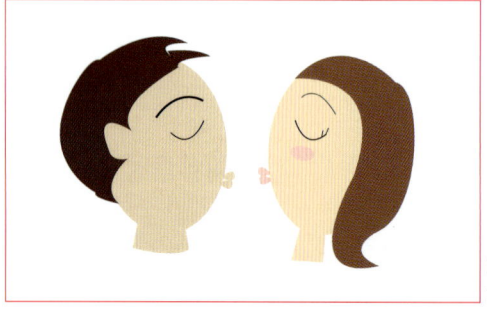

EBVは唾液の中に存在するためキスや飲み物の回し飲みなどで感染する．

基本ルール 異型リンパ球＞10％をみたら，伝染性単核球症とCMV感染症を疑おう

WBC / AL＞10％ → 伝染性単核球症，CMV感染症

頻度★☆☆　緊急度★★☆　ほとんど見逃されています

症例 3　異型リンパ球 9.0%

- 患者さんは58歳男性です．12年前に急性B型肝炎があります．3週間前から発熱が出現．2週間前から出現した咽頭痛と前胸部発疹は数日前に消失しましたが，発熱が持続するため当院に紹介受診されました．直径約1cm大の後頸部リンパ節と軽度の肝腫大（1横指触知）もあります．
- そのときの血算です．

WBC	7,500
好中球	38.5
好酸球	0
好塩基球	0
リンパ球	41.5
単球	11.0
異型リンパ球	9.0
Hb	13.9
PLT	25.6万

- 白血球7,500/μl，ヘモグロビン13.9g/dl，血小板25.6万/μl は正常ですが，異型リンパ球が9.0%あります．またまた異型リンパ球です．
- 生化学検査は正常で，CRPは0.52mg/dlでした．

Q1　異型リンパ球の鑑別のポイントは？

- ポイントは異型リンパ球9.0%以上に病歴と身体所見です．3週間も持続する発熱，咽頭痛，頸部リンパ節腫大，肝腫大などがあり，異型リンパ球9.0%出現となると，伝染性単核球症候群を呈するウイルス感染症が最も考えられます．
- 原因としては，EBV，CMVのほかにHIV，トキソプラズマ，HHV-6，HHV-7などが考えられます．
- 丁寧に問診をすると，本人はMSM(men who have sex with men，男性同性愛者)であることがわかりました．12年前の急性B型肝炎は性交渉による感染だった可能性があります．

Q2　一発診断は？

- 急性HIV感染症疑い．
- 男性同性愛者に伝染性単核球症候群の臨床症状をみれば，まず急性HIV感染症が疑われます．

Q3　急性HIV感染症を確定する検査は？

- HIV抗体，HIV-RNA，HIV-WB（ウエスタンブロット）．
- リスク行為から1〜2か月以内では，HIV抗体は陰性になることがあり，より早期に陽性になるHIV-RNA検査も必要です．
- 本例では，HIV抗体陽性，HIV-RNA 1.0×10^6 コピー/ml，HIV-WB陽性．

A 最終診断

- 急性 HIV 感染症（Acute human immunodeficiency virus infection）．

ワンポイントレッスン ▶ 急性 HIV 感染症

1. 急性 HIV 感染症で多い症状は，発熱，リンパ節腫脹，咽頭炎，発疹，筋肉痛，下痢，頭痛など．
2. HIV に感染して 2〜6 週間後に患者の 4〜9 割が上記の症状を呈するが，多くは 1〜2 週間の経過で自然に軽快する．そのため，本症を積極的に疑わなければ容易に見逃すことになる．
3. 急性感染期では，HIV スクリーニング検査は陰性であることが多いので，疑わしければ HIV-RNA の検査も必要．
4. HIV 曝露の危険が高いのは，HIV 感染者あるいは HIV 感染のリスクのある人との性的接触，薬物静注に使用する道具の共有，粘膜や傷のある皮膚への汚染の可能性のある血液接触など．
5. ウイルス量が非常に多く感染力が強い．慢性感染の 10 倍．

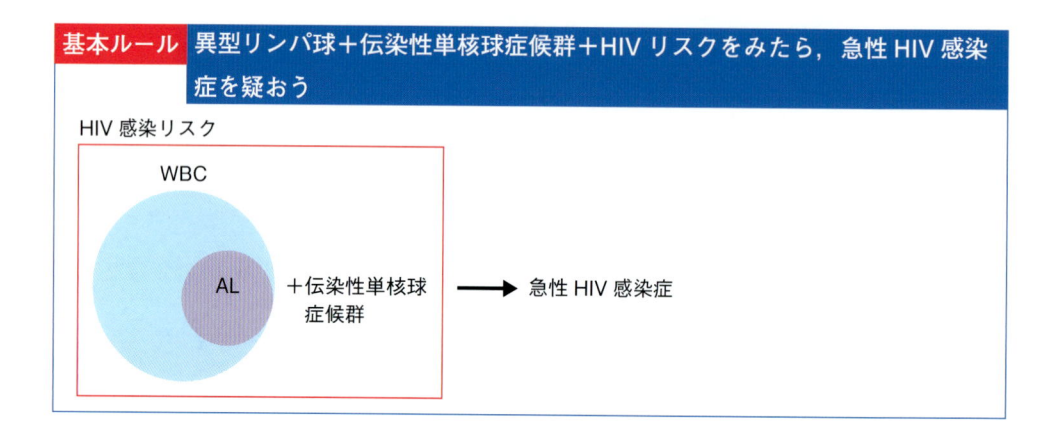

基本ルール 異型リンパ球＋伝染性単核球症候群＋HIV リスクをみたら，急性 HIV 感染症を疑おう

HIV 感染リスク
WBC
AL ＋伝染性単核球症候群 → 急性 HIV 感染症

頻度★★★　緊急度★★★　ピットフォールに注意

症例 4　異型リンパ球 0.5％

- 患者さんは 64 歳男性です．20 年前から糖尿病があります．2 週間前の健康診断で異型リンパ球を指摘されて紹介受診されました．自覚症状はありません．
- 健診での血算です．

WBC	7,300
好中球	17.5
好酸球	1.5
好塩基球	0
リンパ球	78.0
単球	2.5
異型リンパ球	0.5
Hb	12.2
MCV	89.6
PLT	18.4 万

- 白血球 7,300/μl，血小板 18.4 万/μl は正常ですが，ヘモグロビンは 12.2 g/dl と軽度の貧血があります．そして問題の異型リンパ球が 0.5％です．

- 健診での他の血液検査では GLU 127 mg/dl, HbA1c 6.5％以外は正常でした.

Q1 異型リンパ球の鑑別のポイントは？

WBC	7,300
好中球	17.5
好酸球	1.5
好塩基球	0
リンパ球	78.0　←これです
単球	2.5
異型リンパ球	0.5　←これです
Hb	12.2
MCV	89.6
PLT	18.4万

- ポイントは, リンパ球が増加して異型リンパ球が0.5％とわずかに出現していることです.

Q2 一発診断は？

- **ウイルス感染症**です.
- ウイルス感染症を思わせる自覚症状ははっきりしませんが, 他の検査所見にも異常なかったことから, 何らかのウイルス感染症に反応したリンパ球増加, 異型リンパ球を最も疑います. ただし, 軽症のウイルス感染症にしては, リンパ球のかなりの増加と軽度の貧血が気になります.

Q3 ウイルス感染症に反応した異型リンパ球と確定する検査は？

- 血算を再検して異型リンパ球が消失していることを確認することです.
- しかし実際は不覚にも, 紹介受診されたときは血算の再検を怠っていました.
- そして紹介受診1か月後のことです.
- 糖尿病のフォローの検査で, 白血球は 16,300/μl と増加し, 軽度異型性のあるリンパ球が71.0％を占めていました. これは, 通常のウイルス感染症では考えられない異常です. 精査の結果, この軽度異型性のあるリンパ球は, 実は濾胞性リンパ腫の腫瘍細胞であることが判明しました.

A 最終診断

- 濾胞性リンパ腫の白血化（Follicular lymphoma in leukemic phase）.
- 濾胞性リンパ腫は比較的容易に白血化して末梢血に腫瘍細胞が出現することがあります. 健診の時点で"異型リンパ球"とカウントされた血球は実はリンパ腫細胞であり, 同様に"リンパ球"も多くはリンパ腫細胞であったと推測されます.
- リンパ球, 異型リンパ球, リンパ腫細胞, 白血病細胞は, 形態だけでは鑑別が困難なことがあります.

ワンポイントレッスン ▶ リンパ球増加症をきたす疾患

1. 感染症では, ウイルス感染症（特に麻疹, 風疹, 急性耳下腺炎, 伝染性単核球症, 肝炎）, 百日咳, 結核, トキソプラズマ, 梅毒など.
2. 造血器疾患では, 慢性リンパ性白血病, 悪性リンパ腫の白血化, マクログロブリン血症.
3. そのほかに, 副腎機能不全, Crohn病, 潰瘍性大腸炎.

各論

ワンポイントイメージ ▶ 濾胞性リンパ腫（リンパ節）

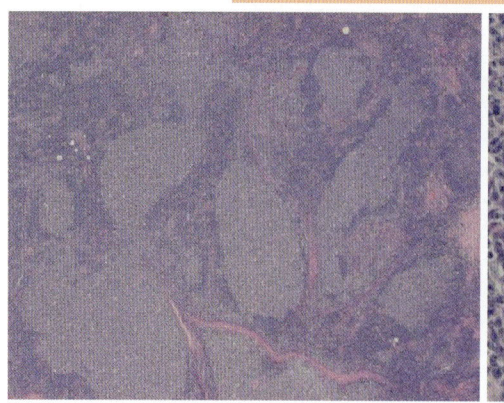

弱拡大.
リンパ濾胞様構造を多数認める.

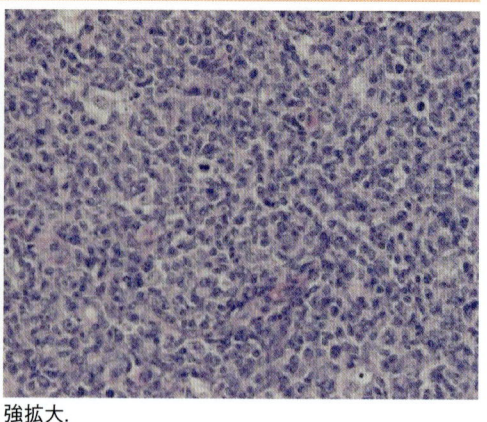

強拡大.
centrocyticな中等大の異型なリンパ球が主で，大型のcentroblastを散見する.

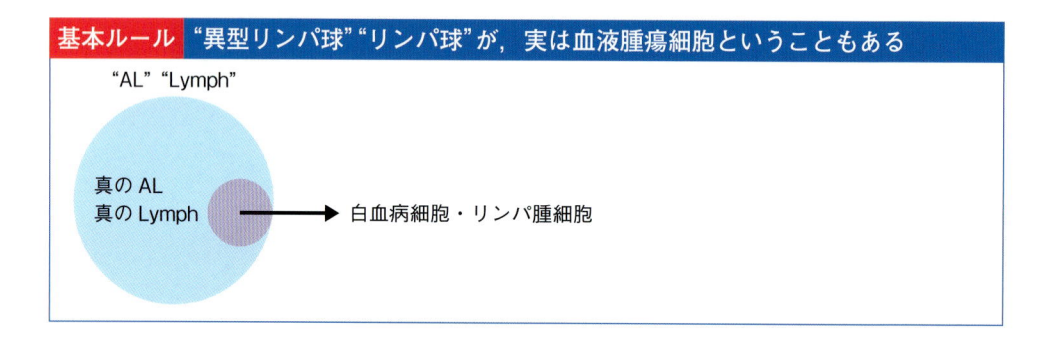

基本ルール "異型リンパ球""リンパ球"が，実は血液腫瘍細胞ということもある

"AL" "Lymph"

真のAL
真のLymph → 白血病細胞・リンパ腫細胞

頻度★★★　緊急度★☆☆　**よくみられます**

症例 5　骨髄球，異型リンパ球

- 患者さんは62歳男性です．健康診断で血算の異常を指摘されて受診されました．健診の数日前に水様性下痢があったそうです．
- 健診での血算です．

WBC	6,800
骨髄球	0.5
分葉核球	51.5
好酸球	8.0
好塩基球	1.5
リンパ球	30.0
単球	8.0
異型リンパ球	0.5
Hb	14.9
PLT	27.8万

- 白血球分画で骨髄球0.5％と異型リンパ球0.5％を認めます．異型リンパ球，ちょっとしつこいですね．

Ⅳ. 白血球分画異常

Q1 白血球分画異常の鑑別のポイントは？

WBC	6,800 ← これです
骨髄球	0.5
分葉核球	51.5
好酸球	8.0
好塩基球	1.5
リンパ球	30.0
単球	8.0
異型リンパ球	0.5
Hb	14.9 ← これです
PLT	27.8万 ← これです

- ポイントは，白血球，ヘモグロビン，血小板とも正常ということと，健診の数日前に水様性下痢があったということです．

Q2 一発診断は？

- **急性腸炎に伴う反応性変化**と考えます．
- 血算がほぼ正常でわずかに異型リンパ球や幼若好中球が出現することは，日常診療でしばしば見られます．多くはウイルス感染症に伴う反応性変化です．症例4のような血液腫瘍ということはまれです．

Q3 診断を確定する検査は？

- 血算を再検することです．
- 再検の血算では，白血球分画を含めて全く正常でした．

A 最終診断

- ウイルス感染症に伴う異型リンパ球と骨髄球（Atypical lymphocyte and myelocyte in PB due to viral infection）．

ワンポイントレッスン ▶ 末梢血に出現すると異常な血球

1. 骨髄芽球，前骨髄球，骨髄球，後骨髄球の幼若好中球，形質細胞などは，本来骨髄にしかない白血球であり，末梢血に出現することは異常．
2. 赤芽球や巨核球の末梢血への出現も異常．
3. 白血病細胞やリンパ腫細胞，癌細胞などの腫瘍細胞．異型リンパ球．

ワンポイントイメージ ▶ 好中球の分化・成熟に伴う変化

骨髄 ← ： → 末梢血

骨髄芽球　前骨髄球　骨髄球　後骨髄球　桿状核球　分葉核球

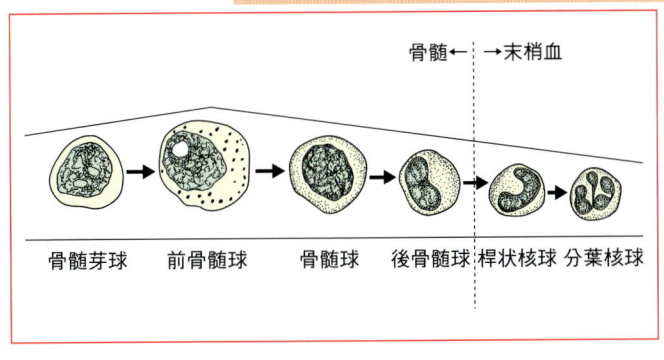

〔岡田 定，西原崇創（編）：内科レジデントアトラス．p 201，医学書院，2001〕

各論

ワンポイントイメージ ▶ 骨髄球と前骨髄球，後骨髄球

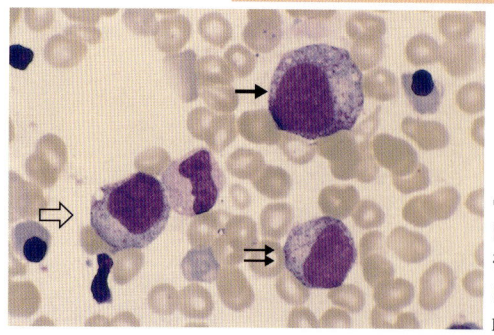

骨髄球（⇨）は前骨髄球（→）より小さくて核は卵円形．
後骨髄球（⇉）の核はそら豆形．
〔岡田　定，西原崇創（編）：内科レジデントアトラス．p 198，医学書院，2001〕

基本ルール　数％以内の幼若好中球や異型リンパ球をみたら，まずウイルス感染症を疑おう

WBC / AL / 幼若好中球 → ウイルス感染症，（重症感染，自己免疫，薬剤）

頻度 ★★☆　緊急度 ★★★　　意外に知られていない重大病態です

症例 6 　高度の疼痛，白血球増加，貧血，血小板減少

- 患者さんは61歳男性です．生来健康でしたが，3週間前より腰部・側胸部・上腹部の鋭い疼痛が出現し，疼痛の悪化のために日常生活が困難になり当院に入院されました．四肢を中心に直径数～10 cm大の紫斑を散在性に認めます．
- そのときの血算です．

WBC	14,600
赤芽球	16
骨髄球	9.5
後骨髄球	6.0
桿状核球	6.5
分葉核球	69.0
好酸球	1.5
好塩基球	0
リンパ球	3.5
単球	4.0
Hb	4.7
MCV	95.3
PLT	1.1 万
Ret	13.4%
Ret	19.97 万

86

- ギョッとするような血算ですね．白血球は 14,600 μl と増加，ヘモグロビンは 4.7 g/dl と高度の貧血，血小板は 1.1 万/μl と高度の減少があります．骨髄球 9.5％と後骨髄球 6.0％の幼若好中球，100 個の WBC に対して 16 個の赤芽球も出現しています．
- 白血球増加，貧血，血小板減少ですから，急性白血病でしょうか．

Q1 幼若好中球の鑑別のポイントは？

WBC	14,600
赤芽球	16
骨髄球	9.5
後骨髄球	6.0
桿状核球	6.5
分葉核球	69.0
好酸球	1.5
好塩基球	0
リンパ球	3.5
単球	4.0
Hb	4.7
MCV	95.3
PLT	1.1 万
Ret	13.4％
Ret	19.97 万

（赤芽球，骨髄球，後骨髄球：これです）
（Ret：これです）

- ポイントは，幼若好中球と赤芽球の出現（いわゆる白赤芽球症）と網赤血球が増加していることです．さらに全身性の高度の疼痛・出血傾向があることです．

Q2 一発診断は？

- 癌の骨髄転移，播種性血管内凝固（DIC；disseminated intravascular coagulation）です．
- 癌の全身骨転移を疑う全身性の高度の疼痛と DIC を疑う高度の出血傾向があり，高度の白赤芽球症とくれば，まず癌の骨髄転移を考えます．

ワンポイントイメージ ▶ 白赤芽球症（末梢血）

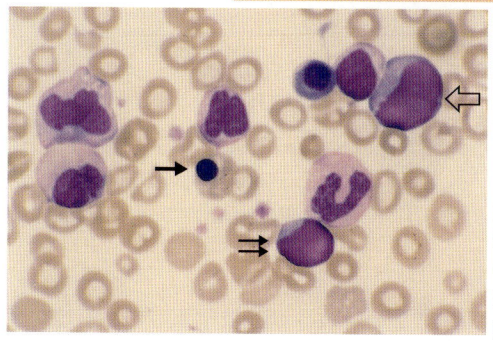

白赤芽球症とは幼若好中球と赤芽球の出現．赤芽球（→），骨髄芽球（⇒），前骨髄球（⇐）を認める．

〔岡田 定，西原崇創（編）：内科レジデントアトラス．p 204，医学書院，2001〕

- 白血球増加，貧血，血小板減少から急性白血病も否定はできませんが，急性白血病でこれほど高度の疼痛を認めることはほとんどないでしょう．芽球を認めない，網赤血球が増加している，なども急性白血病に合致しません．

各論

- 進行癌で高度の出血傾向と血小板減少があれば，当然 DIC が疑われます．

Q3 癌の骨髄転移，DIC を確定する検査は？

- 骨髄検査，骨シンチ，凝固線溶検査．
- 骨髄穿刺と骨髄生検を行い，癌細胞の骨髄転移が確認されました．

ワンポイントイメージ ▶ 骨髄

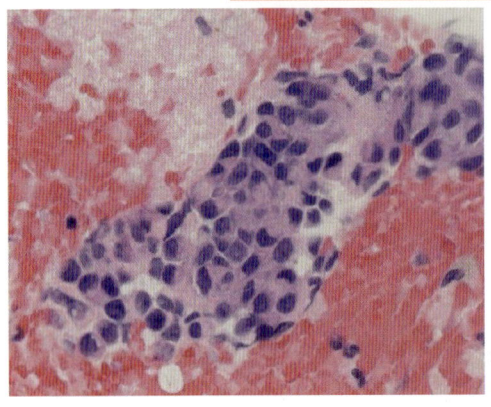

集塊した異型細胞を認める．signet ring cell 様で PAS やサイトケラチンが陽性．

- 上部消化管内視鏡では確定診断は得られませんでしたが，骨髄の病理診断では原発として胃癌が最も疑われました．
- 骨シンチでは，全身骨に著明な集積があり，いわゆる beautiful bone scan を示しました．

ワンポイントイメージ ▶ 骨シンチ（本例）

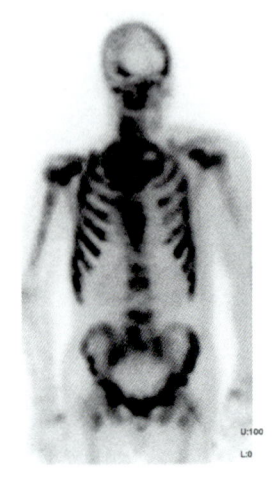

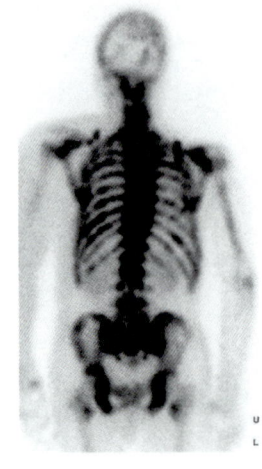

椎体，肋骨，胸骨，骨盤骨に著明な集積を認める．腎臓は描出されず，beautiful bone scan と呼ばれる所見．

- PT-INR 1.84，APTT 42.7 秒，D-ダイマー 70.1 μg/ml であり，DIC でした．

A 最終診断

- 癌の骨髄転移（Metastatic cancer to bone marrow），播種性血管内凝固症候群（Disseminated intravascular coagulation；DIC）．
- 原発不明癌（胃癌疑い）の診断で，シスプラチン（ランダ®）とフルオロウラシル（5-FU®）

88

による化学療法を施行しました．疼痛，全身状態の改善あり2か月後に退院されました．

> **ワンポイントレッスン ▶ 白赤芽球症（leukoerythroblastosis）**
> 1. 本来は末梢血に出現しないはずの赤芽球と幼若好中球（骨髄芽球，前骨髄球，骨髄球，後骨髄球など）が骨髄から末梢血中に出現する所見．骨髄になんらかの異常がある重大な病態であるが，見逃されていることが多い．
> 2. 白赤芽球症をきたす基礎疾患としては，悪性腫瘍の骨髄転移，白血病，骨髄異形成症候群，多発性骨髄腫，高度な溶血・出血，骨髄線維症，感染症（結核や骨髄炎）などがある．
> 3. DICを合併することも多い．

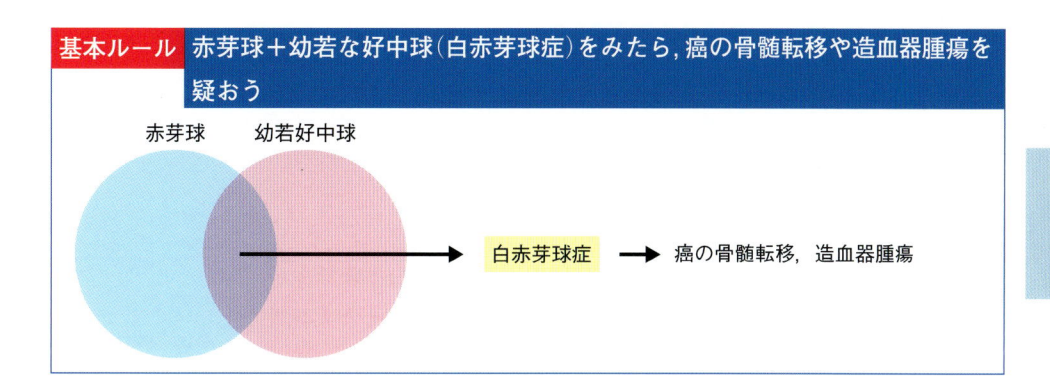

基本ルール 赤芽球＋幼若な好中球（白赤芽球症）をみたら，癌の骨髄転移や造血器腫瘍を疑おう

赤芽球　幼若好中球 → 白赤芽球症 → 癌の骨髄転移，造血器腫瘍

頻度★★★　緊急度★★★　高齢者に多い疾患です

症例7　軽度の貧血，白赤芽球症

- 患者さんは61歳男性です．以前から糖尿病がありましたが，今回の健康診断で新たに血算の異常を指摘されました．糖尿病と血算の異常以外には異常所見はなく，自覚症状もありません．
- 健診の血算です．

WBC	4,000
赤芽球	1
骨髄球	3.0
後骨髄球	0.5
桿状核球	0.5
分葉核球	22.0
好酸球	20.0
好塩基球	0.5
リンパ球	51.0
単球	1.5
芽球	1.0
Hb	11.5
MCV	119.4
PLT	20.4万

- 白血球4,000/μl，ヘモグロビン11.5 g/dl，血小板20.4万/μlと軽度の貧血があり，白血

球分画も異常です.

Q1 白血球分画異常の鑑別のポイントは？

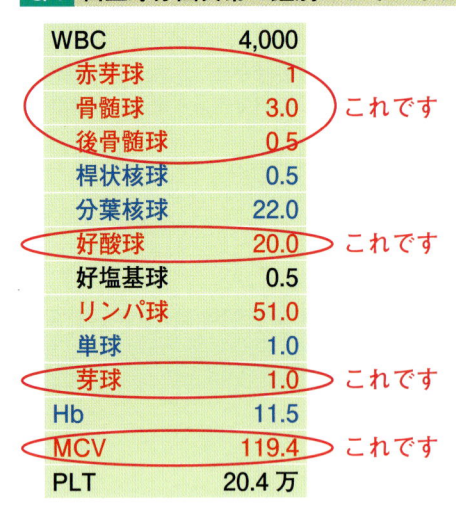

WBC	4,000
赤芽球	1
骨髄球	3.0
後骨髄球	0.5
桿状核球	0.5
分葉核球	22.0
好酸球	20.0
好塩基球	0.5
リンパ球	51.0
単球	1.0
芽球	1.0
Hb	11.5
MCV	119.4
PLT	20.4 万

（赤芽球、骨髄球、後骨髄球：これです／好酸球 20.0：これです／芽球 1.0：これです／MCV 119.4：これです）

- ポイントは，症例6の患者さんと同様の白赤芽球症（赤芽球＋幼若好中球の出現）と好酸球20.0％の増加，さらに貧血はMCV 119.4 fl と大球性だということです.

Q2 一発診断は？

- 骨髄異形成症候群（MDS；myelodysplastic syndrome）疑いです.
- 白赤芽球症の存在からまず癌の骨髄転移や造血器腫瘍を疑います.
- 大球性貧血からは，巨赤芽球性貧血，肝障害，甲状腺機能低下症，白血病，MDS，抗腫瘍剤使用などの可能性を考えます．病歴や健診結果からは，抗腫瘍剤使用や肝障害は否定され，MDSと白血病が最も考えられます．
- 好酸球増加症もMDSと白血病なら矛盾しません．
- 自覚症状がなく進行がゆっくりのようなので，急性白血病よりもMDSの可能性が高そうです．

Q3 MDSを確定する検査は？

- 骨髄検査です．
- 骨髄は正形成で，微小巨核球，低分葉成熟好中球（ワンポイントイメージ参照），脱顆粒好中球などの血球形態異常があり，異常芽球を1.8％認め，MDS（RCMD；refractory cytopenia with multilineage dysplasia）と診断しました．

A 最終診断

- 骨髄異形成症候群（Myelodysplastic syndrome；refractory cytopenia with multilineage dysplasia）.

ワンポイントレッスン ▶ MDSの臨床症状と検査所見

1. 臨床症状は，貧血症状や血小板減少に伴う出血傾向が多いが，健診での血算の異常でみつかることもある．進行すると好中球減少・機能異常による感染症が多く，死因につながることも多い．
2. 血算では，汎血球減少，2系統の血球減少（貧血＋白血球減少，貧血＋血小板減少）が多い．血球形態異常，幼若好中球や芽球の出現もみられる．貧血は正球性か大球性が多い．

Ⅳ．白血球分画異常

3. 骨髄は，一般に正ないし過形成で，一部低形成である．多彩な血球形態異常がみられ，MDSに特異性が高いのは，①低分葉成熟好中球，②脱顆粒好中球，③微小巨核球，④環状鉄芽球の4つである．染色体異常が約半数に検出され，MDSの診断・予後予測・治療方針決定に重要である．

ワンポイントイメージ ▶ 低分葉好中球（末梢血）

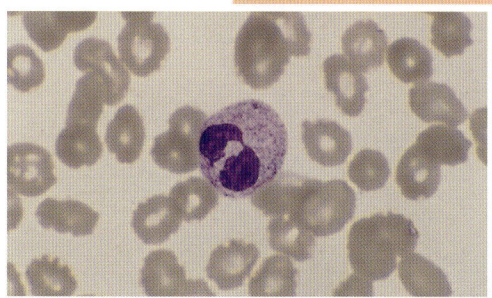

2核の低分葉の分葉核球．偽ペルゲル核異常と呼ばれMDSに特異性が高い．
〔岡田　定，西原崇創（編）：内科レジデントアトラス．p 222, 医学書院, 2001〕

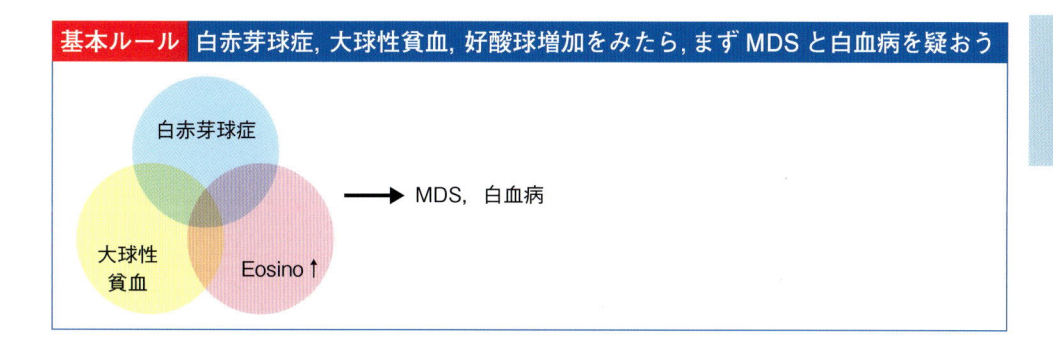

基本ルール　白赤芽球症，大球性貧血，好酸球増加をみたら，まずMDSと白血病を疑おう

白赤芽球症／大球性貧血／Eosino↑ → MDS，白血病

頻度★★★　緊急度★★★　病気は1つとは限りません

症例8　再発性乳癌，高度の白赤芽球症

- 49歳女性です．再発性乳癌に対して4年半前からシクロホスファミド（エンドキサン®）とドキシフルリジン（フルツロン®）による化学療法が継続されていました．全身状態は良好でした．
- 入院4か月前の血算です．

WBC	2,900
後骨髄球	0.5
分葉核球	61.5
好酸球	3.0
好塩基球	0
リンパ球	21.5
単球	13.0
異型リンパ球	0.5
Hb	8.8
MCV	115.6
PLT	6.6万

- 白血球 2,900/μl，ヘモグロビン 8.8 g/dl，血小板 6.6万/μl と汎血球減少症があります．

各 論

抗癌剤による骨髄抑制でしょう．後骨髄球0.5%，異型リンパ球0.5%が出現していますが，抗癌剤の影響でしょうか．

- その3か月後，入院1か月前の血算です．

WBC	2,100
赤芽球	30
骨髄球	3.5
後骨髄球	1.0
分葉核球	55.5
好酸球	3.0
好塩基球	0
リンパ球	25.5
単球	9.5
芽球	2.0
Hb	5.7
MCV	93.5
PLT	5.2万

Q1 前回（入院4か月前）と異なっている重大な所見は？

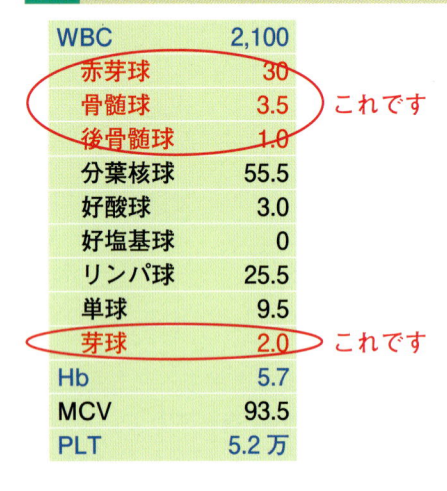

WBC	2,100
赤芽球	30
骨髄球	3.5 ← これです
後骨髄球	1.0
分葉核球	55.5
好酸球	3.0
好塩基球	0
リンパ球	25.5
単球	9.5
芽球	2.0 ← これです
Hb	5.7
MCV	93.5
PLT	5.2万

- 白血球 $2,100/\mu l$，ヘモグロビン $5.7\,g/dl$，血小板 5.2 万$/\mu l$ と汎血球減少症が進行しているだけでなく，赤芽球（100個の WBC に対して30個），芽球2.0%，骨髄球3.5%，後骨髄球1.0%が出現しています．白赤芽球症ですね．
- 白赤芽球症は重大な病態があることを意味します．本例は再発性乳癌であり骨髄転移の可能性もありますが，幸いに乳癌はよくコントロールされ，その可能性は否定的でした．それでは白赤芽球症の原因は何でしょうか．
- さらに1か月後，入院時の血算です．

WBC	4,300
赤芽球	26
骨髄球	2.0
後骨髄球	1.0
桿状核球	0.5

（つづく）

IV．白血球分画異常

（つづき）

分葉核球	28.5
好酸球	2.0
好塩基球	0
リンパ球	25.0
単球	3.5
芽球	37.5　これです
Hb	6.7
MCV	92.9
PLT	5.9万

- 芽球が37.5％と著明に増加していますね．

Q2 一発診断は？

- **急性白血病**です．
- 骨髄あるいは末梢血に芽球が20％以上あれば，急性白血病と診断します．4年半，抗癌剤を続けており，抗癌剤による二次性白血病が強く疑われます．

Q3 急性骨髄性白血病を確定する検査は？

- 骨髄検査．
- 本例では，骨髄検査にて急性赤白血病（FAB M6a）と診断されました．末梢血に多くの赤芽球が出現し白赤芽球症を呈していたのも，急性赤白血病として典型的です．
- 骨髄の染色体分析では−7を含む複雑な核型異常を認め，やはり4年半のアルキル化剤使用による二次発癌が疑われました．

A 最終診断

- 急性赤白血病（Erythroleukemia）．

ワンポイントレッスン▶ 急性赤白血病

1. 赤芽球系細胞が主要成分を占める急性白血病．
2. ①骨髄有核細胞の50％以上を赤芽球系細胞が占め，残りの赤芽球系以外の細胞の20％以上を骨髄芽球が占める erythroleukemia（FAB M6a）と，②骨髄有核細胞の80％以上を赤芽球系幼若細胞が占め，有意な骨髄芽球成分を認めない pure erythroid leukemia（FAB M6b）がある．
3. 一般に予後は不良．

ワンポイントレッスン▶ 癌治療に伴う二次発癌

1. 二次発癌とは，抗癌剤や放射線治療後に発生する腫瘍．多いのは白血病，膀胱癌，非Hodgkinリンパ腫，骨肉腫．
2. リスクが高いのは，①アルキル化剤，エトポシド，タモキシフェンの使用，②化学療法と放射線療法の併用，③小児や若年者，④高齢者，⑤骨髄移植，⑥大量化学療法など．
3. シクロホスファミドなどのアルキル化剤による二次性白血病の特徴として，①潜伏期間が4～5年，②FAB M2や骨髄異形成症候群が多い，③治療反応性が不良など．

ワンポイントイメージ ▶ 急性赤白血病（骨髄）

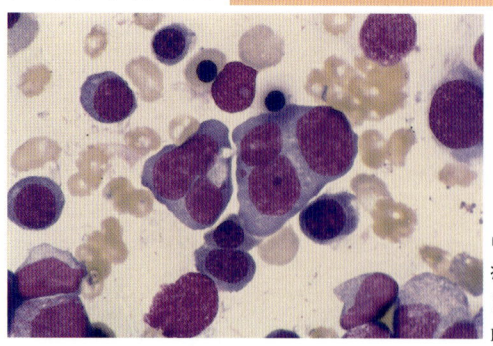

中央に2個ある多核の大きな細胞が，典型的な白血病性の赤芽球．

〔岡田　定，西原崇創（編）：内科レジデントアトラス．p 210，医学書院，2001〕

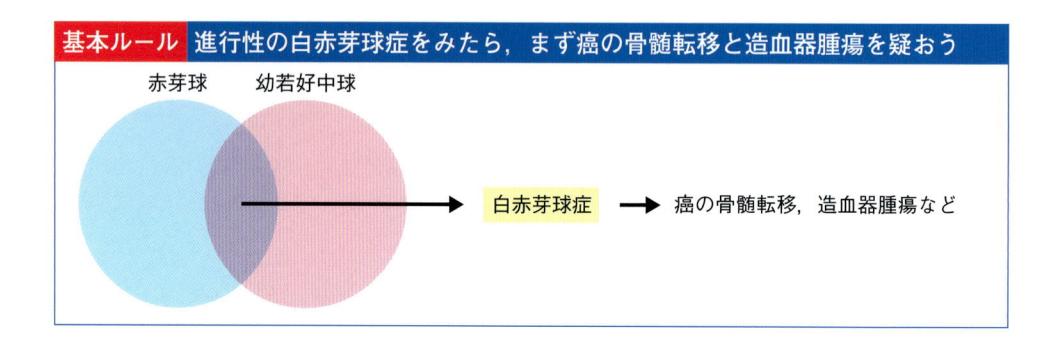

基本ルール　進行性の白赤芽球症をみたら，まず癌の骨髄転移と造血器腫瘍を疑おう

赤芽球　幼若好中球　→　白赤芽球症　→　癌の骨髄転移，造血器腫瘍など

頻度★★★　緊急度★★★　高齢化とともに増加しています

症例 9　貧血，血小板減少，白赤芽球症

- 患者さんは64歳男性です．毎年の健康診断では異常ありませんでしたが，今回の健診で血算の異常があり紹介受診されました．自覚症状はありません．
- 健診での血算です．

WBC	4,400
赤芽球	9
前骨髄球	1.0
骨髄球	5.0
後骨髄球	3.5
桿状核球	4.0
分葉核球	33.5
好酸球	2.0
好塩基球	2.0
リンパ球	39.0
単球	7.0
異型リンパ球	2.0
芽球	1.0
Hb	9.3
MCV	93.2
PLT	5.8万

- 白血球は 4,400/μl, ヘモグロビン 9.3 g/dl, 血小板 5.8 万/μl と貧血, 血小板減少があります. 生化学では LDH 381 IU/l の高値以外は正常でした.

Q1 貧血, 血小板減少の鑑別のポイントは?

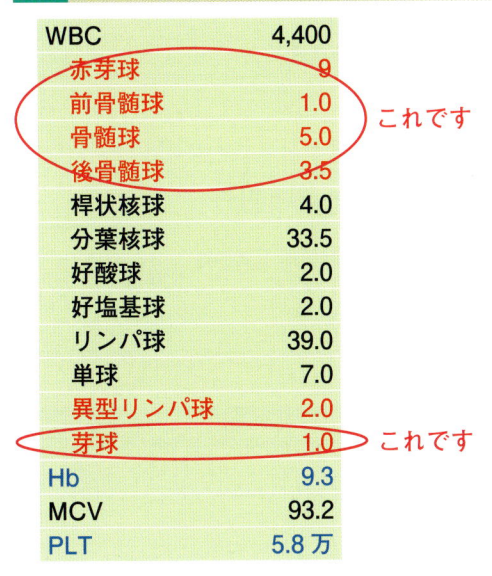

WBC	4,400
赤芽球	9
前骨髄球	1.0
骨髄球	5.0
後骨髄球	3.5
桿状核球	4.0
分葉核球	33.5
好酸球	2.0
好塩基球	2.0
リンパ球	39.0
単球	7.0
異型リンパ球	2.0
芽球	1.0
Hb	9.3
MCV	93.2
PLT	5.8 万

（前骨髄球・骨髄球・後骨髄球）← これです
（芽球）← これです

- ポイントは, やはり白赤芽球症（赤芽球, 芽球, 前骨髄球, 骨髄球, 後骨髄球の出現）です. もう何回も出てきましたからおわかりですね.

Q2 一発診断は?

- 癌の骨髄転移?　造血器腫瘍?
- 疼痛や体重減少など悪性腫瘍を疑う症状はありませんが, 新たに出現した貧血, 血小板減少, 著明な白赤芽球症とくれば, やはりこの両者が最も疑われます.

Q3 診断を確定する検査は?

- 骨髄検査.
- 骨髄検査では異型性のある形質細胞を 47.2% 認めました. 蛋白分画では γ グロブリンが 8.3% と低下, IgG・IgA・IgM はすべて低下, 尿の免疫電気泳動で大量の BJP λ（Bence Jones protein λ）を認め, Bence Jones 型の多発性骨髄腫でした. $β_2MG$ は 2.4 μg/ml と正常で, 全身骨の X 線にも異常はありませんでした.

A 最終診断

- 多発性骨髄腫（Multiple myeloma）BJP λ 型, 病期 ISS 1.
- 自覚症状はありませんでしたから, 健診で血算の異常を指摘されて骨髄検査をしていなければ, 骨髄腫はまず発見されなかったでしょう.

ワンポイントレッスン▶ 骨髄腫の典型例と非典型例

1. 骨髄腫の診断は, 骨髄検査, 血清・尿の免疫電気泳動, 骨の画像検査などによってなされるが, 典型例と非典型例がある.
2. 典型例では, 高齢者, 腰部や背部の骨痛, 貧血, TP 高値, alb 低値がキーワード. IgG 型や IgA 型が相当する.

3. 非典型例は，腰部や背部の骨痛，貧血は同様だが，TP低値，γグロブリン低値がキーワード．本例のようなBJP型や非分泌型が相当し，骨髄検査や尿の精査をしないと見逃されやすい．

ワンポイントイメージ▶ 好中球の分化・成熟に伴う変化

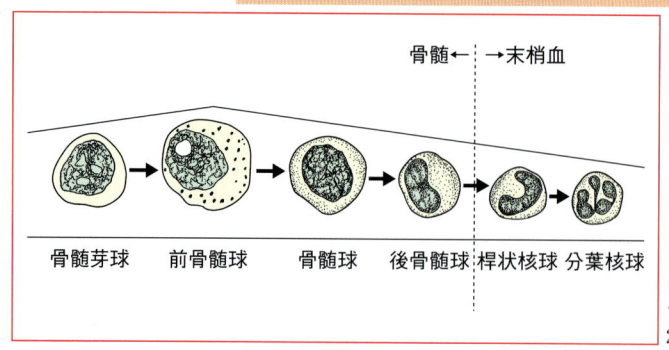

骨髄←｜→末梢血

骨髄芽球　前骨髄球　骨髄球　後骨髄球　桿状核球　分葉核球

〔岡田　定，西原崇創（編）：内科レジデントアトラス．p 201，医学書院，2001〕

基本ルール　白赤芽球症をみたら，まず癌の骨髄転移と造血器腫瘍を疑おう

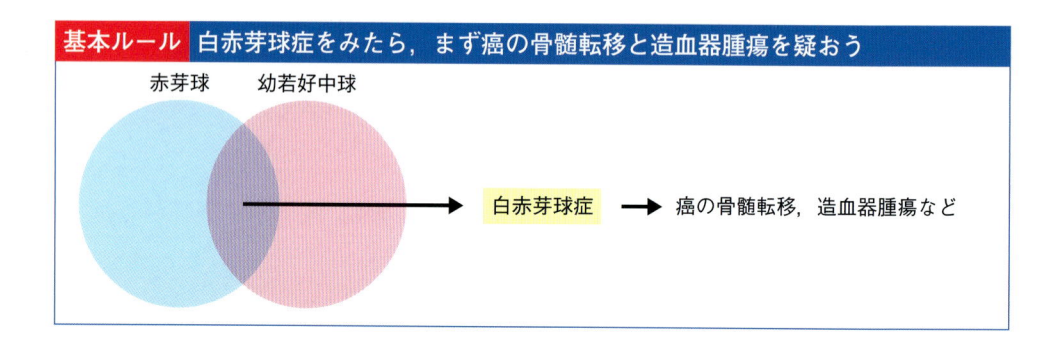

赤芽球　　幼若好中球

白赤芽球症 → 癌の骨髄転移，造血器腫瘍など

頻度★★★　緊急度★☆☆　日常的によくみられます

症例10　リンパ腫治療後，好酸球増加

- 患者さんは，41歳男性です．悪性リンパ腫（濾胞性）に対するリツキシマブ＋CHOP（シクロホスファミド＋アドリアマイシン＋ビンクリスチン＋プレドニゾロン）療法を終了して約1か月後です．リンパ腫は寛解となりましたが，新たに顔面全体から頸部にかけて皮膚の潮紅が出現し，一部に掻破痕を認めます．
- そのときの血算です．

WBC	11,700
分葉核球	22.5
好酸球	56.0
好塩基球	0.5
リンパ球	13.0
単球	8.0
Hb	13.8
PLT	22.6万

- 白血球が11,700/μlと増加し，好酸球が56.0％と増加しています．ヘモグロビン，血小板は正常です．

Q1 好酸球増加症の鑑別のポイントは？

- ポイントは，血算よりも病歴と皮膚所見です．ステロイドを含む化学療法が終了して1か月後に出現した，かゆみをともなう皮膚の潮紅です．
- 血算から好酸球増加症の原因疾患を推定することは困難です．好酸球増加症に限りませんが，病歴・身体所見・検査所見を総合して考えることが大切です．

Q2 一発診断は？

- **アトピー性皮膚炎**による**好酸球増加症**です．
- リンパ腫が原因の好酸球増加症やリンパ腫の皮膚浸潤も鑑別に挙がりますが，リンパ腫は寛解であることからその可能性はほぼ否定的です．
- 患者さんによくきくと，実は以前からアトピー性皮膚炎があったそうです．今回のステロイドを含むリンパ腫の治療によって皮膚病変は著明に改善したので，アトピー性皮膚炎の治療はずっとやめていたそうです．そうしたところ，今回，一気に皮膚炎が悪化したということでした．
- 好酸球増加症の原因は，まずアトピー性皮膚炎の悪化によるものと考えます．

A 最終診断

- アトピー性皮膚炎による好酸球増加症（Eosinophilia due to atopic dermatitis）．
- 皮膚科での治療によりアトピー性皮膚炎は改善し，3か月後には好酸球増加症は消失しました．

ワンポイントレッスン▶ 好酸球増加症（好酸球＞700/μl）の原因

1. 最も多い原因は，アレルギー性疾患．軽度の好酸球増加症の原因として，漢方薬，生薬，健康食品などが見逃されていることが多い．
2. 高度の好酸球増加症を呈して診断にしばしば苦慮する疾患として，好酸球性血管性浮腫，hypereosinophilic syndrome（HES），アレルギー性肉芽腫性血管炎（Churg-Strauss症候群）などがある．
3. 原因疾患を並べると表のように多岐にわたる．

表 好酸球増加症をきたす疾患

アレルギー性疾患	花粉症，アトピー性皮膚炎，気管支喘息，じん麻疹，薬剤アレルギー，アレルギー性鼻炎，湿疹，好酸球性血管性浮腫
寄生虫疾患	旋毛虫症，条虫症，回虫症，日本住血吸虫症，肺吸虫症，ジストマ症，アニサキス症，フィラリア症
皮膚疾患	天疱瘡，類天疱瘡，乾癬，好酸球性膿疱
膠原病および血管炎	多発性動脈炎，アレルギー性肉芽腫性血管炎；Churg-Strauss症候群，好酸球性筋膜炎，関節リウマチ
呼吸器疾患	好酸球性肺浸潤（PIE）症候群
肉芽腫性疾患	Wegener肉芽腫症，サルコイドーシス，好酸球性肉芽腫症，木村病
消化器疾患	好酸球性胃腸炎，潰瘍性大腸炎，Crohn病，膵炎
内分泌疾患	副腎機能不全，甲状腺機能亢進症
感染症	猩紅熱，結核，ニューモシスティス肺炎
血液疾患	慢性骨髄性白血病，真性赤血球増加症，悪性リンパ腫，慢性好酸球性白血病
悪性腫瘍	肺癌，卵巣癌，転移を伴う悪性腫瘍
好酸球増加症候群（HES）	
その他	家族性，特発性，放射線照射，摘脾，血液透析

各論

ワンポイントイメージ ▶ 好酸球と分葉核球

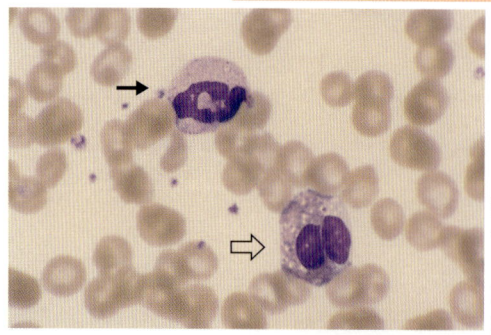

好酸球（⇨）は大きなオレンジ色の顆粒が特徴（実際の鏡検ではもっと鮮やかなオレンジ色）．分葉核球（→）との違いに注目．

〔岡田　定，西原崇創（編）：内科レジデントアトラス．p 196, 医学書院，2001〕

ワンポイントイメージ ▶ アトピー性皮膚炎

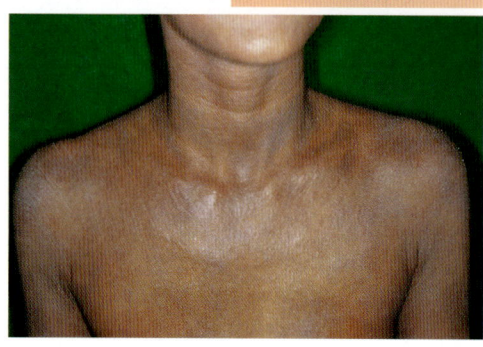

左のような乾燥性病変（痒疹・苔癬化）と浸潤性病変（貨幣状湿疹）がある．

〔衛藤　光：皮膚・粘膜アトラス．岡田　定，西原崇創（編）：内科レジデントアトラス，p 28, 医学書院，2001〕

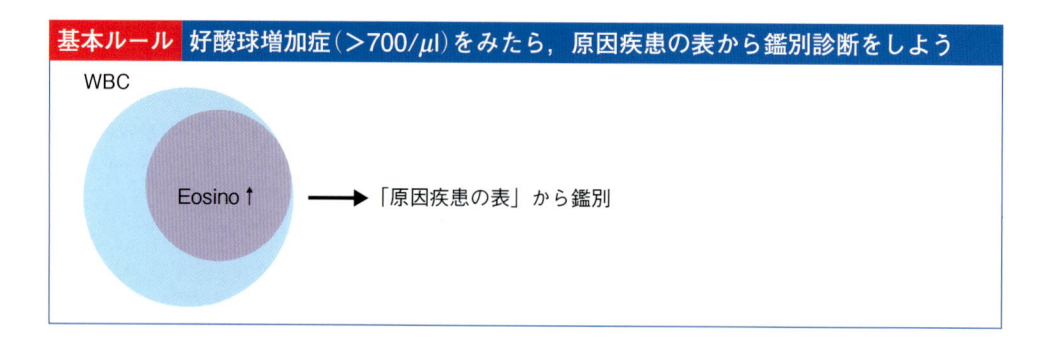

基本ルール 好酸球増加症（＞700/μl）をみたら，原因疾患の表から鑑別診断をしよう

WBC / Eosino↑ → 「原因疾患の表」から鑑別

頻度★★★　緊急度★★★　重大な疾患でした

症例 11　咽頭痛，好酸球増加

- 患者さんは59歳男性です．2週間前から咽頭痛があり，近医で好酸球増加症を指摘され紹介受診されました．1年前から降圧剤を使用中です．
- そのときの血算です．

WBC	24,000
分葉核球	25.5
好酸球	52.0
好塩基球	3.0

（つづく）

（つづき）	
リンパ球	15.0
単球	4.5
Hb	14.8
PLT	36.9万

- 白血球が24,000/μlと増加し好酸球が52.0％と著明に増加しています．ヘモグロビン，血小板は正常です．生化学検査もほぼ正常でした．
- 診察をすると，両側頸部に弾性硬で圧痛のない直径1.5 cm大のリンパ節を数個触知します．どう考えたらいいでしょうか．

Q1 好酸球増加症の鑑別のポイントは？

- ポイントは，血算よりも多発性のリンパ節腫大です．
- 血算や生化学検査から好酸球増加症の原因疾患を推定することは困難ですが，リンパ節腫大から診断に迫ることは比較的容易です．弾性硬で圧痛のない多発性リンパ節腫大という身体所見が，鑑別のポイントになります．

Q2 一発診断は？

- **悪性リンパ腫疑い**．
- リンパ節腫大が，多発性，弾性硬，圧痛がない，大きさが1.5 cmというのは，悪性リンパ腫などの悪性腫瘍を強く疑う所見です．
- 悪性リンパ腫，特にT細胞性リンパ腫やHodgkinリンパ腫などでは，しばしば好酸球増加症を伴います．
- 体幹部のCTをとると，頸部，口蓋，腋窩，縦隔，肺門，後腹膜，鼠径部など全身性に，直径2 cmまでの大小多数のリンパ節腫大を認めました．

ワンポイントイメージ ▶ CT（口蓋と頸部）

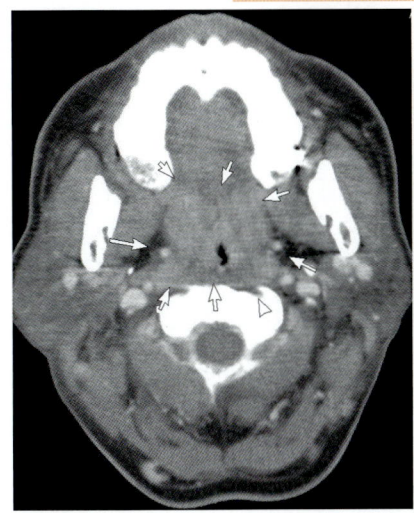

口蓋扁桃が著明に腫大して咽頭内腔が狭窄している．

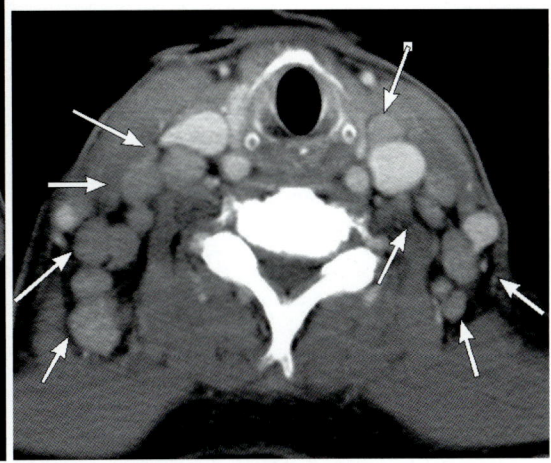

両側頸部に多発性のリンパ節腫大がある．

各論

Q3 診断を確定する検査は？

- リンパ節生検です．
- リンパ節生検では，悪性リンパ腫（AITL；angio-immunoblastic T cell lymphoma）と診断されました．病期はⅢAと診断．

A 最終診断

- 悪性リンパ腫（AITL；Angio-immunoblastic T cell lymphoma，stage ⅢA）．
- CHOP療法を開始したところ，5日目には好酸球数は正常化しました．

ワンポイントレッスン▶ 触診によるリンパ節腫大の鑑別

1. リンパ節に圧痛がなくて硬くて直径が1.5 cm以上なら，まず悪性リンパ腫や癌のリンパ節転移の悪性腫瘍を疑う．非悪性腫瘍なら，結核，梅毒，木村病，トキソプラズマ症などの可能性を考える．
2. リンパ節に圧痛があって軟らかければ，ウイルス性リンパ節炎などの良性疾患を疑う．

ワンポイントレッスン▶ Tissue is the issue

1. Tissue is the issue．とは，「組織が問題だ」ということ．腫瘍性病変をみたときは，可能な限り組織診断をつけるべきである．
2. 血液検査や画像検査では疑い診断はできても確定診断はできない．生検による組織診断こそが，診断を確定してくれる．
3. No meat, no treat．「組織診断なしに，治療なし」もよくいわれる．

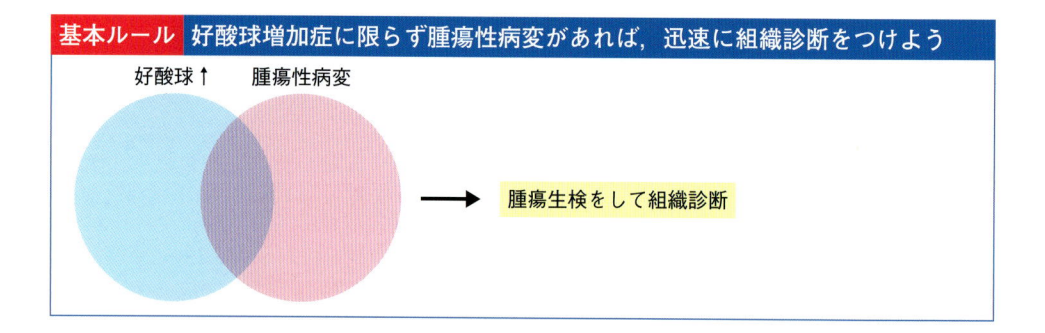

基本ルール　好酸球増加症に限らず腫瘍性病変があれば，迅速に組織診断をつけよう

好酸球↑　腫瘍性病変　→　腫瘍生検をして組織診断

頻度★☆☆　緊急度★★★　まれですが急を要します

症例 12　血痰，好酸球増加

- 患者さんは53歳男性です．6週間前から四肢末梢の腫脹としびれを発症．4日前から咳嗽，血痰，両手指と下腿の紫斑を認めるようになり，入院されました．
- そのときの血算です．

WBC	17,100
好中球	29.5
好酸球	46.5
好塩基球	1.0
リンパ球	18.5
単球	4.5
Hb	13.8
PLT	2.6万

- 白血球が 17,100/μl と増加し好酸球が 46.5%(絶対数 7,952/μl)と著明に増加しています．ヘモグロビンは 13.8 g/dl と正常ですが，血小板は 2.6 万/μl と高度に減少しています．
- PT-INR 1.10，D-ダイマー 29.0 μg/ml(圏 0〜1.0)，生化学検査はほぼ正常でした．
- 胸部 X 線では右中肺野に浸潤影を認め，胸部 CT では右 S4 に肺出血と思われる腫瘤を認めました．

ワンポイントイメージ▶ 胸部 CT

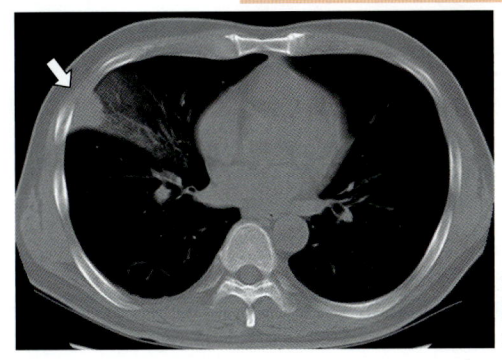

右肺中葉に，major fissure に境されるスリガラス状陰影がある．その外側の S4 には胸膜に接する腫瘤がみられ，肺出血が最も考えられる．

Q1 好酸球増加症の鑑別のポイントは？

- ポイントは，著明な好酸球増加症と特異な臨床症状・所見です．
- 著明な好酸球増加症と，四肢末梢の腫脹としびれ，紫斑と肺出血を伴う血小板減少と D-ダイマー増加(DIC が考えられますね)を，どう関連づけるかです．しびれは血管炎による神経炎かもしれません．DIC は進行性の多臓器障害を考えさせます．

Q2 一発診断は？

- アレルギー性肉芽腫性血管炎(Churg-Strauss 症候群；CSS)？？　好酸球増加症候群(hypereosinophilic syndrome；HES)？？
- 著明な好酸球増加症という点から，好酸球性血管性浮腫，CSS，HES の 3 疾患をまず考えます．
- 好酸球性血管性浮腫は，著明な好酸球増加症と四肢末梢の浮腫をきたします．しかし，若年女性に多い疾患で予後良好な疾患であり否定的です．
- CSS は，気管支喘息と好酸球増加が先行して，血管炎症候群(発熱，体重減少，多発性単神経炎など)を発症する疾患です．本例では気管支喘息はありませんが，しびれが多発単神経炎を示すなら可能性はあります．
- HES は，①高度の好酸球増加の持続，②他の好酸球増加をきたす疾患の否定，③好酸球浸潤による症状や徴候がある，などで診断します．①は不明ですが，②，③は満たすかもしれません．

Q3 CSS，HES を確定する検査は？

- 皮膚生検，骨髄検査，末梢神経伝導検査など．
- 皮膚生検では，表皮は変性し表皮内に裂隙形成があり，真皮の血管内皮細胞は腫大しフィブリノイド変性を認め血栓もありましたが，血管炎の所見はありませんでした．

- 骨髄検査では，成熟好酸球の著明な増加を認めましたが芽球の増加はありませんでした．染色体分析では正常核型でした．
- 末梢神経伝導検査では末梢神経障害の所見はなく，CSS は否定的と考えました．好酸球をきたす原因疾患をさまざま検索しましたが有意な所見は認めませんでした．以上，著明な好酸球増加症，他の好酸球増加をきたす疾患の否定，好酸球浸潤によると思われる四肢末梢の腫脹としびれ，咳嗽，肺出血などより，HES を最も考えました．

A 最終診断

- 好酸球増加症候群(Hypereosinophilic syndrome；HES)，播種性血管内凝固症候群(Disseminated intravascular coagulation；DIC)．
- プレドニゾロン(プレドニン®)60 mg/日を開始したところ，約 2 週間で好酸球数は正常化し DIC も改善し，四肢末梢の腫脹としびれ，咳嗽，血痰もほぼ消失しました．

ワンポイントレッスン▶ 好酸球増加症候群(hypereosinophilic syndrome；HES)と慢性好酸球性白血病(chronic eosinophilic leukemia；CEL)

1. HES は，基礎疾患がなく，好酸球数 1,500/μl 以上が持続し，異常な T リンパ球のクローンがなく他の骨髄球系に異常を認めない．
2. CEL は，HES と同様に末梢血の好酸球数が 1,500/μl 以上で，骨髄芽球が 5〜20％と増加している．
3. HES/CEL の 10〜50％で，*FIP1L1/PDGFRA* などの遺伝子異常が認められる．

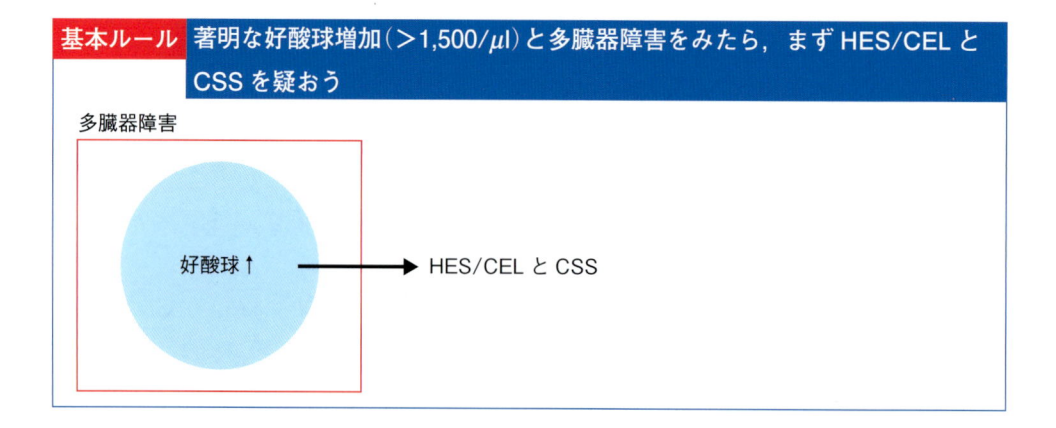

基本ルール 著明な好酸球増加(＞1,500/μl)と多臓器障害をみたら，まず HES/CEL と CSS を疑おう

多臓器障害

好酸球↑ → HES/CEL と CSS

頻度★★★ 緊急度★★★ まれですが有名な疾患です

症例 13 足のしびれ，好酸球増加

- 患者さんは 69 歳女性です．10 年前に気管支喘息と診断され治療中．3 週間前から両足全体と足背のしびれがあり，右下腿に 1 cm 大の紫斑も出現．しびれは進行性で足だけでなく右指にも出現し入院になりました．
- そのときの血算です．

WBC	16,000
好中球	19.5

(つづく)

（つづき）

好酸球	70.0
好塩基球	0
リンパ球	9.5
単球	1.0
Hb	11.6
PLT	25.4万

- 白血球が16,000/μlと増加し好酸球が70.0％（絶対数11,200/μl）と著明に増加しています．ヘモグロビンと血小板は正常です．その他の入院時検査に異常ありませんでした．

Q1 好酸球増加症の鑑別のポイントは？

- ポイントは，著明な好酸球増加症と10年前59歳で発症した気管支喘息，3週間前からの足のしびれ，紫斑です．
- まず59歳で発症する気管支喘息は通常の気管支喘息ではないですね．しびれを末梢神経障害と考えれば，2つ以上の単一神経が非系統的に傷害されていることになります．紫斑は触知できる紫斑でした．ピンときましたか．

Q2 一発診断は？

- **アレルギー性肉芽腫性血管炎（Churg-Strauss症候群；CSS）疑いです．**
- 10年前に発症した気管支喘息，著明な好酸球増加症，しびれは多発性単神経炎が疑われる，触知する紫斑は血管炎が疑われる，となればまずCSSでしょう．

Q3 CSSを確定する検査は？

- 神経伝導速度，皮膚生検など．
- 左右の腓骨神経で神経伝導速度の差を認め，身体所見からも多発性単神経炎と診断しました．
- 皮膚生検では，血管周囲と付属器周囲に多数の好酸球浸潤を認め，好酸球による血管炎と診断しました．
- 以上，気管支喘息，著明な好酸球増加が先行し，多発性単神経炎や触知する紫斑を呈する血管炎があり，CSSと診断しました．

A 最終診断

- Churg-Strauss症候群（Churg-Strauss syndrome；CSS）．
- ステロイドパルスとそれに続くプレドニゾロン（プレドニン®）により，著明に改善しました．

ワンポイントレッスン ▶ Churg-Strauss症候群（CSS）とアレルギー性肉芽腫性血管炎（AGA；allergic granulomatous angiitis）

1. Dr. J. ChurgとDr. L. Straussが，古典的PN（結節性多発動脈炎）から分離独立させた血管炎．
2. 気管支喘息，好酸球増加，血管炎の症状を示すものがCSS，典型的組織所見を伴うものがAGA．
3. 気管支喘息あるいはアレルギー性鼻炎，好酸球増加が先行し，血管炎の症状（38℃以上の発熱が2週間以上続く，6か月以内に6kg以上の体重減少，多発性単神経炎，消化管出血，紫斑，多発関節痛，筋肉痛，筋力低下）が出現する．
4. 典型的な組織所見とは，著明な好酸球浸潤を伴う細小血管の肉芽腫性またはフィブリノイド壊死性血管炎と血管外肉芽腫．

各論

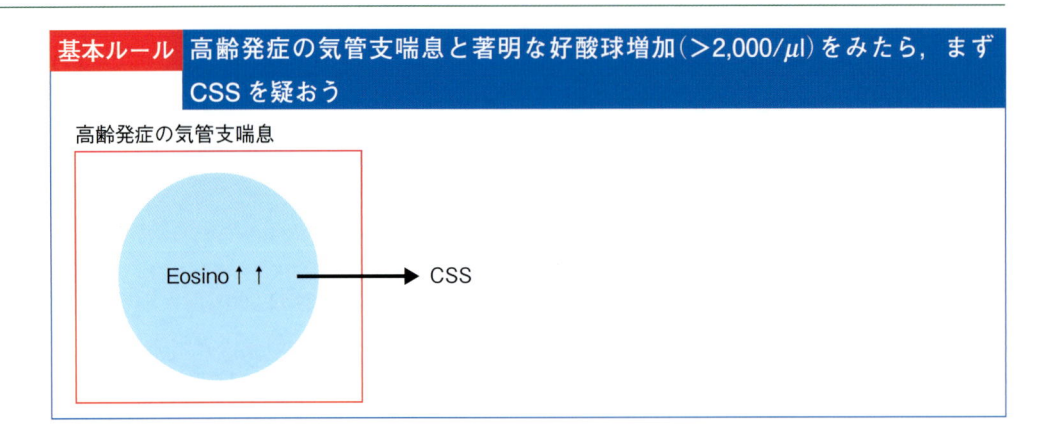

> **基本ルール** 高齢発症の気管支喘息と著明な好酸球増加（>2,000/μl）をみたら，まず CSS を疑おう

高齢発症の気管支喘息

Eosino↑↑ → CSS

頻度★★★　緊急度★★★　若い女性にときどきみられます

症例 14　下腿浮腫，好酸球増加

- 患者さんは 31 歳女性です．2 週間ほど前から両側の足に浮腫が出現し，下腿まで浮腫が進行したということで外来を受診されました．全身状態は良好です．
- そのときの血算です．

WBC	12,300
好中球	42.5
好酸球	37.0
好塩基球	0.5
リンパ球	13.5
単球	6.5
Hb	14.4
PLT	29.2 万

- 白血球が 12,300/μl と増加し好酸球が 37.0％（絶対数 4,551/μl）と著明に増加しています．ヘモグロビンと血小板は正常です．浮腫は，non-pitting edema（圧痕を残さない浮腫）です．血液生化学検査や尿検査には異常ありません．甲状腺機能も正常でした．

Q1　好酸球増加症の鑑別のポイントは？

- ポイントは，著明な好酸球増加，若い女性，四肢末梢の non-pitting edema です．これらは全く典型的です．

Q2　一発診断は？

- **好酸球性血管性浮腫**（angioedema associated with eosinophilia）です．
- 両下腿の non-pitting edema からは，リンパ浮腫や粘液水腫が鑑別疾患になりますが，若い女性で著明な好酸球増加を伴っていれば，まず好酸球性血管性浮腫が考えられます．
- 著明な好酸球増加からは HES/CEL，CSS を除外する必要がありますが，臓器障害や血管炎を疑う所見はなく否定的です．

A 最終診断

- 好酸球性血管性浮腫（Angioedema associated with eosinophilia）．
- プレドニゾロン（プレドニン®）20 mg/日を 10 日間のみ使用．これにより急速に浮腫は改善し，1 か月後には好酸球数も正常化しました．

ワンポイントレッスン ▶ 好酸球性血管性浮腫

1. 1984 年に Gleich らにより episodic angioedema associated with eosinophilia として提唱された疾患だが，日本では再発しない例が多い．
2. まれな疾患だと思われているが，外来でまれならず遭遇する疾患である．
3. 筆者が経験した聖路加国際病院 19 例の検討では，①若い女性（平均 28 歳），②急激な四肢遠位部の著明な non-pitting edema で発症，③初診時から著明な好酸球増加（3,528〜11,721/μl）あり，④ほとんどが無治療で自然治癒，⑤浮腫は 2〜3 週目がピークで以後改善，⑥好酸球は 3〜4 週目がピークで 8 週目には全例 3,000/μl 以下に減少などの特徴を認めた．

ワンポイントイメージ ▶ 好酸球性血管性浮腫

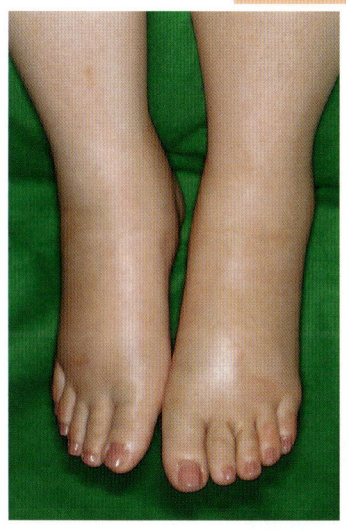

両足背に圧痕を残さない浮腫を認める．
〔衛藤　光：皮膚・粘膜アトラス．岡田　定，西原崇創（編）：内科レジデントアトラス，p 43，医学書院，2001〕

基本ルール　若い女性＋四肢末梢の non-pitting edema＋著明な好酸球増加をみたら，好酸球性血管性浮腫を考えよう

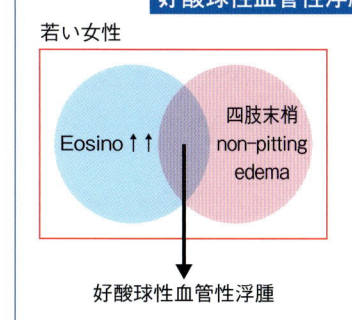

若い女性

Eosino↑↑ ／ 四肢末梢 non-pitting edema

→ 好酸球性血管性浮腫

各論

頻度★☆☆　緊急度★★☆　慢性骨髄性白血病ではありません

症例15　超高齢者，進行性の貧血

- 患者さんは98歳男性です．前立腺肥大があり他院でフォローされていましたが，月単位で進行する貧血があるということで紹介受診されました．労作時にふらつきがありますが，超高齢者にしてはお元気です．便通も異常ありません．
- そのときの血算です．

WBC	9,400
赤芽球	1
分葉核球	61.5
好酸球	0
好塩基球	0
リンパ球	9.0
単球	29.5
Hb	7.3
MCV	97.0
PLT	16.9万

- ヘモグロビン7.3 g/dlでMCV 97.0 flと正球性の貧血があります．白血球は9,400/μl，血小板は16.9万/μlとほぼ正常です．

Q1　貧血の鑑別のポイントは？

WBC	9,400	
赤芽球	1	←これです
分葉核球	61.5	
好酸球	0	
好塩基球	0	
リンパ球	9.0	
単球	29.5	←これです
Hb	7.3	
MCV	97.0	
PLT	16.9万	

- 月単位で進行する貧血で受診されましたが，ポイントは，単球29.5％（絶対数2,773/μl）の増加と赤芽球の出現です．単球は軽度の形態異常があり，巨大血小板も観察されました．

Q2　一発診断は？

- 慢性骨髄単球性白血病（CMML；chronic myelomonocytic leukemia）疑いです．
- 高齢者，ゆっくり進行する正球性貧血，形態異常のある単球の増加（>1,000/μl）からは，CMMLが最も考えられます．赤芽球や巨大血小板の出現もCMMLに矛盾しません．

Q3　CMMLを確定する検査は？

- 骨髄検査です．
- 骨髄検査は患者さんが拒否されたので施行しませんでした．しかし，その後も単球数は

1,000/μl 以上が続き，*BCR/ABL* 融合遺伝子は検出されず，CMML として対応しました．
- 年齢を考慮して化学療法は行わず必要時に輸血のみで対応しましたが，良好な全身状態が続き，ついに念願の 100 歳の誕生日を迎えられました．最期は，CMML の急性転化（急性骨髄単球性白血病への移行）が原因で大往生されました．

A 最終診断
- 慢性骨髄単球性白血病（Chronic myelomonocytic leukemia；CMML）．

ワンポイントレッスン▶ 単球増加症（単球＞500/μl）の原因

1. 感染症：結核，感染性心内膜炎，梅毒，腸チフス，マラリア
2. 血液疾患：慢性骨髄単球性白血病，急性単球性白血病，骨髄異形成症候群，悪性リンパ腫，周期性好中球減少症
3. 膠原病：SLE，関節リウマチ
4. その他：骨髄抑制からの回復期，サルコイドーシス，潰瘍性大腸炎

注　下線の疾患が最も多い．

ワンポイントレッスン▶ 慢性骨髄単球性白血病（CMML）

1. 慢性骨髄性白血病（CML）と混同してはいけない．
2. WHO 分類では，骨髄異形成/増殖性腫瘍（MDS/MPN）に含まれる．初診時には MDS の特徴をもつが全体としては MPN の特徴を示す．
3. 単球の絶対数が持続的に 1,000/μl を超え，CML と異なり *BCR/ABL* 融合遺伝子は検出されず，末梢血および骨髄の芽球の比率は 20％ を超えない．

ワンポイントイメージ▶ 単球（→）と分葉核球（⇦）

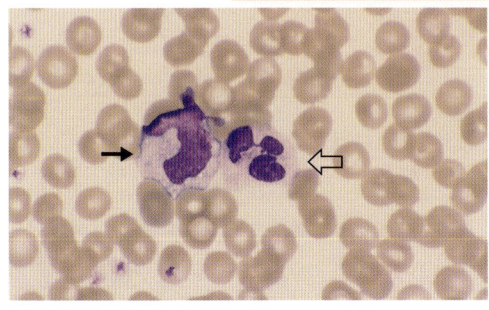

単球（→）の細胞質は淡青色で微細な顆粒がある．核は腎臓型でクロマチンはレース網状．分葉核（⇦）との違いに注目．

〔岡田　定，西原崇創（編）：内科レジデントアトラス．p 195，医学書院，2001〕

ワンポイントイメージ▶ 100 歳の誕生日

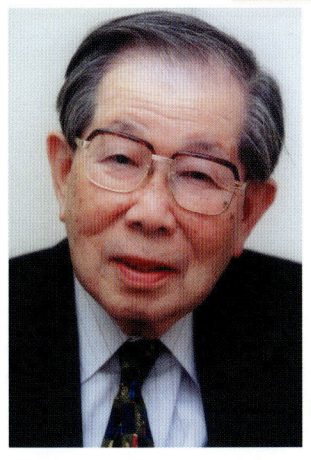

恩師 日野原重明先生も，2011 年 10 月 4 日に 100 歳の誕生日を迎えられます．

各論

| 基本ルール | 貧血と持続性の単球増加（＞1,000/μl）をみたら，CMML を疑おう |

進行性貧血　　Mono↑↑　→　CMML

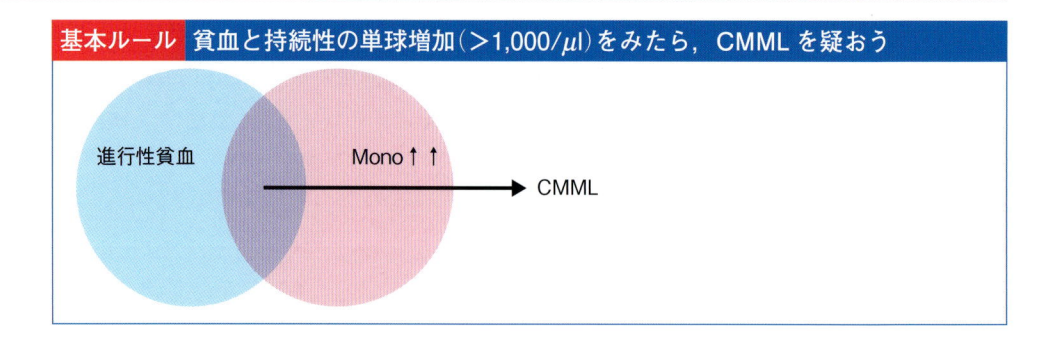

頻度★★☆　緊急度★★☆　最近，再び増加しています

症例 16　発熱，労作時呼吸困難，単球増加

- 患者さんは 59 歳男性です．1 か月前から微熱が出現し，労作時呼吸困難が徐々に進行するために救急外来を受診．
- そのときの血算です．

WBC	6,000
好中球	63.4
好酸球	1.1
好塩基球	0.5
リンパ球	21.6
単球	13.4
Hb	13.1
PLT	56.3 万

- 白血球は 6,000/μl で，単球が 13.4％（絶対数 804＞500/μl）と増加しています．ヘモグロビン 13.1 g/dl と正常．血小板は 56.3 万/μl と増加しています．
- 生化学検査は正常でしたが，CRP 7.1 mg/dl，赤沈 109 mm/時と炎症反応を認めました．胸部 X 線では心拡大と左胸水を認めました．心エコーでは心嚢液貯留を認めました．

ワンポイントイメージ ▶ 胸部 X 線

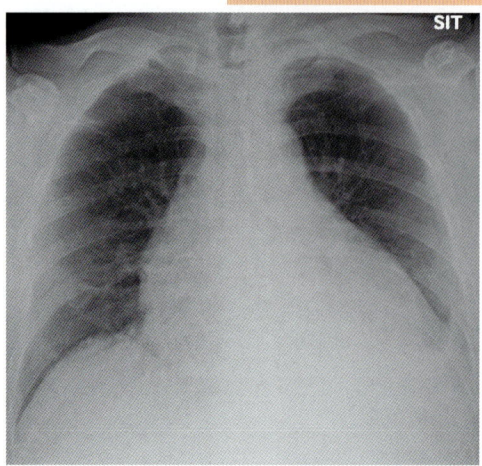

心拡大があり，左胸水を認める．

Ⅳ．白血球分画異常

Q1 鑑別診断のポイントは？

- ポイントは，心囊液貯留と中等度の炎症反応です．単球の増加や血小板増加は何かを意味するのでしょうか．

Q2 一発診断は？

- **心外膜炎？　結核性？？**
- 心囊液の貯留，発熱，炎症反応からは，感染性の心外膜炎を最も疑います．
- 感染性の心外膜炎の原因として最も多いのは結核性です．1 か月前から微熱が続いているという病歴も結核性として矛盾しません．
- ここで単球増加が重要な意味をもちます．単球増加を認める感染症として結核，感染性心内膜炎が有名です．単球増加は結核を疑う根拠になるのです．

Q3 感染性心外膜炎を確定する検査は？

- 心囊液穿刺を行い，抗酸菌を含めた細菌学的検査．
- 心囊液は，浸出液であり，ADA は 101 IU/l（正＜40）と高値でした．後に抗酸菌培養陽性で *Mycobacterium tuberculosis* と判明．

A 最終診断

- 結核性心外膜炎（Tuberculous pericarditis）．
- 心囊液の ADA 高値が確認された時点で，抗結核薬とステロイドを開始しました．これにより，順調に炎症反応は改善し心囊液も減少し，単球も正常化しました．

ワンポイントレッスン▶ 心囊液貯留をきたす疾患

1. 特発性が 80〜85％ で最も多い．
2. 次に多いのが感染性で 8％．その半分の 4％ が結核性．
3. その後に，悪性腫瘍，自己免疫性，尿毒症などが続く．

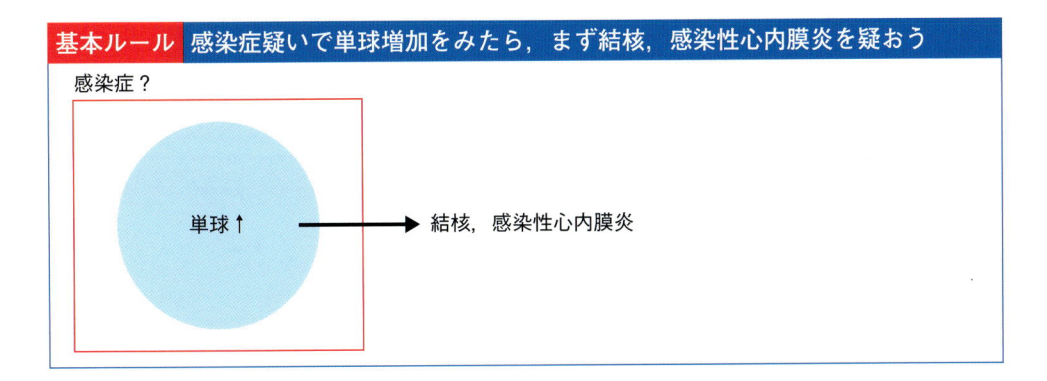

基本ルール　感染症疑いで単球増加をみたら，まず結核，感染性心内膜炎を疑おう

感染症？

単球↑ → 結核，感染性心内膜炎

頻度★☆☆　緊急度★★☆　見逃してはいけない疾患です

症例 17　好塩基球 13.5％

- 患者さんは 34 歳女性です．健康診断で好塩基球増加を指摘され紹介受診されました．全身状態は良好で他の検査には異常ありませんでした．

1年前の血算		今回の血算	
WBC	5,800	WBC	7,400
桿状核球	1.5	骨髄球	0.5
分葉核球	58.0	桿状核球	1.5
好酸球	0.5	分葉核球	54.0
好塩基球	8.5	好酸球	2.5
リンパ球	26.0	好塩基球	13.5
単球	5.5	リンパ球	26.5
Hb	15.2	単球	1.5
PLT	35.1万	Hb	14.7
		PLT	38.6万

- 今回の血算では，白血球は 7,400/μl，ヘモグロビン 14.7 g/dl，血小板 38.6 万/μl とほぼ正常ですが，好塩基球が 13.5％（絶対数 999/μl）と増加しています．
- 1 年前の血算でも好塩基球は 8.5％（絶対数 493/μl）と増加していました．

Q1 好塩基球増加症の鑑別のポイントは？

- ポイントは，1 年以上続く高度の好塩基球増加があることと骨髄球 0.5％の出現です．思い当たる疾患はありますか．

Q2 一発診断は？

- 早期の慢性骨髄性白血病（CML；chronic myelogenous leukemia）疑いです．
- 自覚症状がなく 1 年以上続く高度の好塩基球増加となると，他の疾患に伴う反応性の好塩基球増加は考えにくいでしょう．
- CML は多くの場合，高度の白血球増加，骨髄球や後骨髄球の増加，血小板増加で発見されますが，CML とすればかなり早期ということになります．
- 追加検査で，ビタミン B_{12} は 5,100 pg/ml（図 233〜914）と著増し，NAP も陽性率 56.0％（78.5〜93.1），陽性指数 132.0（211.8〜268.0）と低下しており，CML に合致します．

Q3 CML を確定する検査は？

- Ph 染色体陽性，*BCR/ABL* 融合遺伝子陽性の確認．
- 本例でもワンポイントイメージのように確認されました．

ワンポイントイメージ▶ FISH 法による 9；22 転座（*BCR/ABL*）の解析

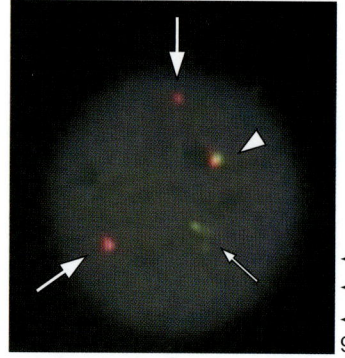

◁ ：BCR/ABL Probe の融合シグナル（黄色）
⇐ ：ASS-ABL Probe/ASS Probe のシグナル（赤色）
⇐ ：BCR Probe のシグナル（緑色）
9；22 転座による *BCR/ABL* 陽性細胞が，649/1,000 細胞（64.9％）．

A 最終診断

- 慢性骨髄性白血病(Chronic myelogenous leukemia；CML).
- CMLに対してイマチニブ(グリベック®)を開始し，約1か月後には好塩基球は正常化しました．

ワンポイントレッスン ▶ 好塩基球増加(＞100/μl)をきたす疾患

1. 血液疾患：慢性骨髄性白血病，真性赤血球増加症，骨髄異形成症候群，Hodgkinリンパ腫，マクログロブリン血症，急性好塩基性白血病
2. アレルギー疾患
3. その他：甲状腺機能低下症，潰瘍性大腸炎，水痘など

ワンポイントイメージ ▶ 好塩基球

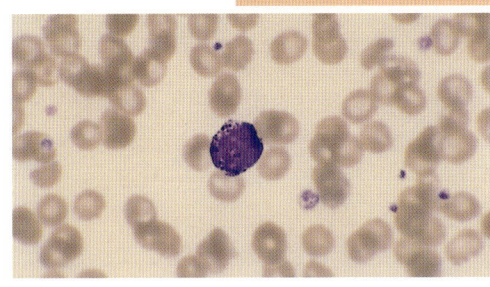

多数の大きな暗紫色の顆粒が特徴．
〔岡田 定，西原崇創(編)：内科レジデントアトラス．p 196，医学書院，2001〕

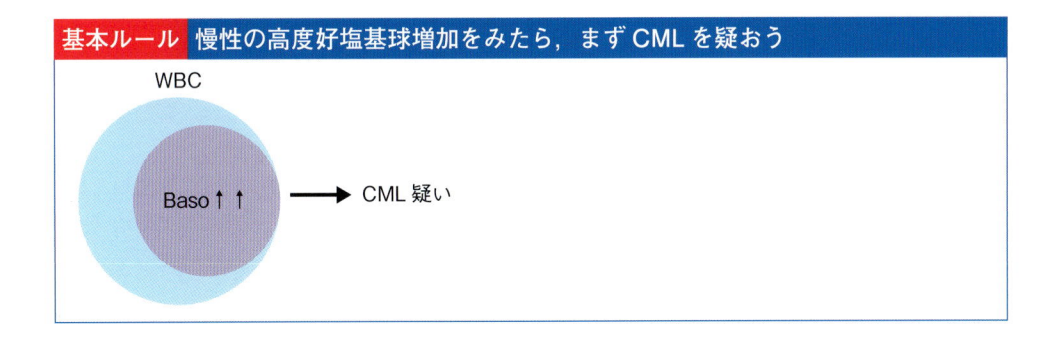

基本ルール 慢性の高度好塩基球増加をみたら，まずCMLを疑おう

WBC
Baso↑↑ → CML疑い

ちょっと休憩

「行ってらっしゃい！」

　10年以上も前のお話です．
　「行ってらっしゃい！」というIさんの快活な声が，病室のドアから出ようとする私の背中を包み込みました．
　彼女は多発性骨髄腫の終末期にありました．主治医が明日から学会で3日間も留守にすると聞かされたばかりで，ちょっと不安になったはずでした．それなのに私のことを気遣って，「行ってらっしゃい！」という言葉で送り出してくれたのです．「私は大丈夫ですよ．どうぞ心置きなく学会に行ってきてくださいね」と言われたような気がして，私の心は少し軽くなりました．
　Iさんが初めて私の外来を受診されたのは，この3年前のことでした．当時43歳．典型的な多発性骨髄腫（IgG，κ型，D&Sで病期ⅢA）でした．ただ，43歳というのは骨髄腫としては異例の若さです．
　診断が確定した日，病室でご主人とともに病気の説明をしました．「多発性骨髄腫という血液の癌」，「完全には治すことはできない」，「病気をコントロールすることが一番の目標」という，とてもつらいお話になりました．
　こんな話を聞かされると，誰でも頭が真っ白になってしまうものです．事実，ご主人はほとんど言葉が出なくなってしまいました．そんなご主人を尻目に，Iさんは毅然として言われたのです．「私には，小学生と中学生の娘がいます．あとどれくらい生きられるのか，どうしても知っておきたいんです」．"ここは一歩も退くわけにはいかない"という気迫に満ちていました．
　今でもそうですが，病名や病状，治療方針については丁寧に説明しても，生命予後を予測することはあまりないのです．予後予測はとても不確かなうえに，安易な予測が患者の希望を奪うことを心配するからです．
　でもこのときばかりは，必死の問いかけに何とか応じなければと観念しました．「数か月間ということはまずないと思います．でも5年，10年というのは難しいかもしれません」と答えていました．この当時はまだ骨髄腫に対する幹細胞移植は一般的ではなく，2〜3年間というのが常識的な判断だったろうと思います．
　以後，外来で毎月のように化学療法を繰り返しました．「自分の残りの人生は数年間」と，Iさんは思い定めたようでした．「自分がいなくなったときのことを考えて，娘の進学先を変更しました」と軽々と言われるようになったのです．「娘との思い出作り」と称して，沖縄，白馬，そしてハワイと次々と家族旅行を敢行されたのでした．
　でも診断後2年が経過した頃から，急速に骨髄腫は悪化し始めました．貧血の進行，新たな骨痛の出現があり再入院となりました．新しい化学療法によって病勢は抑えられましたが，敗血症やDICなどを合併するようになりました．
　対応に一番困ったのは骨痛でした．疼痛を専門にするペインコントロールナースや薬剤師とも相談しながら薬剤を色々工夫しましたが，骨痛はどうしてもうまくコントロールできなかったのです．
　主治医，病棟担当医，ナース，ペインコントロールナース，薬剤師，リエゾンナースみんなが集まって，話し合ってみました．その結果，「Iさんにはスタッフや家族に対して強い遠慮がある．高度の不安感と孤独感が隠されているようだ」，「まず家族に今の病状の深刻さを理解してもらって，もっと付き添ってもらうことが必要」ということになりました．確かに

ご主人は病院から足がずっと遠のいていたのです.
　「病気は非常に悪くなっています．今のように自由にお話ができる時間はもうあまりないと思います．残された時間は本当にわずかな時間なんです…」と，ご主人に諄々とお話しました．ご主人は，それを聞いて初めて目が覚めたようでした．
　その後の病室は，家族や友人がいつも付き添われるようになりました．これが効を奏したのでしょうか．疼痛は嘘のように軽くなっていきました．MSコンチン®は不要になり，眠気やイライラも急速に改善しました．数週間ぶりにリハビリも再開され，無理だと思っていた外泊の可能性まで出てきました．
　「もうがまんしないで，みんなに甘えることにしたの…」，「…」，「…」と，溢れるように自分の思いを語られるようになりました．1週間前とはほんとうに別人でした．そして何よりも周囲を驚かせたことは，病室に来るナースにも医師にも，口癖のように「ありがとう」を言われるようになったのです．それも，包み込むような温かい笑顔と共に.
　"自分を抑えて人に遠慮するのはやめよう．そのかわり，今の自分にできる精一杯の笑顔や言葉でみんなに感謝しよう"．きっとそのように決意されたのではないでしょうか.
　学会で3日間病院を留守にしたその翌日は日曜日でした．その日曜日の朝，自宅の私に「Iさんが敗血性ショックで危険な状態になった」という連絡が入りました．
　病室に駆けつけたときには，すでに家族はIさんを静かに取り囲んでいました．「岡田先生が来てくれたよ」とご主人が声をかけても，下顎呼吸のIさんからは何の反応もありません．その数分後でした．心電図モニターが急にフラットになりました．私の到着を待っておられたかのようなタイミングでした.
　モニターをみながら，学会に行く前日のあの「行ってらっしゃい！」というIさんの声を想い出していました．あの瞬間，「ひょっとして，これはお別れの言葉？」と心のどこかで予感していたことに気づいたのでした.
　Iさんのあの温かい笑顔と声．10年以上経った今でも，鮮やかに蘇ります．そしてその度に，体の芯から幸せな気分がジワーッと広がってくるのです.

各論

V 白血球減少症

スーパールール 白血球減少症の読み方・考え方

1. 白血球減少症と異型リンパ球をみたら，まずウイルス感染症を疑おう

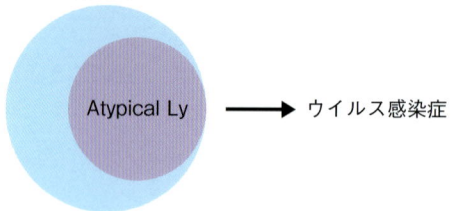

   WBC↓ Atypical Ly → ウイルス感染症

2. 鉄欠乏性貧血でも軽度の白血球減少をきたすことがある

   鉄欠乏性貧血 WBC↓

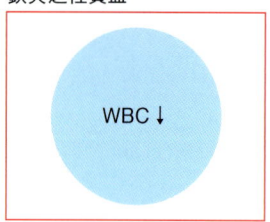

3. 感染症が非常に重症になると白血球減少症をきたすことがある

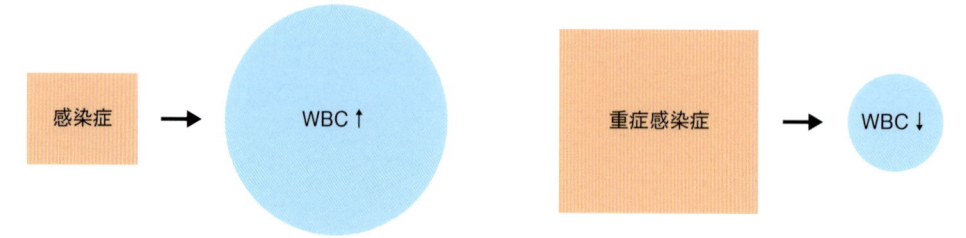

   感染症 → WBC↑　　　重症感染症 → WBC↓

表1　好中球減少症（好中球<1,500/μl）の原因

感染症	ウイルス感染症，重症感染症，腸チフスなど
薬剤	抗腫瘍剤，抗甲状腺薬など
自己免疫疾患	SLE，Felty症候群
血液疾患	鉄欠乏性貧血，再生不良性貧血，骨髄異形成症候群，急性白血病，巨赤芽球性貧血など
脾機能亢進症	肝硬変，Banti症候群

114

表2 リンパ球減少症（リンパ球<1,500/μl）の原因

感染症	HIV 感染症，結核
造血器疾患	再生不良性貧血，Hodgkin リンパ腫
薬剤	抗腫瘍剤，ステロイド，免疫抑制剤
その他	放射線照射，SLE

- それでは，白血球減少症のある4人の患者さんで血算から診断を考えてみましょう．

頻度★★☆　緊急度★☆☆　成人ではよく見逃されます

症例 1　紅斑，白血球減少

- 患者さんは37歳女性です．4日前から腰背部痛，38℃台の発熱あり，近医で白血球減少を指摘されて紹介受診されました．前腕と両下肢に境界不明瞭な淡い紅斑を認めます．
- そのときの血算です．

WBC	2,500
好中球	13.5
好酸球	5.5
好塩基球	2.0
リンパ球	62.0
単球	9.5
異型リンパ球	7.5
Hb	11.7
PLT	15.8 万

- 白血球は2,500/μlと確かに減少しています．特に好中球が13.5%とかなり減少しています．ヘモグロビンは11.7 g/dlと正常で，血小板は15.8万/μlと軽度低下しています．CRP，尿検査は正常でした．
- この白血球減少をどう考えればいいでしょうか．

Q1　白血球減少症の鑑別のポイントは？

WBC	2,500	
好中球	13.5	
好酸球	5.5	
好塩基球	2.0	
リンパ球	62.0	
単球	9.5	
異型リンパ球	7.5	これです
Hb	11.7	
PLT	15.8 万	

- ポイントは，異型リンパ球7.5%の出現と四肢の発疹です．よくきくと，8歳の娘さんも発疹が2週間ほど前から下肢にあり数日前には顔にも広がった由です．

Q2　一発診断は？

- ウイルス感染症，特にパルボウイルス感染症（伝染性紅斑）疑い．
- 発熱や発疹などから何らかの急性感染症が疑われ，白血球減少（好中球減少），異型リン

パ球とくれば，ウイルス感染症を最も疑います．
- ウイルス感染症で異型リンパ球が高度に増加していれば，EBV（Epstein-Barr virus）やCMV（cytomegalovirus）の急性感染症が疑われます．本例では，娘さんが同様の症状で顔にも発疹が広がったことから，急性パルボウイルス感染症（伝染性紅斑）の疑いが濃厚です．

Q3 パルボウイルス感染症を確定する検査は？

- ヒトパルボウイルス B19 IgM 抗体．
- 本例では，やはりヒトパルボウイルス B19 IgM 抗体陽性でした．なお，EBV や CMV のウイルス抗体価は既感染パターンでした．抗核抗体も陰性でした．

A 最終診断

- 伝染性紅斑（Erythema infectiosum）．

ワンポイントレッスン ▶ 好中球数と好中球減少をきたす疾患

1. 好中球数は，白血球数×％（分葉核球＋桿状核球）÷100 で計算する．
2. 好中球減少とは好中球数 1,500/μl 以下をいう．500/μl 以下なら容易に重症感染症に陥る．
3. 好中球減少をきたす主な疾患は，
   感染症：ウイルス感染症，重症感染症，腸チフスなど
   薬剤：抗腫瘍剤，抗甲状腺薬など
   自己免疫疾患：SLE，Felty 症候群
   血液疾患：鉄欠乏性貧血，再生不良性貧血，骨髄異形成症候群，急性白血病，巨赤芽球性貧血など
   脾機能亢進症：肝硬変，Banti 症候群

ワンポイントレッスン ▶ 伝染性紅斑（りんご病）

1. 学童期を中心とする小児に好発．別名がりんご病で頬部の紅斑が特徴的．
2. 両側頬部に蝶形〜楕円形の紅斑，四肢にレース膜様状・網目状紅斑を呈す．
3. 小児では前駆症状なく発疹が出現する．成人ではウイルス感染後 1 週間ほどで発熱，関節痛，鼻汁などの前駆症状を認めることがある．
4. 感染後 10〜14 日でヒトパルボウイルス B19 に対する IgM 抗体が陽性化．
5. 溶血性貧血患者では，骨髄無形成発作（aplastic crisis）を起こしうる．

ワンポイントイメージ ▶ りんご

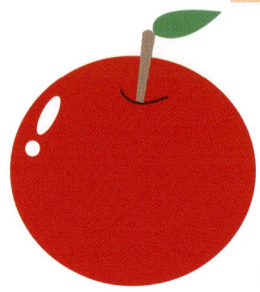

成人の伝染性紅斑（りんご病）は見逃しやすい．

V. 白血球減少症

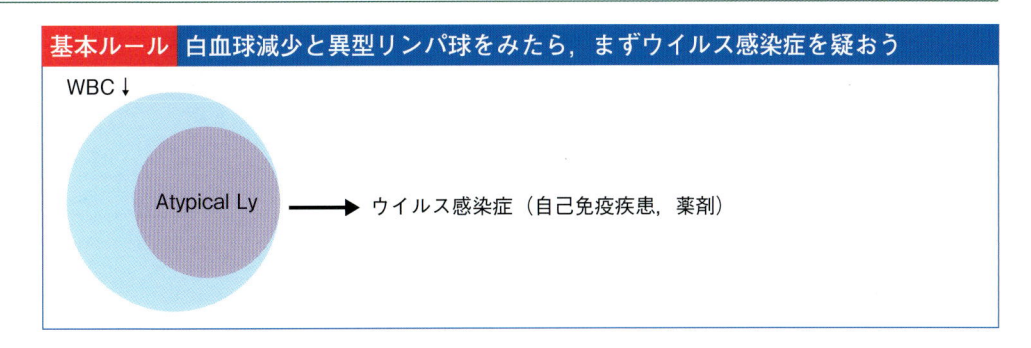

基本ルール	白血球減少と異型リンパ球をみたら，まずウイルス感染症を疑おう

WBC↓
Atypical Ly → ウイルス感染症（自己免疫疾患，薬剤）

頻度★★★　緊急度★★★　ほとんど見逃されています

症例 2 　下痢，白血球減少，血小板減少

- 患者さんは 30 歳男性です．1 週間ほど前から水様便と 38℃台の発熱あり，他院で感染性腸炎の診断で塩酸シプロフロキサシン（シプロキサン®）とアセトアミノフェン（カロナール®）を処方されています．解熱しましたが脱水状態となり当院に紹介受診されました．

- そのときの血算です．

WBC	1,700
好中球	51.0
好酸球	0.5
好塩基球	0.5
リンパ球	43.0
単球	3.0
異型リンパ球	2.0
Hb	14.8
PLT	5.7 万

- 白血球は 1,700/μl と減少し，血小板も 5.7 万/μl と減少しています．ヘモグロビンは 14.8 g/dl と正常です．CRP は 0.36 mg/dl とほぼ正常ですが，AST 176 IU/l，ALT 104 IU/l，LDH 592 IU/l の異常を認めました．

- 丁寧に問診すると，本人は MSM（men who have sex with men，男性同性愛者）であることがわかりました．もうここで，診断にピンときたでしょうか．

Q1　白血球減少の鑑別のポイントは？

WBC	1,700	
好中球	51.0	
好酸球	0.5	
好塩基球	0.5	
リンパ球	43.0	
単球	3.0	
異型リンパ球	2.0	これです
Hb	14.8	
PLT	5.7 万	

- ポイントは，異型リンパ球，下痢，肝障害，MSM です．
- 異型リンパ球からは何らかのウイルス感染症が最も考えられます．
- 下痢，肝障害からは，通常の感冒ではなさそうです．
- さらに問診すると，性行為に際して感染予防はしていないということであり，最後の性交渉は症状発現の約 2 週間前だったそうです．

Q2 一発診断は？

- 急性 HIV 感染症疑い．
- プロテクション不十分な MSM 患者に通常の感冒ではないウイルス感染症をみたら，まず急性 HIV 感染症が疑われます．

Q3 急性 HIV 感染症を確定する検査は？

- HIV 抗体，HIV-RNA．
- リスク行為から 1～2 か月以内では，HIV 抗体は陰性になることがあり，より早期に陽性になる HIV-RNA 検査も必要です．
- 本例では，HIV 抗体は陰性でしたが，HIV-RNA 1.0×10^6 コピー以上/ml．
- さらに CMV IgM 抗体も陽性であり，急性 CMV 感染症も判明．

A 最終診断

- 急性 HIV 感染症（Acute human immunodeficiency virus infection），急性 CMV 感染症（Acute cytomegalovirus infection）．
- 入院後 6 日目には無治療で臨床症状はほぼ消失し，白血球 $3,800/\mu l$，血小板 10.5 万/μl と改善．肝機能もほぼ正常化しました．

ワンポイントレッスン▶ 急性 HIV 感染症と急性 CMV 感染症

1. 性交渉が共通の感染経路となって，共感染することがある．
2. 両者の臨床症状は類似している．発熱，全身倦怠感，リンパ節腫脹，咽頭痛，関節痛，筋肉痛，嘔気，嘔吐，下痢など．
3. in vitro では，CMV が HIV の複製を促進させる．
4. 急性 HIV 感染症をみたら他の性感染症にも注意．淋病，クラミジア，梅毒，ヘルペス，尖圭コンジローマ，B 型肝炎，C 型肝炎などを約 30％で合併．

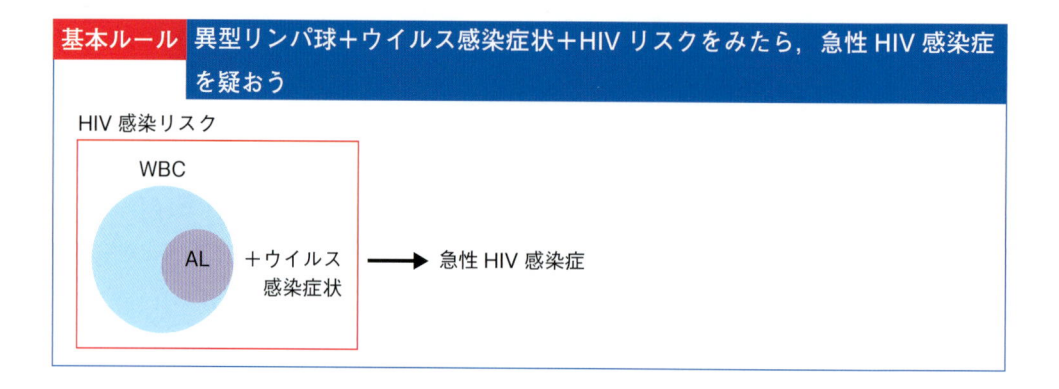

基本ルール　異型リンパ球＋ウイルス感染症状＋HIV リスクをみたら，急性 HIV 感染症を疑おう

HIV 感染リスク

WBC
AL ＋ウイルス感染症状 → 急性 HIV 感染症

V. 白血球減少症

頻度★★☆　緊急度★☆☆　見逃しても大丈夫な白血球減少です

症例 3　軽度の白血球減少，貧血

- 患者さんは32歳女性です．中学生の頃から貧血があったそうですが，最近特に疲れやすいということで受診されました．
- そのときの血算です．

WBC	2,800
好中球	62.5
好酸球	4.0
好塩基球	1.5
リンパ球	29.5
単球	2.5
Hb	6.5
MCV	60.6
PLT	22.7万

- 白血球が2,800/μlと明らかに減少し，ヘモグロビン6.5 g/dlとかなりの貧血があります．貧血の原因はわかりますね．

Q1　白血球減少と貧血の鑑別のポイントは？

WBC	2,800	
好中球	62.5	
好酸球	4.0	
好塩基球	1.5	
リンパ球	29.5	
単球	2.5	
Hb	6.5	
MCV	60.6	これです
PLT	22.7万	

- ポイントは，赤血球のサイズを示すMCV（平均赤血球容積）です．Ⅰ．赤血球減少（貧血）で何度も出てきましたね．MCVが60.6 fl（圏82.2〜100.0）と小さい，すなわち高度の小球性貧血です．

Q2　一発診断は？

- **鉄欠乏性貧血**です．月経のある女性で慢性的な小球性貧血ですから，まず鉄欠乏性貧血を考えます．
- 問題は，白血球減少が鉄欠乏性貧血だけで説明できるかです．答えはYesです．鉄欠乏性貧血が原因で白血球減少をきたすことはよく知られています．

Q3　白血球減少の原因が鉄欠乏性貧血であることを確定する検査は？

- 鉄欠乏性貧血の治療をして白血球が正常化することを確認することです．
- 本例ではフェリチンが0.5 ng/ml以下と高度に低下していました．明らかな鉄欠乏性貧血であり，鉄剤をすぐに開始しました．1か月後には白血球4,600/μl，ヘモグロビン9.2 g/dl，4か月後には白血球5,900/μl，ヘモグロビン14.2 g/dlと白血球もヘモグロビンも正

各論

常化しました．

A 最終診断

- 鉄欠乏性貧血による白血球減少症（Leukocytopenia due to iron deficiency anemia）．

ワンポイントレッスン ▶ 鉄欠乏性貧血での白血球数と血小板数
1. 鉄欠乏性貧血があると白血球数は正常または軽度減少する．ただし，活動性の出血があれば反応性に増加する．
2. 特に好中球が減少し，少数の過分葉好中球を認めることがある．
3. 血小板は軽度増加することが多いが，重症貧血では減少傾向になる．

ワンポイントイメージ ▶ 鉄欠乏性貧血と正常の赤血球

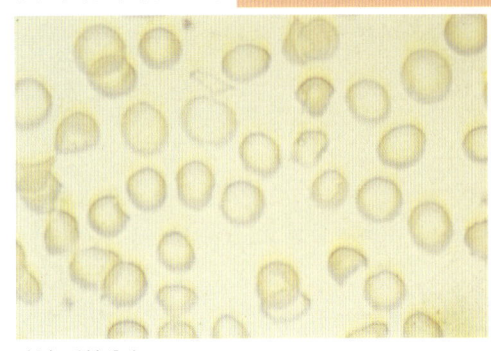

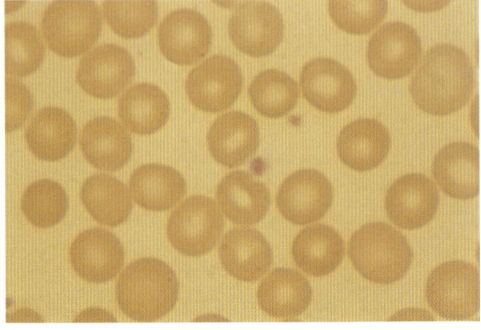

鉄欠乏性貧血．
大小不同，菲薄化，低色素性あり．

正常赤血球．
central pallor（中央の白い部分）が直径の 1/3．

〔岡田 定，西原崇創（編）：内科レジデントアトラス．p 218，医学書院，2001〕

基本ルール　鉄欠乏性貧血が原因で軽度の白血球減少症をきたすことがある

鉄欠乏性貧血

WBC↓

頻度★☆☆　緊急度★★★　逆説的な白血球減少です

症例 4 肺炎，高度白血球減少

- 患者さんは63歳女性です．軽症の再生不良性貧血があり少量のステロイド治療をしていました．3日前から咳嗽，喀痰，発熱があり，当日になり呼吸困難，意識障害も出現し緊急入院になりました．

2か月前の血算
WBC　　　　2,800
　好中球　　　57.3
　好酸球　　　　0
　　　　　（つづく）

→

入院時の血算
WBC　　　　　200
　骨髄球　　　2.0
　後骨髄球　　2.0
　　　　　（つづく）

(つづき)	
好塩基球	0
リンパ球	29.9
単球	12.8
Hb	14.6
PLT	17.4万

→

(つづき)	
桿状核球	2.0
分葉核球	14.0
好酸球	0
好塩基球	0
リンパ球	77.0
単球	3.0
Hb	11.2
PLT	11.4万

- 入院時の血算では，白血球が200/μlと著明に減少しています．ヘモグロビンは11.2 g/dl，血小板も11.4万/μlと前回よりもやや減少しています．CRPは35.96 mg/dlと高度に増加．胸部X線では明らかな肺炎像を認めました．

ワンポイントイメージ▶ 入院時胸部X線

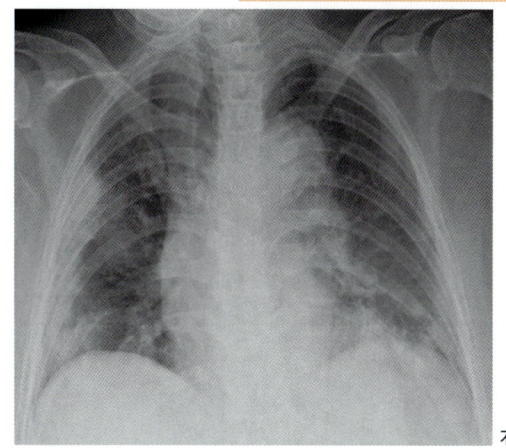

右の中下肺野の外側，左の下肺野に浸潤影を認める．

Q1 高度白血球減少症の鑑別のポイントは？
- ポイントは，基礎疾患の再生不良性貧血と重症感染症（肺炎）です．

Q2 一発診断は？
- **重症感染症（肺炎）による白血球減少症．**
- 感染症があると通常白血球，特に好中球は増加します．しかし，非常に重症な感染症や基礎疾患に骨髄不全があると，白血球（好中球）は逆に減少します！

Q3 白血球減少症の原因が重症感染症であることを確定する検査は？
- 肺炎の改善後に白血球の回復を確認することです．
- 本例では，抗菌薬を中心とした集中治療により肺炎は急速に改善しました．20日後には，白血球2,100/μl，ヘモグロビン11.2 g/dl，血小板24.4万/μlとほぼ以前の血算にまで回復しました．

A 最終診断
- 重症感染症（肺炎）による白血球減少症（Leukocytopenia due to severe infection；pneu-

monia），再生不良性貧血（Aplastic anemia）．

> **ワンポイントレッスン ▶ 感染症と好中球数**
> 1. 細菌感染症では通常，好中球は増加する．
> 2. しかし，非常に重症な感染症では好中球は逆に減少する．
> 3. 好中球減少を伴う主な感染症は，
>   **ウイルス感染症**：HIV 感染症，EBV 感染症，A 型肝炎ウイルス感染症，ウイルス性発疹症（麻疹，風疹，伝染性紅斑など）
>   **細菌感染症**：結核（重症肺結核，粟粒結核），腸チフス，赤痢，ブルセラ症，野兎病
>   **原虫感染症**：マラリア
>   **リケッチア感染症**：ツツガムシ病，日本紅斑熱

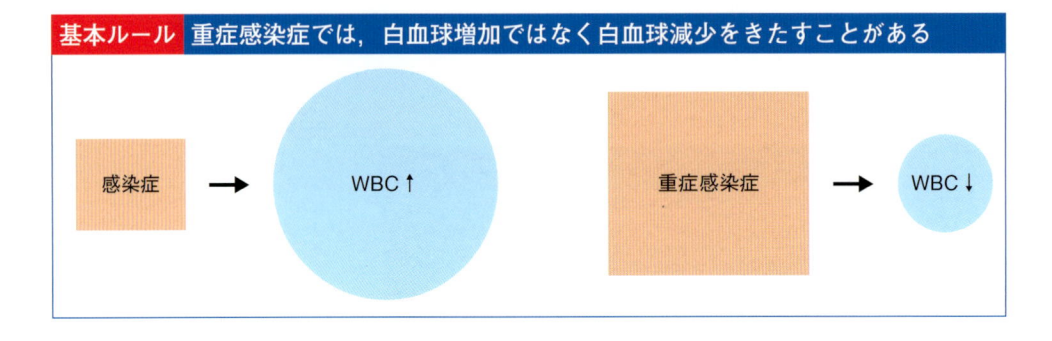

基本ルール 重症感染症では，白血球増加ではなく白血球減少をきたすことがある

感染症 → WBC↑　　　重症感染症 → WBC↓

ちょっと休憩

消化管出血？

　30年近い前のお話です.
　私は研修医の3年目で結婚しましたが,結婚してまだ間もない頃です.妻が婦人科に受診し鉄欠乏性貧血と診断されて,鉄剤をもらってきました.その数日後のことです.「黒い便が出た」と言うのです.「胃の調子も悪い」と.
　内科研修医の3年目ともなれば,すでに多くの消化管出血の患者さんをみています.「さては消化管出血かもしれない」とちょっと心配になり,妻にはその思いを伝えました.
　そしてまたその数日後,妻は婦人科の再診を受けて,すごすごと帰ってきました.主治医に「消化管出血ではないでしょう.便が黒いのは鉄剤のためですよ」,「ご主人はそのことを知らなかったの？」と言われたというのです.
　そうなんです.正直に言えば,当時,私は鉄剤で便が黒くなることを知らなかったのです.研修医3年目ともなれば当然知っておくべき常識のはずなんですが.
　「自分の夫は内科の医者なのにそんなことも知らない」と,結婚数か月にして私の医師としての面目は丸つぶれになりました.
　医師として4年目になり,専門科として血液内科を選びました.あれから30年近い時間が経過しました.血液内科の専門医として,鉄欠乏性貧血の患者さんは,1,000人以上は診ていると思います.そして「鉄剤を飲むと便が黒くなりますが,鉄分の色ですから心配いりませんよ」と,それこそ1,000回以上説明したことでしょう.
　でも,あのときまで鉄剤で便が黒くなることは本当に知らなかったのです.そんな基本的なことなのに.
　思い返せば,何も鉄剤の副作用だけではありません.ごく基本的な医学知識のはずなのにそれを知らないでいる自分にハタと気がつく,そんな冷や汗の瞬間は何度もありました.
　「あのときはあんなことも知らなかった」.妻には,その後も何度も冷やかされました.その度に,シュンとなって,自分の至らなさを自戒させられるのです.

各論

VI 血小板減少症

スーパールール 血小板減少症の読み方・考え方

1. 血小板減少症をきたす機序は，①骨髄での産生低下，②末梢での破壊亢進，③脾臓での貯蔵の3つである（図，表）

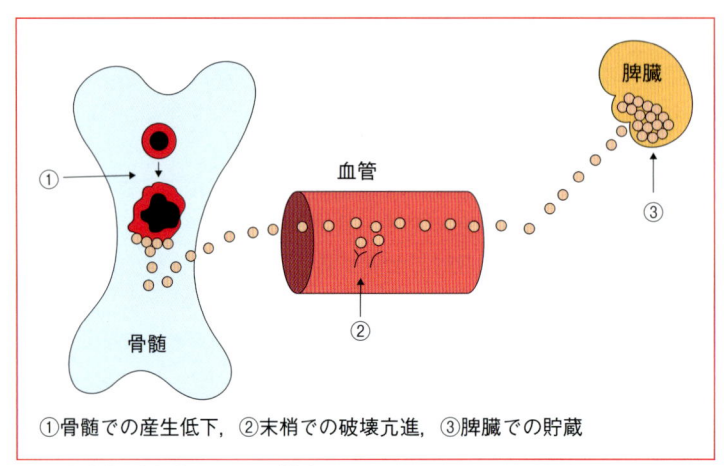

図 血小板減少症の3つの機序

〔岡田 定：血液疾患．五十嵐正男，福井次矢（編）：エキスパート外来診療，p 275，医学書院，2008〕

表 血小板減少症をきたす疾患

骨髄での産生低下（無効造血を含む）	急性白血病，再生不良性貧血，巨赤芽球性貧血，骨髄異形成症候群，抗癌剤や放射線照射の副作用，癌の骨髄転移，肝硬変，先天性血小板減少症
末梢での破壊亢進 免疫学的機序	特発性血小板減少性紫斑病，全身性エリテマトーデス，薬剤性血小板減少症，輸血後紫斑病
非免疫学的機序	播種性血管内凝固症候群，血栓性血小板減少性紫斑病，溶血性尿毒症症候群
脾臓での貯蔵	肝硬変，Banti症候群，Gaucher病

2. 血小板高度減少＋白血球・赤血球正常なら，まず特発性血小板減少性紫斑病を疑おう

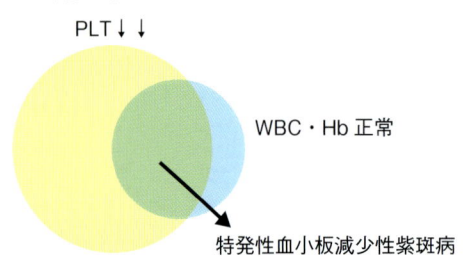

PLT↓↓

WBC・Hb 正常

→ 特発性血小板減少性紫斑病

3. 出血傾向のない血小板減少症をみたら，まず偽性血小板減少症を疑おう

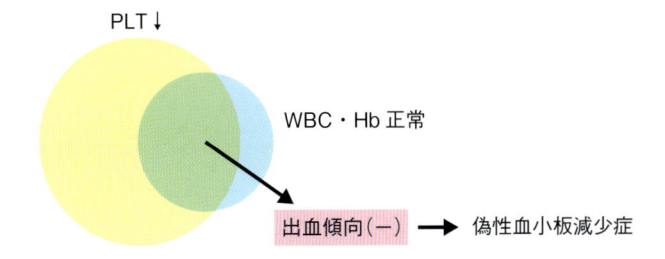

PLT↓

WBC・Hb 正常

出血傾向(－) → 偽性血小板減少症

4. 肝硬変→脾腫(脾機能亢進症)→血小板減少を見逃さないようにしよう

5. 血小板減少＋FDP（D-ダイマー）増加なら，まず播種性血管内凝固（DIC；disseminated intravascular coagulation）を疑おう

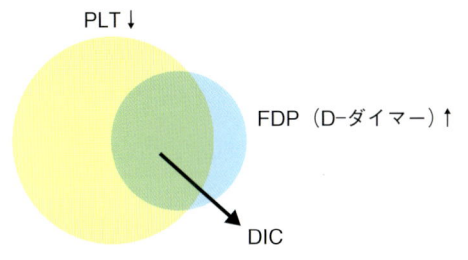

PLT↓

FDP（D-ダイマー）↑

DIC

- それでは，血小板減少症のある 7 人の患者さんで血算から診断を考えてみましょう．

頻度★★☆　緊急度★★★　決してまれではありません

症例 1　高度の血小板減少

- 患者さんは生来健康な 31 歳女性です．1 か月前から右前腕に点状出血，紫斑が出現し，徐々に全身に拡大．3 日前には鼻出血もあり救急外来を受診されました．
- そのときの血算です．

WBC	4,800
Hb	13.2
PLT	1.0 万

- 血小板が 1.0 万/μl と高度に減少していますね．全身の出血傾向はこのためですね．このときの凝固検査，生化学検査には異常ありませんでした．

Q1 血小板減少症の鑑別のポイントは？

WBC	4,800
Hb	13.2
PLT	1.0 万

これです

- ポイントは，血小板は高度に減少していますが，白血球・赤血球が正常なことです．診断はピンときましたか．

Q2 一発診断は？

- 特発性血小板減少性紫斑病（ITP；idiopathic thrombocytopenic purpura）です．基礎疾患がなさそうで，白血球・赤血球が正常で血小板だけが高度に減少していれば，まずITPを考えます．

Q3 ITPを確定する検査は？

- 1つの検査だけでITPと確定することはできません．
- ITPの診断は，①出血症状がある，②血小板減少があって白血球・赤血球は正常，③骨髄で巨核球が正常または増加し，赤芽球・顆粒球が正常，④血小板減少をきたす疾患が否定できる，によって行います．したがって，ITPを疑うことは容易ですが確実に診断するとなると，特に④の除外診断は大変です．
- ITPでPAIgG（platelet associated IgG）が高値になることは有名ですが，診断の参考にはなっても特異的な所見ではありません．
- 本例の骨髄所見はITPとして典型的で，各種検査でも血小板減少をきたす他の疾患は否定的でした．

A 最終診断

- 特発性血小板減少性紫斑病（Idiopathic thrombocytopenic purpura；ITP）．

ワンポイントレッスン▶ 血小板減少をきたす3つの機序（ワンポイントイメージ参照）

1. 血小板減少をきたす3つの機序は，①骨髄での産生低下，②末梢での破壊亢進，③脾臓での貯蔵．要するに，①作っていない，②作っても壊される，③脾臓にプールされてしまうか．
2. ITPの場合は，②の（免疫学的機序による）末梢での破壊亢進．

ワンポイントレッスン▶ 血小板減少症をきたす主な疾患

1. 骨髄での産生低下（無効造血を含む）
   急性白血病，再生不良性貧血，巨赤芽球性貧血，骨髄異形成症候群，抗癌剤や放射線照射の副作用，癌の骨髄転移，肝硬変，先天性血小板減少症
2. 末梢での破壊の亢進
   a. 免疫学的機序：特発性血小板減少性紫斑病，全身性エリテマトーデス，薬剤性血小板減少症，輸血後紫斑病
   b. 非免疫学的機序：血栓性血小板減少性紫斑病，溶血性尿毒症症候群，播種性血管内凝固症候群
3. 脾臓での貯蔵
   肝硬変，Banti症候群，Gaucher病

ワンポイントレッスン▶ 幼若血小板比率（IPF；immature platelet fraction）

1. 幼若血小板とは，骨髄から放出直後の血小板であり骨髄での血小板産生能を反映する．
2. したがって，ITPで増加し，化学療法や幹細胞移植後の血小板造血回復の早期指標になる．
3. 自動血球分析装置で計測可能であり，今後一般化すると思われる．

Ⅵ. 血小板減少症

ワンポイントイメージ ▶ 血小板減少症の3つの機序

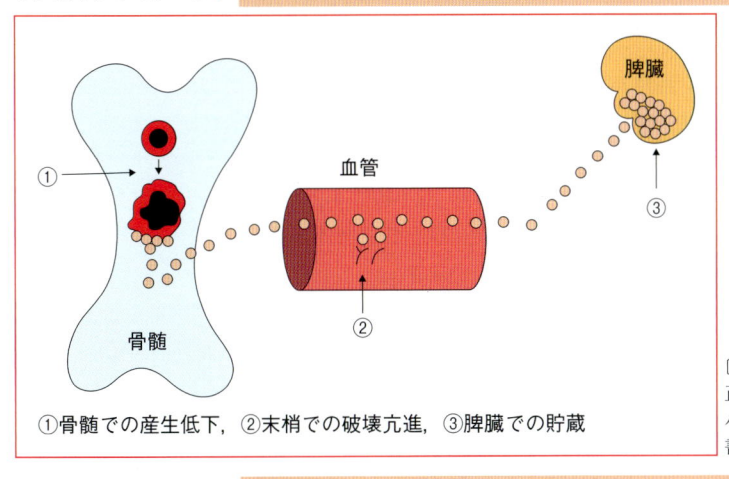

①骨髄での産生低下, ②末梢での破壊亢進, ③脾臓での貯蔵

〔岡田　定：血液疾患．五十嵐正男, 福井次矢(編)：エキスパート外来診療, p275, 医学書院, 2008〕

ワンポイントイメージ ▶ 特発性血小板減少性紫斑病の紫斑（下腿）

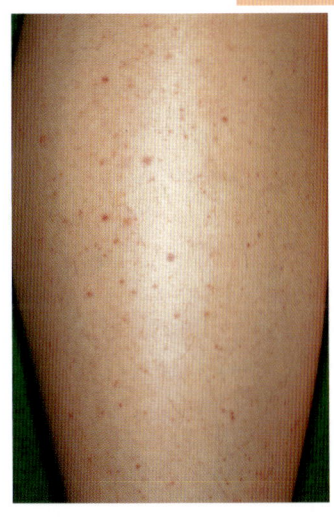

浸潤を触れず紅斑もない, すなわち血管炎を伴わない紫斑.

〔衛藤　光：皮膚・粘膜アトラス．岡田　定, 西原崇創(編)：内科レジデントアトラス．p 16, 医学書院, 2001〕

基本ルール　白血球・赤血球正常で血小板の高度減少をみたら, まず ITP を疑おう

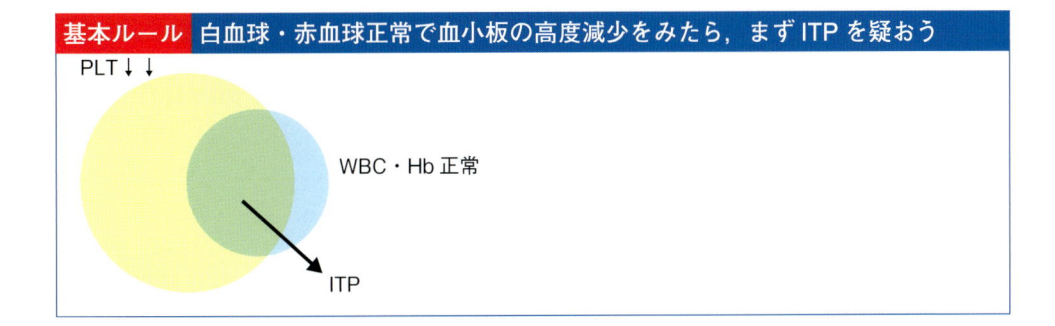

PLT↓↓　　WBC・Hb 正常　　ITP

各論

> ちょっと休憩
>
> ## ITP の HP 除菌療法
>
> 　1977 年，当時 40 歳だった K さんは月経過多と皮下出血があり，当院血液内科に受診されました．私の前任者によって特発性血小板減少性紫斑病（ITP）と診断され，同時に子宮筋腫も判明しました．
>
> 　プレドニン®が開始されましたが，血小板は 1 万/μl 前後から改善はなく，過多月経により貧血も進行するようになりました．ステロイド不応性の ITP という判断で，1985 年には脾臓および子宮の摘出術がなされています．
>
> 　脾摘後はプレドニンの中止が可能になったようですが，血小板 1 万/μl 前後の高度の血小板減少が続くことに変わりありませんでした．K さんの強い希望もあって，プレドニンは再開しないで経過がみられていました．
>
> 　1993 年，K さんが 56 歳のときに，私が主治医となりました．四肢，体幹のいたるところに著明な紫斑がありました．でも幸いなことに，大量の消化管出血や脳出血など致命的な出血は免れていました．
>
> 　当時も，ITP に対するさまざまな治療オプションはありましたが，ステロイド，脾摘，大量 γ グロブリンを除けば効果的な治療は見当たりませんでした．それでも，あまり副作用のなさそうな治療をいくつか試してみました．でもどれもが無効であり，K さんの体から紫斑が消える日はなかったのです．
>
> 　2001 年，Blood 誌に G. Emilia らによる ITP に対する *Helicobacter pylori* 除菌療法が報告されました．ITP 患者で *H. pylori* 除菌に成功した 6/12（50％）で血小板が有意に増加し，5 人は 6 か月以上血小板の再減少はなかったという報告です．
>
> 　"ピロリ菌の除菌で ITP がよくなる！？"ちょっと信じられないような話だと思いました．でも，ピロリ菌の除菌だけで血小板が増えるならと，ピロリ菌陽性であった K さんにこの治療を試みることにしました．
>
> 　その前後の血算です．
>
> | ピロリ菌除菌直前 | | 除菌 2 週間後 | |
> |---|---|---|---|
> | WBC | 5,600 | WBC | 5,300 |
> | Hb | 12.2 | Hb | 13.0 |
> | PLT | 0.9 万 | PLT | 6.6 万 |
>
> 　いいでしょうか．ピロリ菌の除菌によって，血小板は 2 週間で 0.9 万/μl から 6.6 万/μl に一気に増加したのです．1 か月後は 9.0 万/μl でした．血小板 6.6 万/μl や 9.0 万/μl というのは，K さんにとっては過去 24 年間一度もなかった夢のような数値です．そして，除菌療法後 1 か月にして，24 年間体中にまとわりついていた紫斑は嘘のように消えてしまったのです．
>
> 　2010 年 10 月現在，73 歳になられた K さんの血小板は 7.2 万/μl です．2010 年にはやっと ITP に対してピロリ菌除菌療法が保険適応になりました．
>
> 　24 年間の高度の血小板減少，ピロリ菌除菌一発で解決．考えさせられますね．

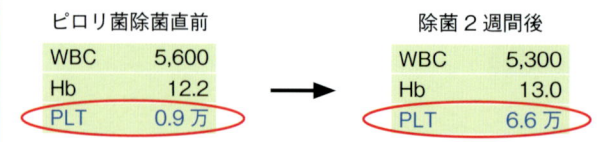

症例 2 変動する血小板減少

頻度★★☆　緊急度★☆☆　よくだまされます

- 患者さんは 30 歳男性です．血小板が，4 か月前が 15.7 万/μl，1 か月前が 4.4 万/μl，1 週間前が 6.3 万/μl と低下を指摘され，紹介受診．出血傾向はありません．前医での 1 週間前の血算です．

WBC	6,000
Hb	14.6
PLT	6.3 万

- 白血球とヘモグロビンは正常ですが，血小板減少があるようです．

Q1 血小板減少の鑑別のポイントは？

WBC	6,000
Hb	14.6
PLT	6.3 万

（WBC 6,000 と Hb 14.6 が赤丸で囲まれ「これです」と注釈）

- ポイントは，白血球と赤血球は正常ということと血小板減少があるのに出血傾向を認めないことです．これはどういうことでしょうか．

Q2 一発診断は？

- **偽性血小板減少症**です．4.4 万～6.3 万/μl の血小板減少があるのに出血傾向が全くないというのは，真の血小板減少症ではなく偽性血小板減少症が疑わしいということです．血小板減少の程度が 4.4 万～15.7 万/μl と大きく変動するのも変ですね．

Q3 偽性血小板減少症を確定する検査は？

- EDTA で採血した血液のスメアで血小板凝集を確認する．EDTA 以外の抗凝固剤で採血して測定する．
- 本例では，ワンポイントイメージのような血小板凝集を認めました．ヘパリンの入った採血管で測定すると，PLT 27.3 万/μl と全く正常値でした．

A 最終診断

- 偽性血小板減少症（Pseudothrombocytopenia）．

ワンポイントレッスン ▶ 偽性血小板減少症

1. 採血後の採血管内で抗凝固剤の EDTA が原因で血小板凝集を生じるために，器械で血小板数を測定すると実際よりも低くカウントされる現象．
2. 凝集は血小板が EDTA に接触数分以内に生じて 60～90 分で最大となる．したがって採血後の測定時間によって血小板数は大きく変動する．
3. 約 1,000 人に 1 人とかなり多い．病的意義はないと考えられている．

ワンポイントイメージ ▶ 血小板凝集（末梢血）

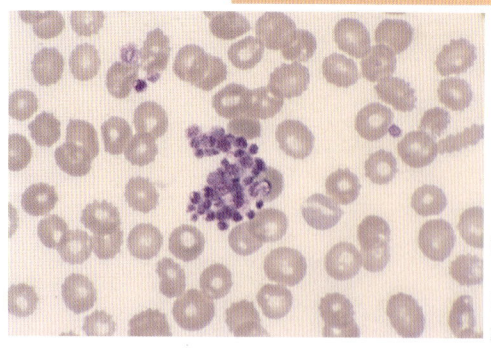

採血後の採血管内で血小板がこのように凝集すると，実際よりも低くカウントされてしまう．
〔岡田 定，西原崇創（編）：内科レジデントアトラス．p 229，医学書院，2001〕

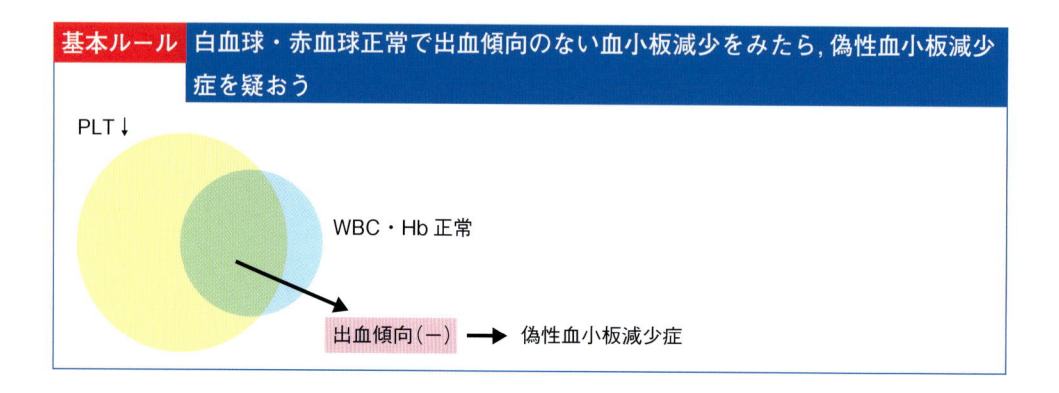

基本ルール　白血球・赤血球正常で出血傾向のない血小板減少をみたら，偽性血小板減少症を疑おう

PLT↓　WBC・Hb 正常　出血傾向（−）→ 偽性血小板減少症

頻度★★☆　緊急度★★☆　比較的多い疾患です

症例 3　軽症再生不良性貧血，急な血小板減少

- 患者さんは 88 歳女性です．1 年前に軽症の再生不良性貧血と診断し無治療で経過観察中でした．白血球は 5,000〜6,000/μl，ヘモグロビンは 10 g/dl 前後，血小板は 7 万〜10 万/μl で安定していましたが，1 週間ほど前から皮膚の痒みがあり外来を受診されました．四肢を中心に皮膚が潮紅し，多発性の紫斑を認めます．
- そのときの血算です．

WBC	7,400
分葉核球	48.0
好酸球	18.5
好塩基球	1.0
リンパ球	27.0
単球	5.5
Hb	9.8
PLT	1.0 万

- 血小板が急に 1.0 万/μl と著明に減少しています．多発性の紫斑は血小板減少のためでしょう．白血球は 7,400/μl でいつもよりやや増加，ヘモグロビンはいつもと同じです．

VI．血小板減少症

Q1 血小板減少の鑑別のポイントは？

WBC	7,400
分葉核球	48.0
好酸球	18.5　これです
好塩基球	1.0
リンパ球	27.0
単球	5.5
Hb	9.8
PLT	1.0万

- ポイントは，好酸球18.5％の増加と四肢を中心とした皮膚の潮紅です．よく聞くと2か月ほど前から他院でアロプリノール（ザイロリック®）とフラボキサート塩酸塩（ブラダロン®）が開始されていたということです．おわかりですね．

Q2 一発診断は？

- 薬剤性血小板減少症疑い．
- 新たな薬の服用，その後の紅皮症，血小板減少，好酸球増加とくれば，薬剤性血小板減少症が強く疑われます．

Q3 薬剤性血小板減少症を確定する検査は？

- 確定することは困難ですが，①薬剤が血小板減少に先行して使用され，その中止によって血小板数が回復する，②血小板減少を起こすほかの原因が除外できる，③薬剤の再使用によって血小板減少が再発するなどで診断されます．

A 最終診断

- 薬剤性血小板減少症（Drug induced thrombocytopenia）．
- 本例では，ザイロリック®とブラダロン®を中止してプレドニゾロン（プレドニン®）1 mg/kgを開始し，3週間後には血小板は8.7万/μlといつものレベルまで回復しました．

ワンポイントレッスン ▶ 薬剤性血小板減少症

1. 年間発症率は10万人に1人程度と報告されているが，実際にはもっと多いと推測される．
2. 薬剤によって血小板減少が起こる機序として，①血小板産生の抑制と②非免疫機序による血小板の破壊がある．
3. よく知られている原因薬剤として，①ヘパリン，②キニン，キニジン，③抗リウマチ薬，④抗菌薬，⑤抗けいれん薬，⑥H_2ブロッカー，⑦鎮痛薬，⑧利尿剤，⑨抗癌剤，免疫抑制薬などがある．
4. 薬剤の影響による血液異常としては，①薬剤性血小板減少症と同様に，②薬剤性好中球減少症，③薬剤性汎血球減少症も問題になる．

血小板減少症

各 論

ワンポイントイメージ ▶ 巨核球（骨髄）

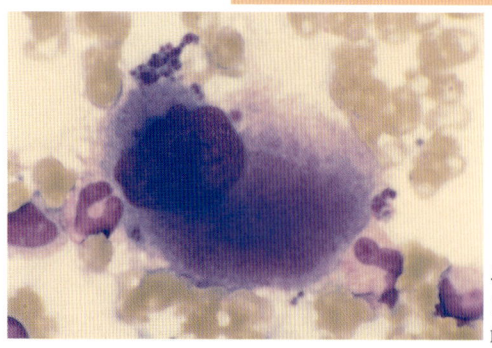

血小板を産生している巨大な細胞である．
〔岡田　定，西原崇創（編）：内科レジデントアトラス．p 192, 医学書院, 2001〕

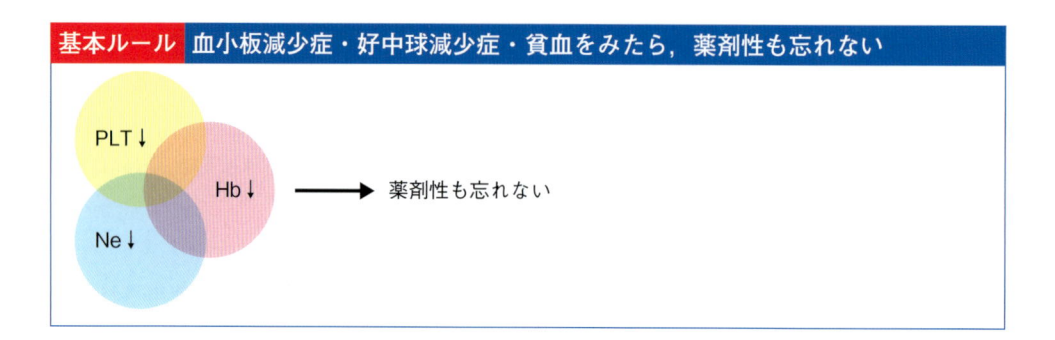

基本ルール　血小板減少症・好中球減少症・貧血をみたら，薬剤性も忘れない

PLT↓　Hb↓　Ne↓　→　薬剤性も忘れない

頻度★★☆　緊急度★☆☆　実は誤診していました

症例 4　年単位で進行する血小板減少

- 患者さんは47歳男性です．数年前から徐々に血小板減少が進行するということで紹介受診．糖尿病もありましたが自覚症状はありません．
- そのときの血算です．

WBC	4,600
分葉核球	61.0
好酸球	1.0
好塩基球	0
リンパ球	31.0
単球	7.0
Hb	16.2
PLT	9.9 万

- 白血球，赤血球は正常ですが，血小板が9.9万/μl と減少しています．

Q1　血小板減少症の鑑別のポイントは？

WBC	4,600	← これです
分葉核球	61.0	
好酸球	1.0	
好塩基球	0	

（つづく）

（つづき）

リンパ球	31.0
単球	7.0
Hb	16.2 　これです
PLT	9.9万

- ポイントは，白血球は分画を含めて正常で赤血球も正常であり，血小板のみが減少していることです．

Q2 一発診断は？

- **特発性血小板減少性紫斑病（ITP）疑い**です．血液生化学検査では腎機能・肝機能は正常で，凝固線溶系も正常，抗核抗体陰性，PAIgG は 138.2 ng/10^7 cells（図9～25）↑でした．骨髄検査では巨核球数は正常で赤芽球系・顆粒球系にも異常を認めませんでした．ITP として矛盾はしません．
- 無治療で経過をみましたが，血小板は 7 万～9 万/μl で推移しました．
- そして初診から 2 年後のことです．上部消化管内視鏡をする機会があったのですが，なんということでしょう，食道静脈瘤がみつかったのです．

Q3 一発診断は？

- **肝硬変→門脈圧亢進症→脾機能亢進症→血小板減少症**です．
- 食道静脈瘤があるということは，おそらく肝硬変があってそれに伴う門脈圧亢進症があり，脾機能亢進症による血小板減少症と考えられます．

Q4 肝硬変，脾腫を確定する検査は？

- **腹部 CT**．内視鏡に続いて施行された腹部 CT では，確かに肝硬変の所見や脾腫が認められました．

ワンポイントイメージ ▶ 腹部 CT

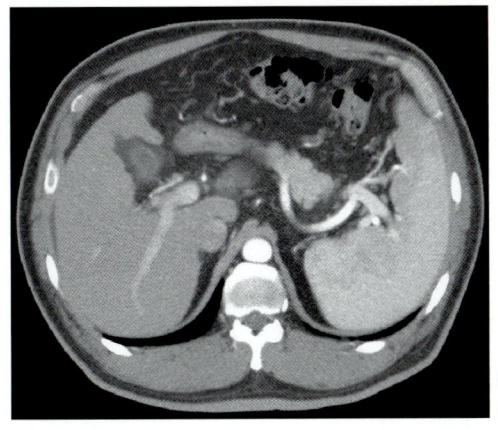

明らかな脾腫があり肝臓には軽度の deformity がある．

- 反省すべきことは，初診時に肝臓や脾臓の画像検査をしていなかったことです．
- ITP と診断するためには血小板減少をきたす他疾患を否定する必要がありますが，血液検査だけでは肝疾患は否定できていなかったのです．

各論

- 血小板減少の原因を ITP と考えていましたが，実は肝硬変だったのです．

A 最終診断

- 肝硬変に伴う血小板減少症（Thrombocytopenia due to liver cirrhosis）．

ワンポイントレッスン▶ 発性血小板減少性紫斑病（ITP）と誤診しやすい疾患

1. EDTA 依存性偽性血小板減少症：実際には血小板減少はないのに，採血後採血管内で血小板が凝集するために偽って血小板減少とカウントされる．当然，出血傾向はない．抗凝固剤の変更によって正常値が得られることが多い．
2. 肝硬変：脾腫を伴い脾機能亢進症のために血小板減少をきたす．
3. 薬剤性血小板減少症：当初 ITP と診断された 343 例中 23 例（7%）は，後で薬剤性血小板減少症だったという報告もある．
4. 慢性の代償性 DIC：大動脈瘤や大動脈解離などが原因で起こる慢性の DIC．凝固線溶検査で異常を認める．
5. SLE：血小板減少症が SLE の初発所見の場合は，ITP と誤診しやすい．しばらく経過して ITP ではなく SLE だったということになる．
6. 先天性血小板減少症：Bernard-Soulier 症候群，May-Hegglin 症候群などまれな疾患．血小板数は小児期からほぼ一定．疑わないと見逃しやすい．

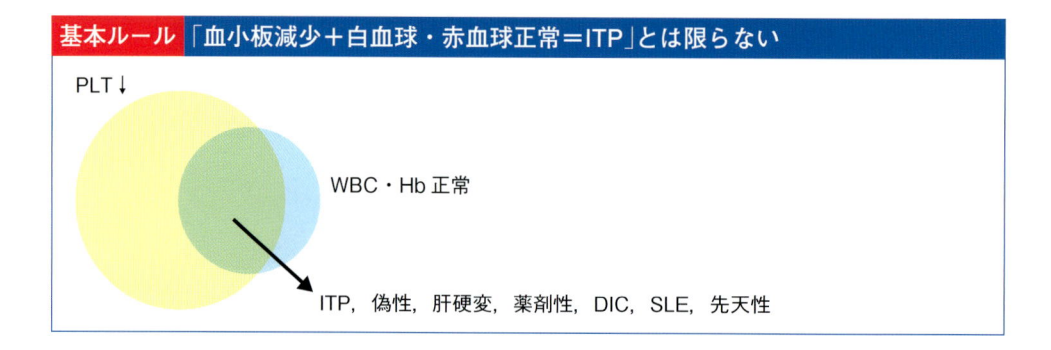

基本ルール　「血小板減少＋白血球・赤血球正常＝ITP」とは限らない

PLT↓

WBC・Hb 正常

→ ITP，偽性，肝硬変，薬剤性，DIC，SLE，先天性

頻度★★☆　緊急度★★★　とても重篤な疾患です

症例 5　腰痛，血小板減少

- 患者さんは 66 歳女性です．3 か月ほど前から腰痛あり，他院での CT で多発性の骨転移が疑われ紹介受診されました．口腔内に粘膜下出血，全身性に多発性の紫斑があります．そのときの血算です．

WBC	7,200
骨髄球	1.5
後骨髄球	1.5
桿状核球	2.5
分葉核球	61.5
好酸球	0
好塩基球	1.5
リンパ球	21.0
単球	10.5
Hb	11.4

（つづく）

(つづき)

MCV	83.4
PLT	7.7万

- 白血球は7,200/μl, ヘモグロビンは11.4 g/dl と正常ですが, 血小板が7.7万/μl と明らかに減少しています. Cr 0.76 mg/dl, AST 27 IU/l, ALT 24 IU/l は正常でした. 血小板減少をどう考えますか.

Q1 血小板減少症の鑑別のポイントは？

WBC	7,200
骨髄球	1.5 ← これです
後骨髄球	1.5
桿状核球	2.5
分葉核球	61.5
好酸球	0
好塩基球	1.5
リンパ球	21.0
単球	10.5
Hb	11.4
MCV	83.4
PLT	7.7万

- 血算のポイントは, 骨髄球や後骨髄球などの幼若な好中球の出現です. これは骨髄に何らかの重大な病態があることを示唆しています. そしてもっと重大なポイントは, 口腔内・全身皮膚に高度の出血傾向があり, 血小板7.7万/μl 程度の血小板減少だけではこれほどの出血傾向は説明できないということです.

Q2 一発診断は？

- **播種性血管内凝固症候群**(DIC；disseminated intravascular coagulation)です.
- 血小板減少症だけでこれほど高度の出血傾向が生じるためには, 血小板は2万/μl 以下の高度の減少があるはずです. したがって, 血小板減少だけでなく凝固・線溶異常の合併を考える必要があります.
- 病歴から多発性の骨転移があり進行癌が疑われますから, まずDICを疑います.

Q3 DICを確定する検査は？

- DICの原因となる基礎疾患の検索, 凝固線溶検査.
- 上部消化管内視鏡により胃癌が判明. 胸腰椎MRIで多発転移巣を認めました.

ワンポイントイメージ ▶ 胃癌（低分化腺癌）

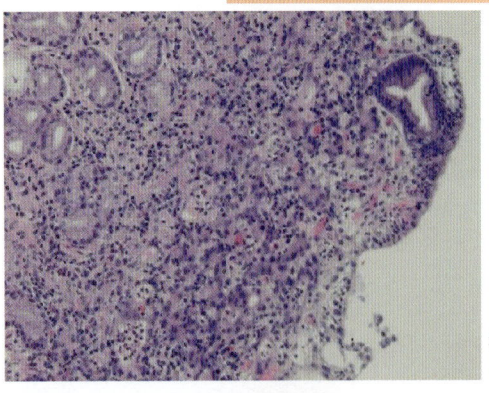

核が腫大した異型上皮細胞が不規則な結合性を示し，粘膜固有層内に浸潤．signet-ring cell も混在．

ワンポイントイメージ ▶ 胸腰椎 MRI

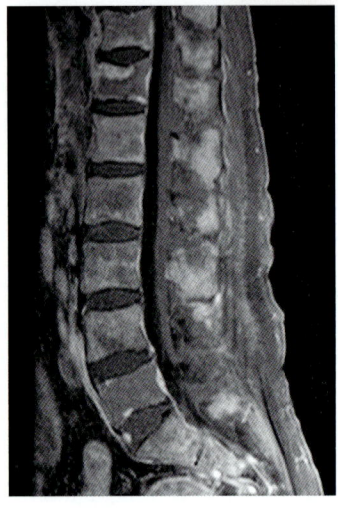

胸腰椎から仙椎にかけてびまん性の骨硬化性骨転移病変を認める．

- PT-INR 1.25，APTT 34.4 秒，FBG 316.0 mg/dl，FDP 168.0 μg/ml（基 0～5.0）↑，D-ダイマー13.0 μg/ml（～1.0）↑．FDP，D-ダイマーの著明な高値があり，DIC と診断されます．
- 骨髄検査により胃癌の骨髄転移も判明しました．末梢血に骨髄球や後骨髄球などの幼若な好中球が出現していたのは骨髄転移のためと思われます．

A 最終診断

- 多発性の骨・骨髄転移を伴う胃癌（Gastric cancer with multiple bone and bone marrow metastasis），DIC（Disseminated intravascular coagulation）．

ワンポイントレッスン ▶ DIC の診断基準（松田）

DIC の診断基準は厚生省（当時）の診断基準が一般的．本診断基準は血小板減少と FDP 増加がポイント．

FDP	血小板		
	10万未満	10万～15万	15万以上
10 μg/ml 以上 20 μg/ml 未満	DIC の疑いが強い	DIC かもしれない	
20 μg/ml 以上 30 μg/ml 未満	DIC	DIC の疑いが強い	DIC かもしれない
30 μg/ml 以上	DIC	DIC	DIC の疑いが強い

(注)・3～5日以内の FDP の著増，血小板数の著減は DIC の疑いが強い．
　　・D-ダイマーは FDP と同義．
　　・血小板産生低下のみられる例では FDP のみが参考となる．
　　・重症感染症で，肝機能障害，血清蛋白低下がないのにフィブリノゲンが正常であれば DIC が疑われる．

〔松田　保, 他：厚生省特定疾患血液凝固異常症調査研究班　平成4年度研究報告書, pp 24-30, 1993〕

ワンポイントレッスン▶ 播種性血管内症候群(DIC)の基礎疾患

1. 絶対数が多い3大疾患は，敗血症，ショック，非 Hodgkin リンパ腫．その後に呼吸器感染症，肝細胞癌，肝硬変，急性骨髄性白血病，肺癌，胃癌が続く．
2. 合併率が高い3大疾患は，急性前骨髄球性白血病，劇症肝炎，前置胎盤．その後に常位胎盤早期剥離，急性骨髄性白血病，敗血症，急性リンパ性白血病，慢性骨髄性白血病，急性骨髄単球性白血病と続く．
3. 感染症，白血病・悪性腫瘍，産科疾患を記憶する

基本ルール　基礎疾患＋血小板減少＋FDP（D-ダイマー）増加をみたら DIC を考えよう

PLT↓

FDP（D-ダイマー）↑

DIC

頻度★★★　緊急度★★★　特発性血小板減少性紫斑病？

症例 6　軽度の血小板減少

・患者さんは40歳女性です．他院で特発性血小板減少性紫斑病(ITP)と診断され，今後の経過観察目的で紹介受診されました．全身状態は全く良好です．
・そのときの血算です．

WBC	7,700
好中球	73.4
好酸球	1.5
好塩基球	0.8
リンパ球	13.6
単球	10.7
Hb	12.7
MCV	81.0
PLT	8.4万

- 白血球，赤血球は正常です．血小板が8.4万/μlと低下しています．

Q1 血小板減少症の鑑別のポイントは？

WBC	7,700
好中球	73.4
好酸球	1.5
好塩基球	0.8
リンパ球	13.6　← これです
単球	10.7
Hb	12.7
MCV	81.0
PLT	8.4万

- ポイントはリンパ球が13.6%（1,047/μl）と減少していることです．
- 確かに，白血球・赤血球正常で血小板のみが低下していますので，他院で診断されているようにまずITPを疑いますが，ITPは誤診しやすい疾患です．
- よく問診すると，1年ほど前からRaynaud現象，光線過敏症があるようです．そうすると，血小板減少症の原因は何でしょうか．

Q2 一発診断は？

- **全身性エリテマトーデス（SLE；systemic lupus erythematosus）**疑いです．
- 血小板減少（<10万/μl），リンパ球減少（<1,500/μl），Raynaud現象，光線過敏症とくれば，SLEの疑いが濃厚です．

Q3 SLEを確定する検査は？

- SLE分類のための基準に従った症状・所見のチェックです．
- 抗核抗体5,120倍と陽性でしたが，その他のSLEの分類基準はどれも満たしませんでした．したがってこの時点ではSLEの確定診断には至りませんでした．しかし，数年後に非びらん性関節炎も認めるようになり，①光線過敏症，②非びらん性関節炎，③血液異常（リンパ球減少症，血小板減少症），④抗核抗体陽性の4項目を満たすようになりました．

A 最終診断

- 全身性エリテマトーデス（Systemic lupus erythematosus；SLE）．

ワンポイントレッスン ▶ SLE分類の1997年改訂基準（米国リウマチ学会）

1. 診断のためには以下の11項目中4項目以上を満たす必要がある．
2. ①頬部紅斑，②ディスコイド疹，③光線過敏症，④口腔潰瘍，⑤非びらん性関節炎，⑥漿膜炎（胸膜炎または心膜炎），⑦腎障害（0.5g/日以上または3＋以上の持続性蛋白尿または細胞性円柱），⑧神経障害（痙攣または精神障害），⑨血液異常（溶血性貧血，白血球減少症<4,000/μl，リンパ球減少症<1,500/μlまたは血小板減少症<10万/μl），⑩免疫異常（抗2本鎖DNA抗体陽性，抗Sm抗体陽性，または抗リン脂質抗体陽性；IgGまたはIgM抗カルジオリピン抗体の異常値，ループス抗凝固因子陽性，梅毒血清反応生物学的偽陽性のいずれか），⑪抗核抗体陽性．
3. 血算では自己免疫性溶血性貧血，白血球減少症，特にリンパ球減少症，血小板減少症などを認めるときに，SLEも鑑別疾患に挙げる必要がある．

Ⅵ. 血小板減少症

ワンポイントイメージ ▶ SLE の典型的蝶形紅斑（本例ではありません）

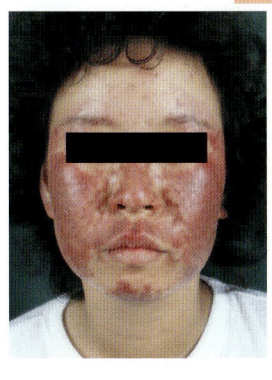

両頬から鼻背にかけての対称性の紅斑.
〔衛藤　光：皮膚・粘膜アトラス. 岡田　定, 西原崇創（編）：内科レジデントアトラス. p 5, 医学書院, 2001〕

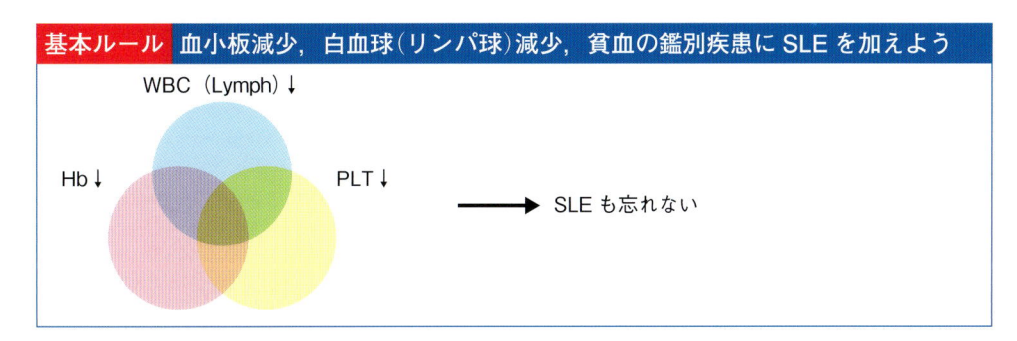

基本ルール　血小板減少, 白血球（リンパ球）減少, 貧血の鑑別疾患に SLE を加えよう

WBC（Lymph）↓
Hb↓
PLT↓

→ SLE も忘れない

頻度★☆☆　緊急度★★★　まれですがとても緊急性が高い

症例 7　黄疸, 貧血, 高度血小板減少

- 患者さんは 31 歳女性です. 1 週間前に職場で目の黄染を指摘され, 四肢に紫斑も認めるようになり受診されました. 全身状態は良好です.
- そのときの血算です.

WBC	5,200
RBC	207 万
Hb	6.8
Ht	19.0
MCV	91.9
MCH	32.6
PLT	0.6 万
Ret	8.09%
Ret	16.72 万

- 白血球は正常ですが, ヘモグロビン 6.8 g/dl の貧血, 血小板 0.6 万/μl の高度な血小板減少症があります.
- 生化学検査では, BUN 16.4 mg/dl, Cr 0.55 mg/dl, T-Bil 4.4 mg/dl, I-Bil 4.1 mg/dl, LDH 570 IU/l, AST 29 IU/l, ALT 21 IU/l. 尿検査では潜血反応 3+, 蛋白 2+ でした. 肝疾患でしょうか. 腎疾患でしょうか.

各論

Q1 貧血と血小板減少の鑑別のポイントは？

WBC	5,200
RBC	207万
Hb	6.8
Ht	19.0
MCV	91.9
MCH	32.6
PLT	0.6万
Ret	8.09% ← これです
Ret	16.72万

- ポイントは，網赤血球が8.09%と明らかに増加していることです．ヘモグロビン6.8 g/dlの貧血がありますが，網赤血球増加から溶血と急性出血が疑われます．間接ビリルビン増加，LDH高値もありますから，何らかの溶血性貧血はほぼ確実です．さらに，BUN，クレアチニンは正常ですが，蛋白尿・血尿も認めます．

Q2 一発診断は？

- **血栓性血小板減少性紫斑病**（TTP；thrombotic thrombocytopenic purpura）/**溶血性尿毒症症候群**（HUS；hemolytic uremic syndrome）疑いです．
- ①溶血性貧血，②高度の血小板減少，③腎障害の3つがそろえば，まずTTP/HUSが疑われます．

Q3 TTP/HUSを確定する検査は？

- DICを除外するために凝固・線溶検査．溶血の確認にハプトグロビン．自己免疫性溶血性貧血の除外のためにクームステスト．末梢血塗抹標本での破砕赤血球の確認．TTPならADAMTS13とそのインヒビター．
- PT・APTT・FDPはすべて正常でDICは否定．ハプトグロビン<10 mg/dlで溶血性貧血と診断．クームステストは直接・間接とも陰性で，自己免疫性溶血性貧血も否定．末梢血塗抹標本には典型的な破砕赤血球を認めました．

ワンポイントイメージ ▶ 破砕赤血球（末梢血）

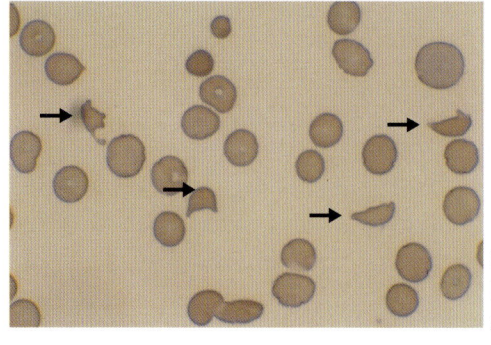

三角形やヘルメット型の破砕赤血球を認める．
〔岡田 定，西原崇創（編）：内科レジデントアトラス．p 203，医学書院，2001〕

- 後でADAMTS13活性<3%，ADAMTS13インヒビター陽性が判明し，TTPと確定診断しました．

A 最終診断

- 血栓性血小板減少性紫斑病（Thrombotic thrombocytopenic purpura；TTP）．
- ①溶血性貧血，②高度の血小板減少，③腎障害に加えて，④破砕赤血球が確認された時点で TTP と臨床診断し，血漿交換療法を開始しました．これにより，血小板数は 2 日後に 5.8 万/μl，3 日後に 10.6 万/μl，5 日後に 15.0 万/μl と順調に改善しました．

ワンポイントレッスン ▶ 血栓性血小板減少性紫斑病（TTP）

1. ①溶血性貧血，②血小板減少，③腎機能障害（急性腎不全），④発熱，⑤動揺性精神神経症状の Moschcowitz の 5 徴候が有名．
2. しかし 5 徴候が揃わなくても，①＋②＋③＋破砕赤血球があって他疾患が否定されれば TTP/HUS の診断はほぼ確実であり，治療（特に血漿交換）を急ぐ必要がある．
3. TTP では ADAMTS13 活性がほとんどの例で 25％以下に低下する．後天性 TTP では ADAMTS13 インヒビター（ADAMTS13 に対する自己抗体）が陽性．

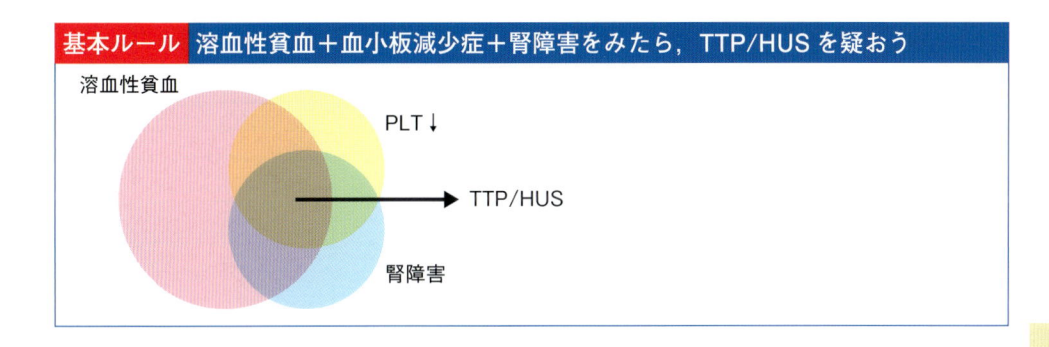

基本ルール　溶血性貧血＋血小板減少症＋腎障害をみたら，TTP/HUS を疑おう

各論

ちょっと休憩

リビングウィル

「実は，本人はこんなものを持っていたのです」と，Kさんの奥様から一枚の紙が差し出されました．その紙には以下のように記載されていました．

> 事故に遭遇＆倒れた場合
> 意思がない場合先ず「血小板の数値が低い」事に留意して欲しい
> 出血の多い交通事故の場合は手の施し様が無いと云われている
> 又　血管障害（脳梗塞　脳出血　心筋梗塞）など大きな手術は
> 非常に困難だといわれている
> 投薬の範囲で天命を待つ
> 搬送先の医師に聖路加国際病院の担当医と連絡をとってもらうと
> より適切処置がとれるものと思われる
> 医師の判断にもよるが　基本的には「生命維持装置　人工呼吸
> 栄養補給」は一切行わず「延命措置」は行わないで欲しい
> メモ
> 聖路加国際病院　TEL 03-3541-5151（代）
> 聖路加国際病院の診察券 NO は○○○
> 血液内科　岡田　定 医師
> 内分泌内科　○○ 医師

　これはまさにKさんのリビングウィル（生前遺書）です．一読して，私は凍りつく思いがしました．なぜなら，Kさんが急変されて挿管・人工呼吸管理を今，始めたばかりだったからです．

　Kさんは 73 歳男性です．4 年前に健診で血小板減少（14.2 万/μl）を指摘されて紹介受診されました．特発性血小板減少性紫斑病（ITP）と診断．徐々に血小板減少が進みましたが，*Helicobacter pylori* は陰性で除菌療法の適応はなく，出血傾向もないので無治療で経過観察していました．

　しかし，入院 1 か月前には 2.7 万/μl まで低下し，紫斑も認めるようになりました．Kさんには糖尿病があったのですが，ステロイド治療もやむをえないと考えて入院となりました．血小板は 1.0 万/μl まで低下していました．

　インスリンを使用しながらプレドニン®を 3 週間継続しましたが，血小板の増加効果はなく，脾臓摘出を予定していました．

　入院 23 病日の朝のことです．Kさんは嘔気・嘔吐，めまいを訴えられました．右小脳の出血（CT 参照）でした．少しでも血小板を増やすべく大量γグロブリン療法，止血剤，厳重な血圧管理を開始しました．

　Kさんと奥様には CT 画像を示しながら説明しました．「残念ながら ITP では滅多にない脳出血が起こってしまいました．保存的治療で血腫が吸収されるのを待つしかないですね」．Kさんはいつものようにとても冷静でした．付き添っていた奥様は，本人から「付き添わなくてもいい」と言われ，15 時頃に病院を後にされていました．

　大事件はその直後でした．Kさんの意識状態が急激に悪くなり，すぐに失調性呼吸になりました．病室で緊急挿管し，ICU での人工呼吸管理が始まったのです．夕方に再検した CT

では血腫の急激な拡がりを認めました.

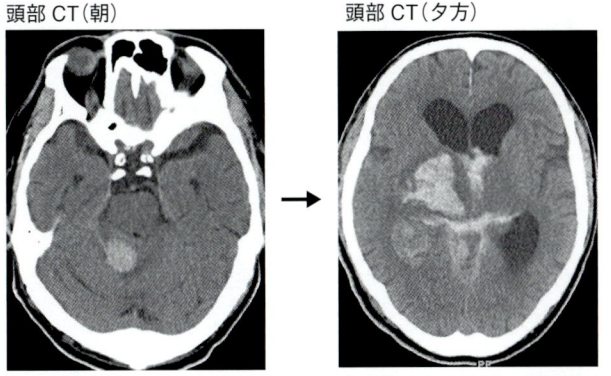

頭部 CT（朝）

右小脳出血

頭部 CT（夕方）

右小脳から右視床〜橋の出血，水頭症

　Kさんの人工呼吸管理を開始した直後に，それを明確に拒否するKさんのリビングウィルを知る．なんというタイミングの悪さでしょう.
　ご家族は以前から本人のリビングウィルを承知されていたようです．しかし，残念なことに主治医の私には知らされていませんでした．「なぜ今までリビングウィルが聞き出せなかったのか」と悔やまれました.
　翌日に検査された脳波はほぼフラットになっていました．「延命措置を拒否するリビングウィルが明らかになって，今後の治療はどうするのか？」とても悩ましい問題が突きつけられました．法的には人工呼吸器を止めることはできません．でも本人の意思を尊重するということは，「『生命維持装置，人工呼吸，栄養補給』は行わない」ということなのです.
　奥様，息子さん，娘さん，弟さんと何度も話し合いの場をもちました．奥様は，夕方の急変時に付き添っていなかったことを何度も悔やまれました．ご家族の総意は，「本人が望んでいない今の状況は継続してほしくない」でした.
　ICUから病室に戻り，栄養補給，抗菌薬，抗浮腫療法を少しずつ中止しました．当院倫理委員会，病棟担当医・看護師とも相談して，呼吸器の設定も調節しました．しかし，予想外に安定した状態が続いたのです．「これでは父の死が悲しみではなく，（やっと終わったという）喜びになってしまう」と息子さんは言われました.
　最低限に減らしていった生命維持治療の14日目，ベッドサイドで全員が見守る中で心電図モニターはフラットになり，穏やかな死亡宣告となりました.
　「この2週間，父と本当に濃密な時間をもつことができました．これでよかったのだと思います．結果的に父が一番満足していると思います」息子さんの目には感激の涙がありました.

各論

VII 血小板増加症

スーパールール 血小板増加症の読み方・考え方

1. 血小板増加症をみたら，①一過性の反応性血小板増加か，②クローナルな血小板増加をきたす血液疾患かを鑑別しよう（表1，2）

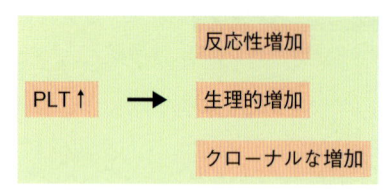

PLT↑ → 反応性増加／生理的増加／クローナルな増加

表1 血小板増加症をきたす原因

反応性増加	鉄欠乏性貧血，急性・慢性炎症性疾患，外傷・外科手術後，脾摘後，膠原病，悪性腫瘍，薬剤（エピネフリン，サイトカイン製剤）
生理的増加	運動，妊娠，分娩
クローナルな増加	本態性血小板血症，慢性骨髄性白血病，真性赤血球増加症，原発性骨髄線維症，骨髄異形成症候群

表2 本態性血小板血症と二次性血小板増加症の鑑別

	本態性血小板血症	二次性血小板増加症
原疾患の有無	−	＋
血小板増加の持続性	＋	−
血栓，出血傾向	＋	＋
脾腫	＋	−
血小板数＞100万/μl	＋	−
巨核球巣状増加	＋	−
CRPの増加	−	＋
血小板機能および形態異常	＋	−
JAK2変異	半数で＋	−

〔岡田 定：血液疾患．五十嵐正男，福井次矢（編）：エキスパート外来診療，p279，医学書院，2008より引用・改変〕

2. 慢性の血小板高度増加をみたら，まず本態性血小板血症と慢性骨髄性白血病を疑おう

本態性血小板血症：PLT↑↑ ＋ WBC↑ Ba↑

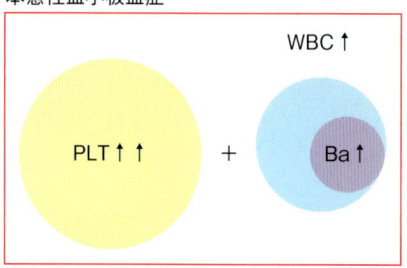

慢性骨髄性白血病：PLT↑ ＋ WBC↑↑ Ba↑↑

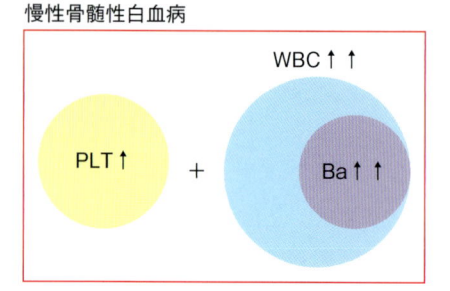

VII. 血小板増加症

- それでは，血小板増加症のある3人の患者さんで血算から診断を考えてみましょう．

頻度★★★　緊急度★★★　日常的にありますがあまり知られていません

症例 1　貧血，血小板増加

- 患者さんは47歳女性です．中学生の頃から貧血があったそうですが，最近疲れやすくなったということで受診されました．
- そのときの血算です．

WBC	4,600
Hb	9.6
MCV	71.4
PLT	43.2万

- 白血球は正常ですが，ヘモグロビンは 9.6 g/dl と貧血があり，血小板は逆に 43.2 万/μl と増加しています．

Q1　貧血と血小板増加の鑑別のポイントは？

WBC	4,600
Hb	9.6
MCV	71.4 　これです
PLT	43.2万

- ポイントは，赤血球のサイズを示す MCV（平均赤血球容積）です．MCV が 71.4 fl（国 82.2〜100.0）と小さい，すなわち小球性貧血です．診断はおわかりですね．

Q2　一発診断は？

- **鉄欠乏性貧血**です．月経のある年齢の女性で慢性的な小球性貧血から，まず鉄欠乏性貧血を考えます．
- 問題は，血小板増加が鉄欠乏性貧血だけで説明できるかです．答えは Yes です．血小板増加の原因が鉄欠乏性貧血ということはしばしば経験されます．

Q3　血小板増加の原因が鉄欠乏性貧血であることを確定する検査は？

- 鉄欠乏性貧血の治療をして血小板数が正常化することを確認することです．
- 本例ではフェリチンが 2.2 ng/ml と低下していました．鉄欠乏性貧血と診断し，鉄剤を開始しました．ヘモグロビンが 12.1 g/dl まで改善した時点で，血小板は 31.6 万/μl とほぼ正常化しました．

A　最終診断

- 鉄欠乏性貧血による血小板増加症（Thrombocytosis due to iron deficiency anemia）．

ワンポイントレッスン▶　血小板増加症をきたす原因

1. 血小板増加をきたす疾患には，反応性に血小板増加をきたす疾患とクローナルな血液疾患がある．
2. 反応性血小板増加をきたす疾患は，鉄欠乏性貧血，急性・慢性炎症性疾患，外傷・外科手術後，脾摘後，膠原病，悪性腫瘍，薬剤（エピネフリン，サイトカイン製剤）など．生理的な血小板増加として，運動，妊娠，分娩．

各論

3. クローナルな血液疾患は，本態性血小板血症，慢性骨髄性白血病，真性赤血球増加症，原発性骨髄線維症，骨髄異形成症候群．

ワンポイントイメージ ▶ 正常の血小板（→）

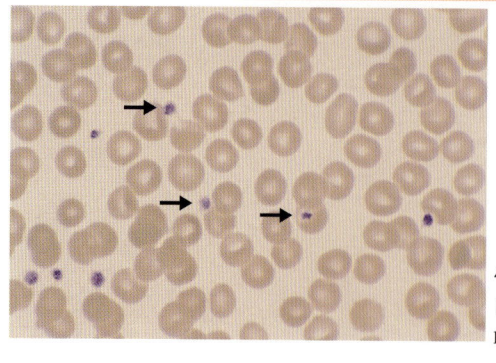

小さな細胞であり細胞質は淡青色で核はない．
〔岡田　定，西原崇創（編）：内科レジデントアトラス．p 190．医学書院，2001〕

基本ルール 鉄欠乏性貧血が原因で軽度の血小板増加をきたすことがある

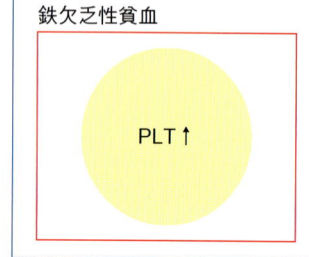

鉄欠乏性貧血

PLT↑

頻度★★★　緊急度★★★　比較的まれですが重大疾患です

症例 2　健診で高度の血小板増加

- 患者さんは 74 歳女性です．高血圧があり降圧剤を使用中です．2 か月前の健康診断で血小板数が約 100 万/μl と高度な増加を指摘され，紹介受診されました．自覚症状はありません．
- そのときの血算です．

WBC	8,900
好中球	70.5
好酸球	4.5
好塩基球	3.5
リンパ球	16.5
単球	5.0
Hb	13.6
PLT	90.5 万

- 白血球は 8,900/μl と軽度増加，ヘモグロビンは 13.6 g/dl と正常．血小板は 90.5 万/μl とやはり高度の増加があります．

Q1 高度の血小板増加の鑑別のポイントは？

WBC	8,900	これです
好中球	70.5	
好酸球	4.5	
好塩基球	3.5	
リンパ球	16.5	
単球	5.0	
Hb	13.6	
PLT	90.5万	これです

- ポイントは，血小板数が90万/μl以上という著明な増加が2か月以上続いていることと白血球増加は軽度ということです．診断は思いつきますか．

Q2 一発診断は？

- **本態性血小板血症（ET；essential thrombocythemia）疑い**です．
- 慢性的な著明な血小板増加からは，骨髄増殖性腫瘍の1つであるETを最も疑います．
- 慢性骨髄性白血病（CML；chronic myelogenous leukemia）も除外できませんが，通常のCMLでは白血球はもっと増加して骨髄球や後骨髄球が出現します．

Q3 本態性血小板血症を確定する検査は？

- 2008年WHO分類のETの診断基準は，
  1. 血小板数が45万/μl以上．
  2. 巨核球の増生があり，骨髄球系と赤芽球系の増生はほとんどない．
  3. ①真性赤血球増加症（PV；polycythemia vera），②慢性骨髄性白血病（CML），③原発性骨髄線維症（PMF；primary myelofibrosis），④骨髄異形成症候群（MDS；myelodysplastic syndrome）を除外できる．
  4. *JAK2 V617F* などのクローナルな異常があるか，反応性血小板増加症の所見がない．
- 本例では，1. 血小板数90.5万/μl＞45万/μl. 2. Yes. 3. Yes. 特にFISH法による *BCR/ABL* 融合遺伝子は陰性でありCMLは否定されました．4. *JAK2* 遺伝子に *V617F* 変異を認めました．

A 最終診断

- 本態性血小板血症（Essential thrombocythemia；ET）．

ワンポイントレッスン▶ 本態性血小板血症（ET）

1. 多能性造血幹細胞に由来するクローナル疾患の骨髄増殖性腫瘍（MPN）の1つ．ほかにCML，PV，PMFなどがある．
2. ETの診断には，まず反応性血小板増加症の除外が必要．反応性血小板増加症では，原疾患による症状があることが多く，血小板数が100万/μlを超えることはまれ．
3. CMLとの鑑別が重要．*BCR/ABL* 融合遺伝子陰性によってCMLを否定．
4. *JAK2* 遺伝子変異は，ETとPMFの約50％，PVのほぼ100％に認める．

各論

ワンポイントイメージ ▶ 巨核球（骨髄）

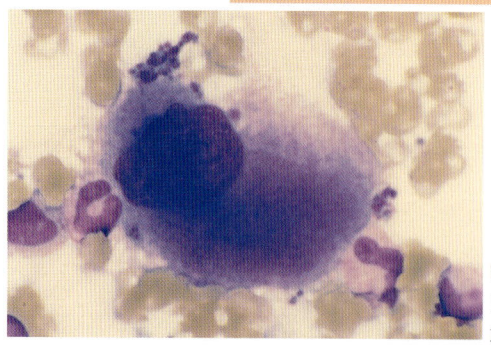

ETでは大型で成熟した巨核球の増加を認める．
〔岡田　定，西原崇創（編）：内科レジデントアトラス．p 192，医学書院，2001〕

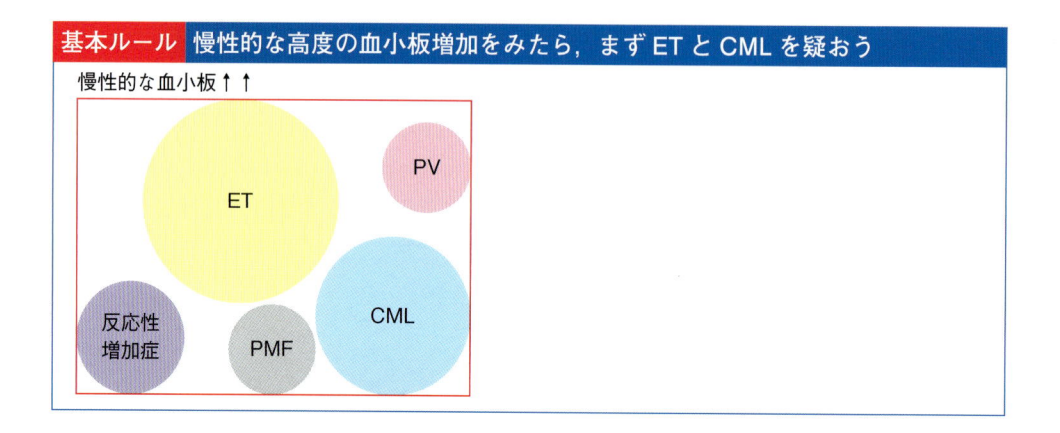

基本ルール　慢性的な高度の血小板増加をみたら，まずETとCMLを疑おう

慢性的な血小板↑↑

- ET
- PV
- CML
- PMF
- 反応性増加症

頻度★★★　緊急度★★☆　これは見逃してはいけません

症例 3　著明な血小板増加，白血球増加

- 患者さんは46歳男性です．健康診断で著明な血小板増加と軽度の白血球増加を指摘され，紹介受診されました．自覚症状はありません．
- そのときの血算です．

WBC	14,000
前骨髄球	0.5
骨髄球	1.0
後骨髄球	0.5
分葉核球	64.5
好酸球	1.0
好塩基球	11.0
リンパ球	18.5
単球	2.0
異型リンパ球	1.0
Hb	16.1
PLT	174.3万

- 白血球は14,000/μlと増加，ヘモグロビンは16.1 g/dlと正常．血小板は174.3万/μlと著明な増加があります．

Ⅶ. 血小板増加症

- これほどの著明な血小板増加ですから，本態性血小板血症（ET）でしょうか．

Q1 著明な血小板増加の鑑別のポイントは？

WBC	14,000
前骨髄球	0.5
骨髄球	1.0 ← これです
後骨髄球	0.5
分葉核球	64.5
好酸球	1.0
好塩基球	11.0 ← これです
リンパ球	18.5
単球	2.0
異型リンパ球	1.0
Hb	16.1
PLT	174.3万

- ポイントは，好塩基球が11.0％とかなり増加していることと，前骨髄球・骨髄球・後骨髄球などの幼若好中球が出現していることです．

Q2 一発診断は？

- 慢性骨髄性白血病（CML）疑い．ETも除外できない．
- 著明な血小板増加，軽度の白血球増加から，当然ETは考えられます．しかし，好塩基球がかなり増加して幼若好中球も出現しているとなると，CMLの疑いが濃厚です．

Q3 CMLを確定する検査は？

- Ph染色体陽性，*BCR/ABL*融合遺伝子陽性の確認．
- 本例でもワンポイントイメージのように陽性でした．

ワンポイントイメージ ▶ FISH法による9；22転座（*BCR/ABL*）の解析

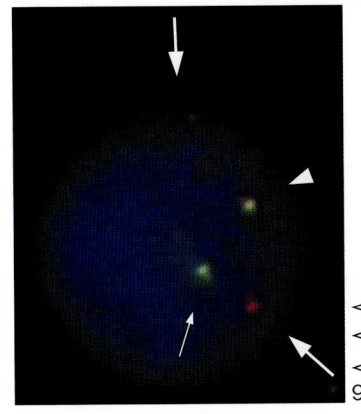

◁ ：BCR/ABL Probe の融合シグナル（黄色）
⇐ ：ASS-ABL Probe/ASS Probe のシグナル（赤色）
⇐ ：BCR Probe のシグナル（緑色）
9；22転座による *BCR/ABL* 陽性細胞が，708/1,000細胞（70.8％）．

A 最終診断

- 慢性骨髄性白血病（Chronic myelogenous leukemia；CML）．
- イマチニブメシル酸塩（グリベック®）を開始し，約1か月後には白血球3,400/μl（好塩基球2.5％），ヘモグロビン14.9 g/dl，血小板42.8万/μlと著明に改善しました．

各論

> **ワンポイントレッスン ▶ ET と CML**
> 1. 両者とも白血球増加と血小板増加を認める．ET では白血球増加よりも血小板増加が著明．CML では血小板増加よりも白血球増加が著明．その意味では，本例の CML は非典型的．
> 2. 両者とも好塩基球増加を認めるが，CML のほうが著明．CML では幼若好中球の出現が多い．
> 3. Ph 染色体，*BCR/ABL* 融合遺伝子は，CML に特異的な所見．*JAK2* 遺伝子変異は，ET の約 50% に認めるが CML には認めない．

基本ルール 著明な血小板増加，好塩基球増加をみたら，ET と CML を鑑別しよう

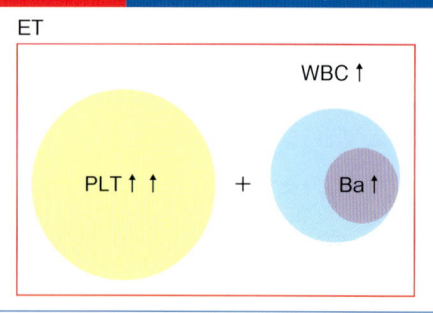

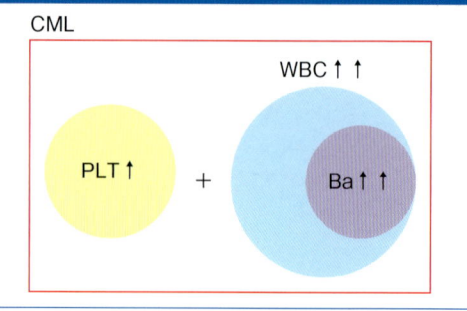

ET: PLT↑↑ + WBC↑ (Ba↑)

CML: PLT↑ + WBC↑↑ (Ba↑↑)

ちょっと休憩

胎児の知らせ

「今日は久しぶりに娘を連れてきました」と言いながら，O さんは外来の診察室に入って来られました．「エッ，そうですか」とちょっと緊張していると，15 歳になるスラリとした娘さんの姿が目に入ってきました．「こんなに大きく，立派になって…」と，胸に熱いものがこみ上げてきました．

娘さんのことは生まれたときからよく知っています．O さんが血液内科に入院されたときは，娘さんはまだお腹の中にいたのです．

O さんが入院されたのは，もう 15 年も前のことです．当時 39 歳．入院の 5 か月前，結婚後 10 年目にしてはじめての妊娠がわかりました．家族みんなが待ちに待った「おめでた」でした．経過はすこぶる順調で，体調に特に変化はなかったようです．そして予定されていた妊婦検診を 26 週で受けられました．

その血算で，白血球 3,900/μl，ヘモグロビン 8.2 g/dl，血小板 10.2 万/μl と，軽度の貧血と血小板減少がみつかったのです．妊娠に関連する貧血？　血小板減少症？　で見過ごされそうな異常です．

でも，血液検査の技師さんは見逃しませんでした．血液スライドのスメアのなかに，アウエル小体のある芽球を 1 個見つけたのです．すぐに，「アウエル小体のある芽球がいます」という緊急連絡が，産科の主治医と私に入りました（技師さんはどういうわけでしょうか，血液細胞が「見える」とか「ある」と言わないで，命のある生き物のように「いる」と言う人がいます）．

アウエル小体のある芽球が末梢血にいるということは，それだけでほぼ急性骨髄性白血病（AML）ということになります．当然，緊急入院となりました．骨髄検査で，確かに AML（FAB M2）と診断されました．

初めての子どもを待望している 39 歳女性．妊娠 26 週の中期に降って湧いたような AML．白血病の治療はどうするのか．子どもは助けられるのか．大変な難問が持ち上がりました．

　妊娠合併急性白血病の原則は，母体の安全を最優先することです．妊娠早期ならまず人工中絶，その後に化学療法．妊娠中期・後期であれば，寛解導入後に分娩というのが一般的です．もちろん，母体の全身状態，急性白血病の病型，合併症の有無などによって，個別の対応が求められます．

　血液内科，産婦人科，小児科の 3 者で話し合いをもちました．「AML は 2〜3 週間なら化学療法を遅らせても大丈夫だろう」，「胎児の超音波所見からは，リスクはかなり高いが体外でも子どもはなんとか成育するだろう」という判断で，入院 4 日目に帝王切開となりました．918 g という小さな小さな女の子でした．内科医の私には，人間とも思えない驚異の小ささでした．

　NICU で集中管理されました．肺合併症で一時危険な状態に陥りましたが，無事乗り越えて数か月後に元気で退院となりました．

　一方，お母さんのほうは，帝王切開後に子宮内感染症を併発．2 週間遅れで寛解導入療法を行い完全寛解となりました．それに続く寛解後療法では，何度か敗血症など重症の合併症を起しました．

　でも O さんは普通の AML の患者さんとは違っていました．治療の合間に，生まれたばかりのわが子との対面が何度もあったからです．赤ちゃんと出会って抱きしめるたびに，何か新しい力を得たかのようでした．

　そしてついにすべての化学療法を終え，O さんもめでたく退院となりました．その後の外来では，O さんの傍らにしばしば娘さんの姿がありました．「いくつになったの？」．女の子にそう尋ねることを，私は楽しみにしていました．「4 つ」，「5 つ」，…，「10 歳です」．それはいつも O さんの白血病の寛解期間と同じだったのです．

　10 歳ぐらいを最後に，年頃になったからでしょうか，学校のことがあるからでしょうか，一緒には来てもらえなくなってしまいました．

　冒頭の日は，「今日は，学校がたまたま休みだったので娘を連れてきました」ということで久しぶりの対面になったのです．目の前には 15 歳の中学 3 年生がいました．今まで特に病気もなく，身長は 159 cm になったそうです．「918 g だったあの小さな赤ちゃんが，身長 159 cm のスラリとした女性に！」小児科医ならともかく内科医には滅多に味わえない感激でした．

　白血病がみつかって緊急入院になったとき，O さんにお話したことを今でも覚えています．「病気を治すのに一番大切なことは，前向きに考えて取り組むことだと思います．白血病になってしまったことは不幸なことかもしれませんが，白血病がこんなに早くみつかったことは幸運なことだと思います．きっと，お腹の赤ちゃんがお母さんに病気を知らせてくれたのではないでしょうか」．

　確かに，もし妊娠 26 週の検診がなければ，白血病はこんなに早期にはみつかっていなかったはずです．

　ほんとうに胎児が母親に白血病を知らせたのでしょうか．

各論

VIII 汎血球減少症（赤血球↓ 白血球↓ 血小板↓）

スーパールール 汎血球減少症の読み方・考え方

1. 汎血球減少症をみたら，まず脾腫をきたす疾患，感染症，全身性エリテマトーデス（systemic lupus erythematosus；SLE），播種性血管内凝固症候群（disseminated intravascular coagulation；DIC），発作性夜間ヘモグロビン尿症（paroxysmal nocturnal hemoglobinuria；PNH）がないかを確認しよう（表）

2. 上記疾患が否定的であれば，骨髄疾患を疑って骨髄検査をしよう（表）

→ 骨髄疾患，脾腫，感染症，SLE，DIC，PNH

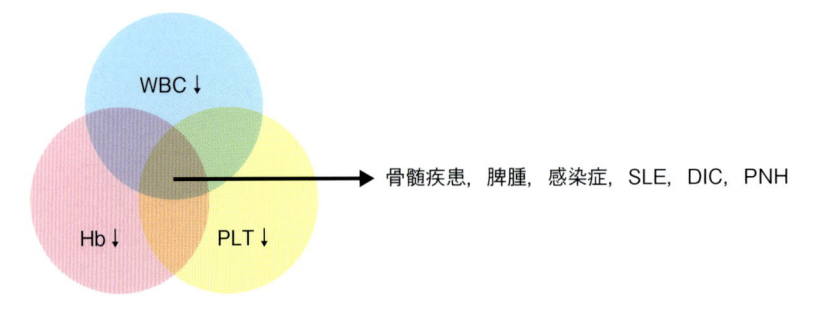

表　汎血球減少症をきたす疾患

骨髄検査で診断できない疾患
脾腫をきたす疾患 　肝硬変，特発性門脈圧亢進症，悪性リンパ腫，サルコイドーシス 感染症 　粟粒結核，全身性真菌症，重症敗血症，ウイルス感染症，マラリア SLE DIC PNH
骨髄検査で診断できる疾患
再生不良性貧血 骨髄異形成症候群 骨髄の他の細胞による置換 　白血病（APLが代表），癌の骨髄転移，多発性骨髄腫，悪性リンパ腫 　骨髄線維症 巨赤芽球性貧血 血球貪食症候群

3. 月〜年単位で進行する汎血球減少症をみたら，まず骨髄異形成症候群や再生不良性貧血を疑おう．

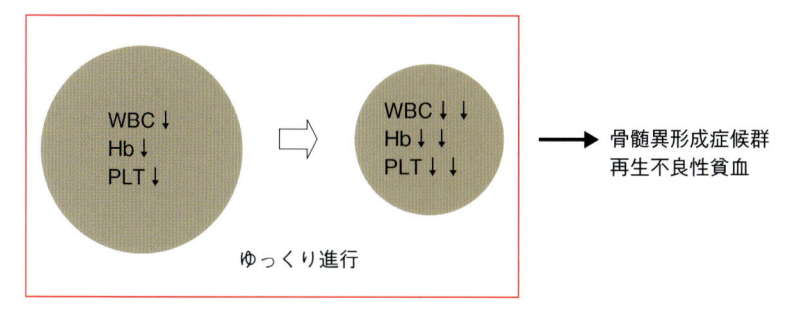

WBC↓ Hb↓ PLT↓ ⇒ WBC↓↓ Hb↓↓ PLT↓↓ → 骨髄異形成症候群 再生不良性貧血

ゆっくり進行

4. 高度の汎血球減少症と高熱をみたら，まず重症感染症，急性白血病，血球貪食症候群を疑おう．

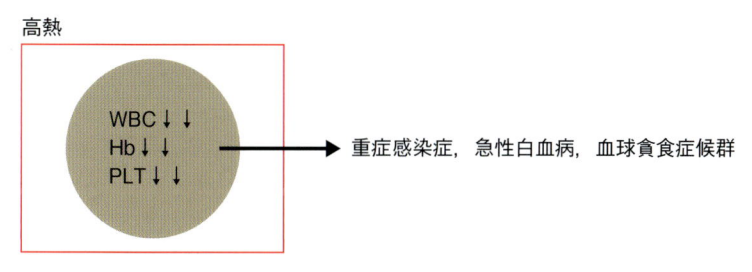

高熱

WBC↓↓ Hb↓↓ PLT↓↓ → 重症感染症，急性白血病，血球貪食症候群

- それでは，汎血球減少症のある8人の患者さんで血算から診断を考えてみましょう．

頻度★★★　緊急度★★★　とてもポピュラーな疾患です

症例 1　軽度の白血球減少，血小板減少

- 患者さんは71歳の女性です．白血球減少と血小板減少を指摘されて受診されました．そのときの血算です．特に自覚症状はありません．

WBC	3,100
好中球	52.2
好酸球	1.5
好塩基球	0.2
リンパ球	36.6
単球	9.5
Hb	12.7
PLT	5.2万

- 白血球 3,100/μl，ヘモグロビン 12.7 g/dl，血小板 5.2万/μl であり，軽度の白血球減少と明らかな血小板減少があります．
- 血液生化学検査では，TP 7.4 g/dl，Alb 3.6 g/dl，BUN 12.4 mg/dl，Cr 0.76 mg/dl，LDH 196 IU/l，AST 66 IU/l，ALT 19 IU/l でした．

各論

Q1 白血球・血小板減少の鑑別のポイントは？

WBC	3,100
好中球	52.2
好酸球	1.5
好塩基球	0.2
リンパ球	36.6
単球	9.5
Hb	12.7
PLT	5.2万

（好酸球・好塩基球・リンパ球・単球を囲って）これです

- ポイントは，白血球分画は正常ということです．白血球は減少していますが，白血球の種類にかかわらずすべてが同じように減少していることです．
- もう1つのポイントは，TP正常・Alb↓からグロブリンの増加が考えられ，ASTが増加していることです．よくある疾患です．

Q2 一発診断は？

- **肝硬変**です．肝硬変→脾機能亢進症→汎血球減少症の病態を疑います．
- 白血球，血小板，(しばしば赤血球)の3血球ともに減少し，AST高値，グロブリン増加となると，肝硬変が原因の汎血球減少症を疑います．

Q3 肝硬変を確定する検査は？

- 腹部CT．
- 実際の腹部CTでは，肝表面の不整，肝左葉の腫大と右葉の萎縮，側副血行路の発達，脾腫など肝硬変の典型的な所見を認めました．

ワンポイントイメージ ▶ 腹部CT

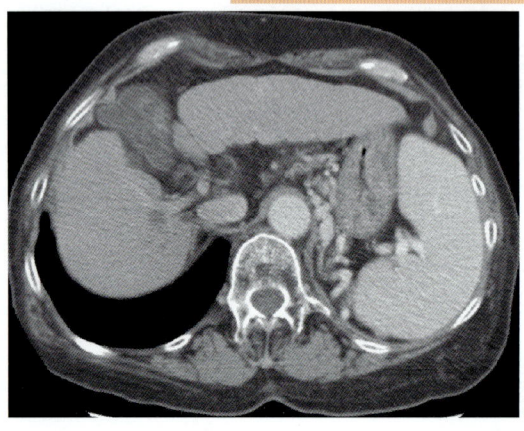

肝表面の不整，肝左葉の腫大と右葉の萎縮，側副血行路の発達，脾腫がある．

A 最終診断

- 肝硬変 (Liver cirrhosis)．

ワンポイントレッスン ▶ 骨髄検査で診断できない汎血球減少症の原因疾患

1. 「汎血球減少症＝骨髄疾患」ではない．本例のような肝硬変→脾機能亢進症→汎血球減少症は，骨髄検査では診断できない．
2. 骨髄検査で診断できない汎血球減少症をきたす疾患には，①脾腫をきたす疾患（肝硬変，特発性門脈圧亢進症，悪性リンパ腫，サルコイドーシス），②感染症（粟粒結核，全身性真菌症，重症敗血症，ウイルス感染症，マラリア），③全身性エリテマトーデス（SLE），④播種性血管内凝固症候群（DIC），⑤発作性ヘモグロビン尿症（PNH）などがある．

ワンポイントレッスン ▶ 肝硬変の検査所見

1. 白血球，赤血球，血小板の減少．C型慢性肝炎で血小板数＜10万/μl なら肝硬変が疑わしい．
2. アルブミン・コレステロール・コリンエステラーゼの低下，AST＞ALT，ヘパプラスチン低下，γグロブリン（ZTT）増加，ヒアルロン酸上昇．
3. 腹部エコー・CTで，肝表面の結節状変化，肝左葉腫大と右葉萎縮，脾腫．上部消化管内視鏡で食道・胃静脈瘤．
4. 確定診断の gold standard は，肝生検での肝線維化の進展と偽小葉の確認．

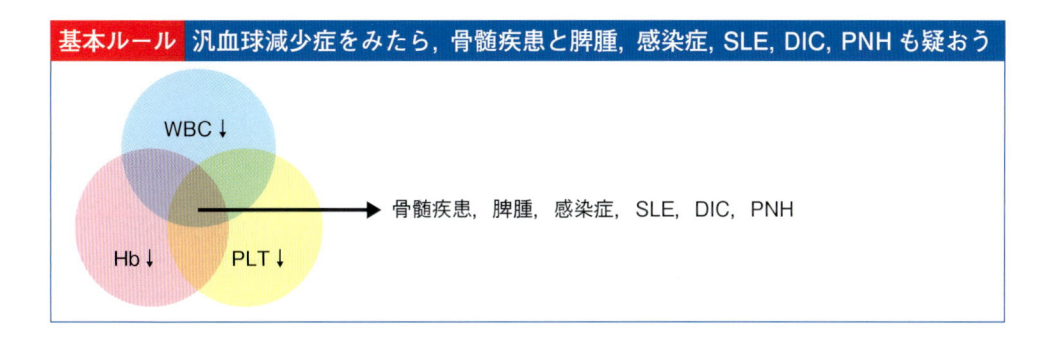

基本ルール　汎血球減少症をみたら，骨髄疾患と脾腫，感染症，SLE，DIC，PNH も疑おう

WBC↓
Hb↓ PLT↓
→ 骨髄疾患，脾腫，感染症，SLE，DIC，PNH

頻度★★★　緊急度★★★　比較的まれですが急を要します

症例 2　汎血球減少

- 患者さんは35歳の男性です．3か月前から全身倦怠感，めまいがあり徐々に進行し，いよいよがまんできなくなって救急外来に受診されました．
- そのときの血算です．

WBC	1,800
好中球	6.0
好酸球	0.5
好塩基球	0.5
リンパ球	88.0
単球	5.0
Hb	5.3
MCV	100.7
PLT	5.2万
Ret	0.44%
Ret	0.66万

- 白血球1,800/μl，ヘモグロビン5.3 g/dl，血小板5.2万/μl と明らかな汎血球減少症があります．3か月前からの全身倦怠感，めまいは高度の貧血のためと推測されます．汎血

球減少症の原因疾患は何でしょうか．

Q1 汎血球減少症の鑑別のポイントは？

WBC	1,800
好中球	6.0 ←これです
好酸球	0.5
好塩基球	0.5
リンパ球	88.0 ←これです
単球	5.0
Hb	5.3
MCV	100.7
PLT	5.2万
Ret	0.44% ←これです
Ret	0.66万

- ポイントは，好中球の相対的・絶対的減少とリンパ球の相対的増加，さらに網赤血球の著明な減少です．

Q2 一発診断は？

- **再生不良性貧血**です．
- 35歳と比較的若年者，数か月で進行したと思われる高度の汎血球減少症，高度の好中球減少で相対的リンパ球増加，網赤血球の著明な減少などは，再生不良性貧血として典型的です．
- 高度の汎血球減少症ということで，もちろん骨髄異形成症候群（MDS；myelodysplastic syndrome）や急性白血病も否定できません．しかし，MDSはもっと高齢者で病状の進行はもっと緩徐なのが一般的です．また急性白血病でここまで汎血球減少症が進行していれば，通常，発熱を伴い芽球も出現しているはずです．

Q3 再生不良性貧血を確定する検査は？

- 骨髄検査．
- 実際の骨髄検査では，高度低形成で異常細胞はみられず典型的な再生不良性貧血の所見でした．

ワンポイントイメージ ▶ 骨髄

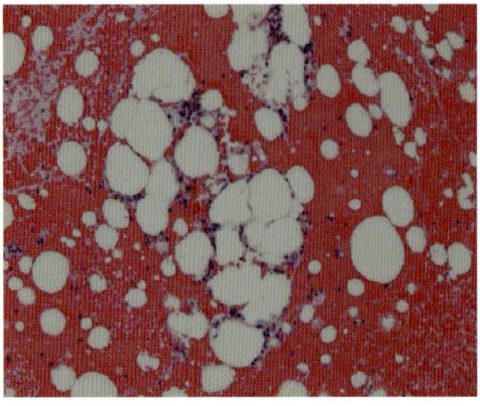

3血球系統とも著しく減少して脂肪組織が目立つ．

A 最終診断

- 再生不良性貧血（Aplastic anemia）．
- 最重症型の再生不良性貧血と診断し，抗胸腺グロブリン，シクロスポリン，ステロイド，G-CSF などによる治療を開始しました．2 週間後には，白血球 6,600/μl，ヘモグロビン 8.8 g/dl，血小板 16.7 万/μl にまで回復しました．

ワンポイントレッスン▶ 汎血球減少症をきたす骨髄疾患

1. 汎血球減少症をきたす脾腫，感染症，SLE，DIC，PNH などの原因疾患が否定的であれば，骨髄検査は必須である．
2. 汎血球減少症をきたす骨髄疾患として，①再生不良性貧血，②骨髄異形成症候群（MDS），③骨髄が他の細胞で置換される疾患 白血病（APL；急性前骨髄球性白血病が代表），癌の骨髄転移，多発性骨髄腫，悪性リンパ腫，骨髄線維症など，④巨赤芽球性貧血，⑤血球貪食症候群などがある．

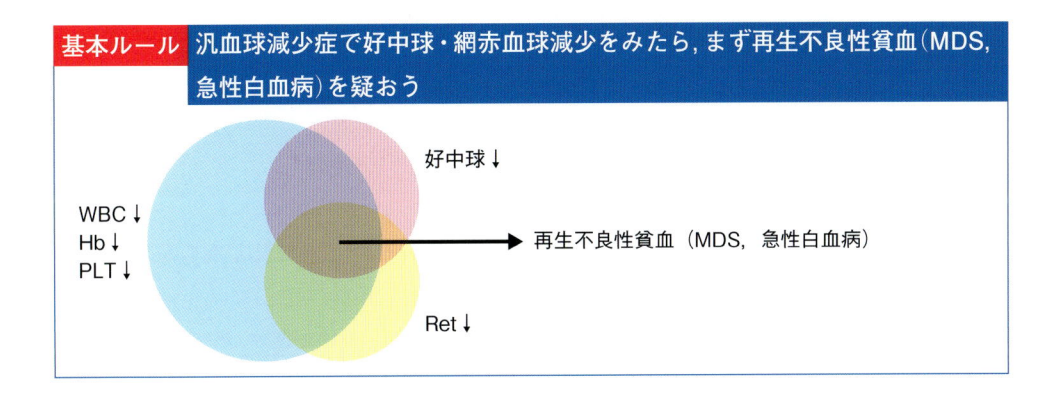

基本ルール 汎血球減少症で好中球・網赤血球減少をみたら，まず再生不良性貧血（MDS，急性白血病）を疑おう

WBC↓ Hb↓ PLT↓ ／ 好中球↓ ／ Ret↓ → 再生不良性貧血（MDS，急性白血病）

頻度★★☆ 緊急度★☆☆ 高齢者によくみられます

症例 3 高齢者，ゆっくり進行する汎血球減少

- 患者さんは 84 歳男性です．3 年ほど前より近医で血小板減少を指摘され，徐々に労作時息切れを感じるようになり紹介受診されました．
- そのときの血算です．

WBC	3,100
好中球	37.5
好酸球	1.0
好塩基球	1.0
リンパ球	54.0
単球	6.0
芽球	0.5
Hb	8.8
MCV	101.1
PLT	3.5 万
Ret	2.89%
Ret	8.84 万

- 白血球3,100/μl，ヘモグロビン8.8 g/dl，血小板3.5万/μlと明らかな汎血球減少症があります．高齢者ではときどきみられる血算の異常ですね．

Q1 汎血球減少症の鑑別のポイントは？

WBC	3,100
好中球	37.5
好酸球	1.0
好塩基球	1.0
リンパ球	54.0
単球	6.0
芽球	0.5 ← これです
Hb	8.8
MCV	101.1
PLT	3.5万
Ret	2.89% ← これです
Ret	8.84万

- ポイントは，芽球が出現していることと網赤血球が減少していない（むしろ増加している）ことです．

Q2 一発診断は？

- 骨髄異形成症候群（MDS）です．
- 84歳と高齢者，数年単位でゆっくり進行したと思われる汎血球減少症，好中球減少だけでなく芽球が出現などは，骨髄異形成症候群（MDS）に典型的です．汎血球減少症ということで，再生不良性貧血や急性白血病も否定できません．しかし，再生不良性貧血では一般的には芽球は出現しません．網赤血球は減少しているはずです．MDSから移行した急性白血病の可能性はありますが，通常，急性白血病が数年も要してゆっくり進行するということはありません．

Q3 骨髄異形成症候群を確定する検査は？

- 骨髄検査．
- 骨髄検査では正形成で，低分葉好中球，脱顆粒好中球，微小巨核球などの形態異常があり，芽球を5.2%認めました．染色体分析では7番染色体異常，20q−などのクローン性の異常がありました．

A 最終診断

- 骨髄異形成症候群（MDS；Myelodysplastic syndrome，WHO RAEB-1）．

ワンポイントレッスン ▶ 再生不良性貧血，MDS，急性白血病の鑑別

1. 3疾患とも汎血球減少症を呈しうるので鑑別が必要．
2. 再生不良性貧血は，末梢血では網赤血球も減少し血球の形態異常を認めない．骨髄は低形成でやはり血球形態異常を認めない．
3. MDSは，末梢血で1〜3系統の血球減少を認める．骨髄は一般的に正〜過形成で，1〜3系統の血球形態（環状鉄芽球，低分葉成熟好中球，脱顆粒好中球，微小巨核球など）があり，末梢血・骨髄で芽球は20%未満である．
4. 急性白血病は，MDSよりも急激に日〜週の単位で進行する．骨髄で芽球が20%以上である．

Ⅷ．汎血球減少症（赤血球↓　白血球↓　血小板↓）

ワンポイントイメージ▶ 微小巨核球（骨髄）

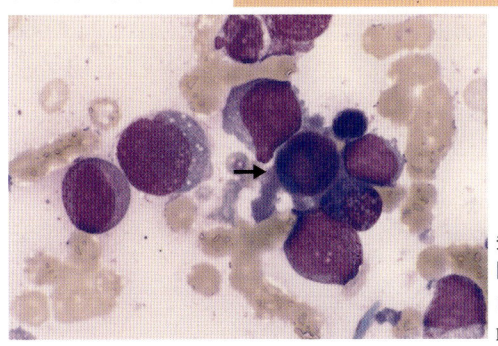

矢印の細胞（➡）は，MDSに特徴的な著しく小型の巨核球．

〔岡田　定，西原崇創（編）：内科レジデントアトラス．p 222, 医学書院, 2001〕

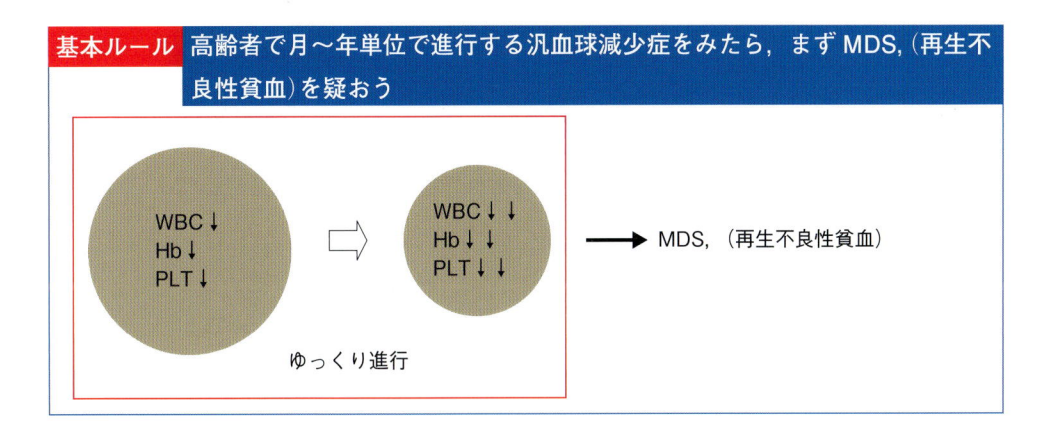

基本ルール 高齢者で月〜年単位で進行する汎血球減少症をみたら，まずMDS,（再生不良性貧血）を疑おう

WBC↓ / Hb↓ / PLT↓ ⇒ WBC↓↓ / Hb↓↓ / PLT↓↓ ➡ MDS,（再生不良性貧血）

ゆっくり進行

頻度★★☆　緊急度★☆☆　病気は1つとは限りません

症例 4　骨髄異形成症候群，ゆっくり進行する貧血

- 患者さんは81歳女性です．他院で骨髄異形成症候群（典型的な血球形態異常，−7や+8の染色体異常あり）と診断され，紹介受診されました．6年前に脳梗塞あり，アスピリン（バイアスピリン®）を使用中です．
- そのときの血算です．

WBC	2,300
後骨髄球	0.5
桿状核球	0.5
分葉核球	27.0
好酸球	2.5
好塩基球	0.5
リンパ球	59.0
単球	9.0
異型リンパ球	1.0
Hb	10.3
MCV	93.3
PLT	10.6万
Ret	1.12%

（つづく）

各論

(つづき)

Ret	3.81万

- 白血球 2,300/μl，ヘモグロビン 10.3 g/dl，血小板 10.6万/μl と明らかな汎血球減少症があります．
- 当院での血液所見，前医での骨髄所見も典型的な骨髄異形成症候群(MDS)と考えて，ビタミン K_2+D_3 併用，少量ステロイドを使用して経過をみました．
- 白血球は 2,000〜4,000/μl，血小板は 7万〜16万/μl で変動しながらも比較的安定していました．しかし，ヘモグロビンは徐々に減少し1〜2年後には 8〜9 g/dl 前後，3年後には 7 g/dl 前後になりました．
- 初診から3年後の血算です．

WBC	3,200
骨髄球	0.5
後骨髄球	0.5
分葉核球	35.5
好酸球	0.5
好塩基球	1.5
リンパ球	39.5
単球	21.5
異型リンパ球	0.5
Hb	6.8
MCV	86.5
PLT	9.5万
Ret	0.97%
Ret	2.73万

- ヘモグロビンは 6.8 g/dl と貧血がかなり進行しており，輸血の適応を考える必要があります．この貧血の進行をどう考えたらいいでしょうか．やはり，MDS の悪化でしょうか．

Q1 貧血進行の鑑別のポイントは？

WBC	3,200
骨髄球	0.5
後骨髄球	0.5
分葉核球	35.5
好酸球	0.5
好塩基球	1.5
リンパ球	39.5
単球	21.5
異型リンパ球	0.5
Hb	6.8
MCV	86.5 　これです
PLT	9.5万
Ret	0.97%
Ret	2.73万

- ポイントは MCV 86.5 fl です．初診時の MCV は 93.3 fl ですから明らかに減少しています．

3年間の血算をよく見直すと，MCV は毎回少しずつ小さくなっていました．小球性貧血というと？

Q2 一発診断は？

- **鉄欠乏性貧血の合併**です．
- MDS の貧血は通常，軽度大球性（MCV 100 fl 台が多い）になりますから，MDS の進行のために MCV が小さくなったと考えるのは不自然です．
- MCV が小さくなったということからは，鉄欠乏性貧血が合併しているのではないかと考えるのが自然です．脳梗塞の既往があってバイアスピリン®も使用していますから，臨床的にはっきりしていなくても慢性的な消化管出血があっても不思議ではありません．

Q3 鉄欠乏性貧血を確定する検査は？

- TIBC 高値，フェリチン低値を確認することです．
- 本例では，残念ながら上記の検査をしないで鉄剤を開始しました．
- その結果，1 か月後ヘモグロビン 10.0 g/dl，MCV 100.0 fl，2 か月後ヘモグロビン 12.1 g/dl，MCV 103.5 fl と，貧血は急速に改善し MCV も MDS 本来の 100 fl 台に落ち着いたのでした．本当に，危うく輸血するところでした．
- 消化管出血の可能性を考えて施行した上部および下部内視鏡検査では，上行結腸憩室だけで活動性の出血源は認めませんでした．

A 最終診断

- 骨髄異形成症候群（Myelodysplastic syndrome；MDS）＋鉄欠乏性貧血（Iron deficiency anemia）．
- 初診時の検査では鉄欠乏性貧血はなかったのですが，その後は「ゆっくり進行する貧血は MDS の悪化のため」と誤診していました．
- ヘモグロビン 7 g/dl 前後まで貧血が進行し，「いよいよ輸血もやむを得ないか」と 3 年間の血算を見直したときに，はたと「MCV が少しずつ減少している→鉄欠乏性貧血の合併だ！」と気づいたのでした．冷や汗が出ました．

ワンポイントレッスン ▶ ゆでガエル症候群

1. ぬる目の五右衛門風呂に入っていたカエルが，「熱くないか」と聞かれて，「まだ大丈夫」と答え続けて，とうとうゆでガエルになるというお話．
2. 「ずっとそこに居ると感覚が麻痺してしまい，他者からみると危険な状況なのに危機感なく過ごしている」という意味で使われる．
3. 少しずつ進行する貧血に対して，「貧血の進行は MDS の進行でやむをえない」と考えていたのは，まさにゆでガエル症候群．

各論

基本ルール 基礎疾患による貧血があっても MCV の低下を伴えば，鉄欠乏性貧血を疑おう

MDS：Hb↓ MCV 正 → MDS＋鉄欠乏性貧血：Hb↓↓ MCV↓

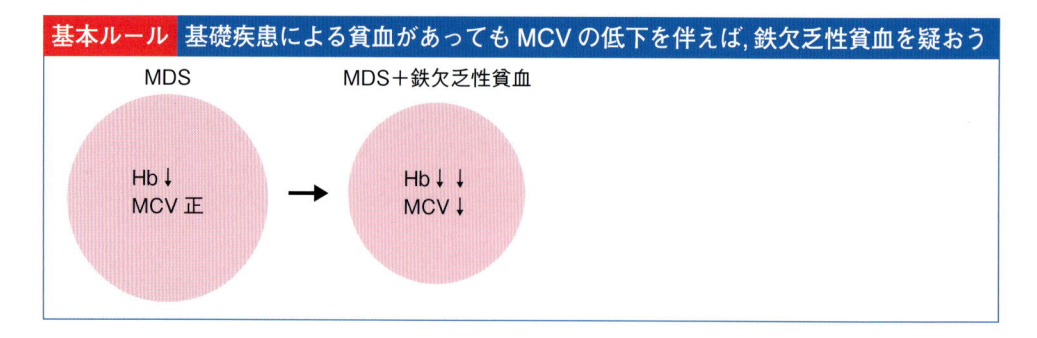

頻度★☆☆ 緊急度★★★ とても急を要します

症例 5 発熱，高度汎血球減少

- 患者さんは 66 歳女性です．3 週間前から全身性倦怠感と発熱が出現．1 週間前に近医で汎血球減少症を指摘．高熱が続くために救急に受診されました．
- そのときの血算です．

WBC	800
Hb	8.7
MCV	83.7
PLT	1.8 万

- 白血球 800/μl，ヘモグロビン 8.7 g/dl，血小板 1.8 万/μl と高度の汎血球減少症があります．CRP 15.17 mg/dl，D-ダイマー 11.0 μg/ml，ALT 82 IU/l，AST 145 IU/l，LDH 972 IU/l とそれぞれ高値でした．
- 受診されたのが夜間であり，白血球分画は不明でした．

Q1 汎血球減少症の鑑別のポイントは？

WBC	800	これです
Hb	8.7	
MCV	83.7	
PLT	1.8 万	これです

- ポイントは汎血球減少症の程度がとても高度だということです．D-ダイマー高値，AST・ALT・LDH 高値も重大な所見です．

Q2 一発診断は？

- 重症感染症（特に敗血症）？ 急性白血病？ 血球貪食症候群？
- 感染症では一般に白血球は増加し貧血になりますが，非常に重症の感染症（特に敗血症）では高度の汎血球減少症を呈することがあります．CRP 15.17 mg/dl と高値であり，D-ダイマーの増加から感染症＋DIC と考えても矛盾しません．急性白血病も高度の汎血球減少症を呈することがあります．有名なのが急性前骨髄球性白血病（APL；acute promyelocytic leukemia）で高率に DIC を合併します．十分考えられます．
- 血球貪食症候群（HPS；hemophagocytic syndrome）も高度の汎血球減少症を呈します．高熱の持続，DIC の合併，肝障害も矛盾しません．

Ⅷ．汎血球減少症（赤血球↓　白血球↓　血小板↓）

Q3 診断を確定する検査は？

- 骨髄検査．
- 骨髄検査では，マクロファージによる血球貪食像が著明であり，悪性リンパ腫様の腫瘍細胞を 13.4％認めました．
- 著明な血球貪食像，高熱の持続，高度の汎血球減少症，肝障害，DIC，LDH 高値から，血球貪食症候群と診断されます．原因は悪性リンパ腫と考えられます．

A 最終診断

- 悪性リンパ腫に伴う血球貪食症候群（LAHS；Lymphoma associated hemophagocytic syndrome）．
- LAHS と診断後，すぐに CHOP 療法を開始し全身状態，検査所見ともに著明に改善しました．しかし残念なことに，第 18 病日に脳出血で急死されました．

ワンポイントイメージ ▶ 脳 CT

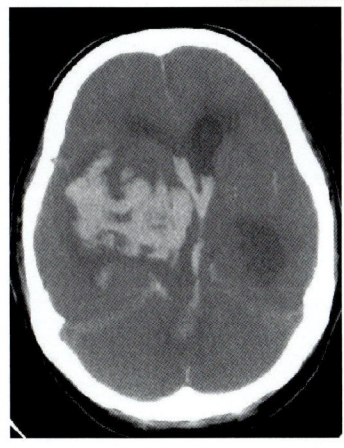

右脳内出血と脳室穿破あり．

- 病理解剖では脳を含めた全身臓器の血管内に高度のリンパ腫細胞浸潤が認められ，血管内リンパ腫と診断されました．

ワンポイントレッスン ▶ 血球貪食症候群（HPS；hemophagocytic syndrome）

1. さまざまな原因で高サイトカイン血症をきたした病態．
2. 高熱の持続，汎血球減少症，肝障害，DIC，骨髄（肝，脾）でのマクロファージの増殖と血球貪食像が特徴的．
3. 原因疾患としては，感染症（IAHS），悪性リンパ腫（LAHS），膠原病（AAHS）などが多い．

各論

ワンポイントイメージ ▶ マクロファージの血球貪食像（骨髄）

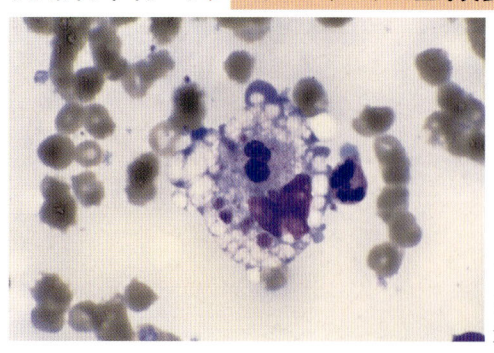

マクロファージが好中球や血小板を貪食している．
〔岡田　定，西原崇創（編）：内科レジデントアトラス．p 228，医学書院，2001〕

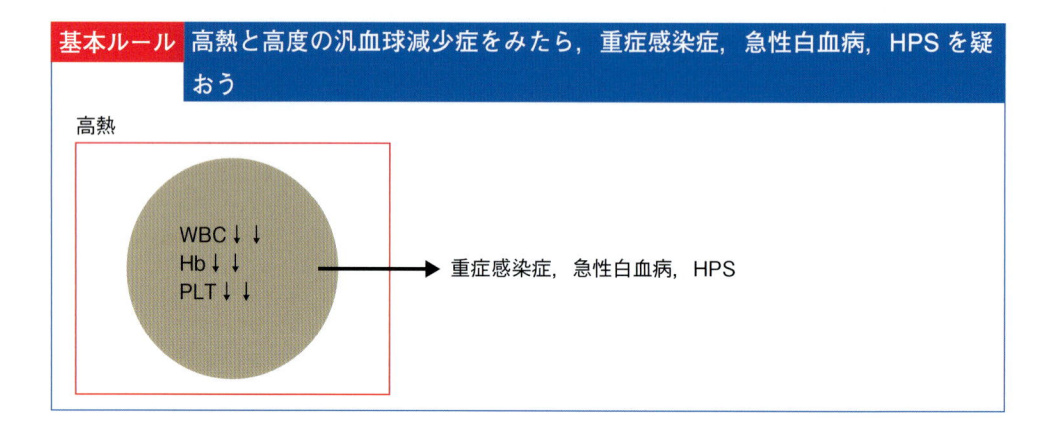

基本ルール 高熱と高度の汎血球減少症をみたら，重症感染症，急性白血病，HPS を疑おう

高熱

WBC↓↓
Hb↓↓
PLT↓↓
　→　重症感染症，急性白血病，HPS

頻度★☆☆　緊急度★★★　これは見逃しやすい

症例 6　子宮筋腫，汎血球減少

- 45歳女性．子宮筋腫で経過観察中，汎血球減少症を指摘されて紹介されました．自覚症状は少し疲れやすいだけです．
- そのときの血算です．

WBC	900
分葉核球	12.0
好酸球	5.0
リンパ球	82.0
芽球	1.0
Hb	8.8
MCV	100.4
PLT	8.3 万

- 白血球 900/μl，ヘモグロビン 8.8 g/dl，血小板 8.3 万/μl と汎血球減少症があります．診断は何でしょう．

VIII．汎血球減少症（赤血球↓　白血球↓　血小板↓）

Q1　汎血球減少症の鑑別のポイントは？

WBC	900
分葉核球	12.0　これです
好酸球	5.0
リンパ球	82.0
芽球	1.0　これです
Hb	8.8
MCV	100.4
PLT	8.3万

- ポイントは白血球の分画の異常です．特に好中球の著明な減少（WBC 900/μl で好中球 12%→好中球絶対数は 108/μl）と芽球 1.0% です．
- どのような疾患が最も疑われますか．

Q2　一発診断は？

- **急性白血病**です．汎血球減少症ということで再生不良性貧血や骨髄異形成症候群も鑑別疾患に挙がりますが，これほど高度の好中球減少症があってしかも芽球が出現していますから，急性白血病，特に急性骨髄性白血病を最も疑います．

Q3　急性白血病を確定する検査は？

- 骨髄検査です．
- 緊急入院となりすぐに骨髄検査を行いました．予想通り，急性骨髄性白血病（FAB 分類 M1）の診断が得られました．

A　最終診断

- 急性骨髄性白血病（FAB M1，WHO 未分化型急性骨髄性白血病；Acute myeloid leukemia without maturation）．

ワンポイントレッスン▶ 汎血球減少症と急性白血病

1. 「急性白血病＝白血球増加」ではない．白血球減少を呈する急性白血病もまれではない．
2. 急性白血病ならまず貧血，血小板減少を伴うので，白血球減少になれば，汎血球減少症を呈することになる．白血病発症早期に多い．
3. 本例のように末梢血に芽球をほとんど認めない急性白血病もある．

ワンポイントレッスン▶ 急性白血病の診断

1. 臨床症状で原因不明の発熱，貧血，出血傾向のうち2つ以上をみたら，急性白血病を疑う．
2. 骨髄で 20% 以上の芽球があれば急性白血病と診断する．
3. 芽球にアウエル小体があればあるいは MPO 染色で陽性なら，形態学的に急性骨髄性白血病と診断できる．

各論

ワンポイントイメージ ▶ 急性骨髄性白血病（FAB M1）（骨髄）

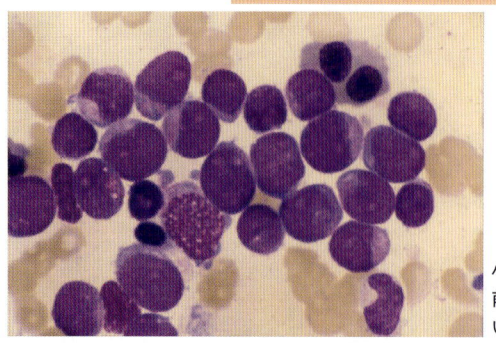

小型から中型のほぼ均一な白血病芽球が占める．
前骨髄球以上に成熟した細胞がない（分化傾向がない）．

基本ルール　白血球減少症（汎血球減少症）を呈する急性白血病を忘れてはいけない

急性白血病
Hb↓ PLT↓
WBC
→ 汎血球減少症

頻度★★★　緊急度★★★　きわめて緊急度の高い疾患です

症例 7　関節痛，出血傾向，発熱，高度汎血球減少

- 患者さんは38歳男性です．10日前から右肩関節痛が出現し，8日前から左上肢に紫斑，舌に粘膜下出血を認めました．前日には38.5℃の発熱も出現し，他の部位の関節痛，全身性の紫斑を認めるようになり，救急外来を受診されました．
- そのときの血算です．

WBC	600
Hb	6.8
MCV	94.6
PLT	1.1万

- 白血球 600/μl，ヘモグロビン 6.8 g/dl，血小板 1.1万/μl．高度の汎血球減少症ですね．同時に，CRP 13.1 mg/dl，D-ダイマー 80.0 μg/ml 以上の異常もみられました．いかにも重症であり，診断・治療を急ぐ必要がありますね．

Q1　汎血球減少症の鑑別のポイントは？

WBC　600　これです
Hb　6.8　これです
MCV　94.6
PLT　1.1万　これです

166

VIII．汎血球減少症（赤血球↓　白血球↓　血小板↓）

- ポイントは，汎血球減少症が非常に高度だということです．それ以上に，高度な出血傾向とD-ダイマーの著明高値，すなわち重症のDICがあることです．

Q2 一発診断は？

- **急性前骨髄球性白血病（APL）**です．
- 高熱，高度の汎血球減少症，DICからは，重症感染症，急性白血病（特にAPL），血球貪食症候群，（感染症を合併した）再生不良性貧血などが疑われます．
- でも，高度の出血傾向があってD-ダイマー80.0μg/ml以上という重症のDICからは，最もAPLが疑われます．APLでは重症のDICが必発ですから．
- 発熱期間が1日だけの感染症で，これほど高度の汎血球減少症とDICを引き起こすことはやや考えにくいと思います．
- 血球貪食症候群を考えるには発熱期間が短すぎます．

Q3 APLを確定する検査は？

- 末梢血の白血球分画の確認と骨髄検査です．
- 白血球の分画は，白血球600/μl（桿状核球5.0，分葉核球33.5，リンパ球15.5，単球2.5，異型リンパ球0.5，白血病細胞43.0％）でした．白血病細胞の一部にfaggot cellを認め，骨髄検査でAPLと確定診断しました．染色体分析でもAPLに特徴的な15；17転座を認めました．

ワンポイントイメージ▶ faggot cell（末梢血）

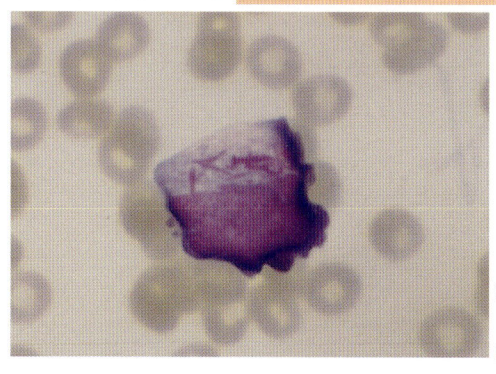

針状構造物（アウエル小体）の束を認める．
〔岡田　定，西原崇創（編）：内科レジデントアトラス．p206，医学書院，2001〕

A 最終診断

- 急性前骨髄球性白血病（Acute promyelocytic leukemia；APL），播種性血管内凝固症候群（Disseminated intravascular coagulation；DIC），敗血症（Sepsis）．
- 緊急入院となりすぐに抗菌薬を開始しましたが，当日夜に39.5℃の発熱，敗血症性ショックに陥りました．幸いに集中治療でことなきを得ました．本当に危ないところでした．入院前日からの発熱の原因は，腫瘍熱＋敗血症だったと思います．

ワンポイントレッスン▶ 急性前骨髄球性白血病（APL）

1. 汎血球減少症例が多い．DICを必発して高度の出血傾向を呈する．
2. 形態学的には，faggot cell（アウエル小体の束を有する細胞）が特徴的．
3. 染色体分析の15；17転座，遺伝子解析の*PML-RARA*融合遺伝子が特徴的．

各論

ワンポイントレッスン ▶ 好中球減少性発熱（FN；febrile neutropenia）

1. FNとは，好中球数が 500/μL 未満（あるいは 1,000/μL 未満で 500/μL 未満になる可能性あり）に減少したときの発熱（腋窩温で 37.5℃以上，口腔温なら 38.0℃以上）で，非感染性の原因が除外できる場合をいう．
2. 好中球減少時の発熱は，本例のように短時間で重症の敗血症に陥る可能性がある．まさに emergency．
3. 発熱の原因はまず敗血症と考えて，すぐに血液培養を施行し，30分以内に広域スペクトラムの抗菌薬〔たとえば，セフェピム（マキシピーム®）〕を開始する．

ワンポイントイメージ ▶ APL 患者の出血傾向（口唇，舌）

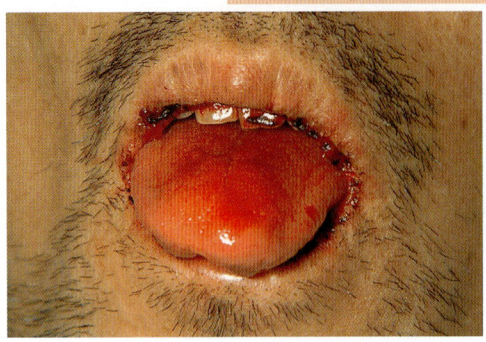

高度の DIC を合併し，歯茎や口腔内粘膜から持続性出血を認める．

〔衛藤 光：皮膚・粘膜アトラス．岡田 定，西原崇創（編）：内科レジデントアトラス．p14，医学書院，2001〕

基本ルール 高度の汎血球減少症＋高度の出血傾向＋発熱をみたら，まず APL を疑おう

発熱
WBC↓↓
Hb↓↓
PLT↓↓
出血傾向↑↑
→ APL

ちょっと休憩

奇跡は起こる

　もう 20 年も前のお話です．
　1990 年，M さんは 37 歳で急性前骨髄球性白血病（APL）を発症されました．当時の化学療法でめでたく完全寛解となり地固め療法も終了しましたが，残念なことに治療終了半年後に再発したのです．
　再寛解導入療法が行われ 2 回目の寛解となりました．ところがその 3 か月後には再々発し，治癒はほぼ絶望的と考えられました．
　当時は，Dr. Wang が APL に対するレチノイン酸（ATRA）療法を提唱した直後でした．そ

の効果はまだ疑問視されていて，薬の入手も困難でした．ところが，幸運なことに M さんは仕事関係のつてを使って，Dr. Wang 自身から ATRA を入手されたのでした．

　ATRA は抜群の効果を示しました．3 回目の寛解になったのです．これで治癒するかもしれないと期待しましたが，現実はそう甘くありません．1995 年には 3 回目の再発となりました．さすがに，これでもう万事休すとなりました．

　その日の病室にも重い空気が漂っていました．そんな中，M さんは家族のいる前で私にボソボソと言い出しました．「実は，中国の先生から ATRA が効かなくなってもまだ効く薬があると言われたんです．今の状態で中国まで行っていいでしょうか」と．一瞬，部屋の時間が止まったような気がしました．

　「こんな状態ではとても無理よ」というのが，奥様と母親の意見でした．

　私の思いは少し違いました．「ATRA 耐性でも効く薬！？　そんな虫のいい話がある？　でも今のままならどうせ絶望的．可能性があって本人がそのつもりなら，どんなワラでもつかみたい…」

　「中国の先生が言われている治療がどんな治療か，私にはわかりません．でも前に ATRA を試してうまくいったのですから，中国の先生がそのように言われるのなら，今回もそれに賭けてみる価値はあるかもしれません．今の状態で中国まで行くのには確かに危険もあります．でも今の状態ならまだ何とか大丈夫でしょう」と，話していました．

　そして，家族を説得して M さんは中国にまで出かけられたのでした．

　その結果は，まさに期待通り．M さんは元気になって帰ってこられました．APL は本当に嘘のように 4 回目の完全寛解になっていたのです．その後も中国での治療を数回繰り返されて，1996 年以来は無治療になりました．APL 発症 20 年後の 2010 年現在，57 歳の M さんはお元気そのものです．

　後に，中国のその薬は亜砒酸製剤であったことが判明しました．亜砒酸は 1995 年当時の日本では知られていませんでした．日本では，その約 10 年後の 2004 年 12 月に薬価収載され，今では APL 再発時の第 1 選択薬になっています．

　奇跡は起こるのです．まだ世に知られていない革新的な治療をすれば．

頻度★★★　緊急度★★★　忘れてはいけない疾患です

症例 8　"肺炎"，汎血球減少

- 患者さんは 83 歳女性です．30 年前から糖尿病，10 年前に心筋梗塞，6 年前に乳癌で左乳房切除術などがあります．2 週間前から他院で軽症肺炎の診断で抗菌薬が使用されましたが，改善しないということで当院に転院になりました．

4 か月前の血算	
WBC	3,500
好中球	60.1
好酸球	3.2
好塩基球	0.6
（つづく）	

今回の血算	
WBC	3,300
骨髄球	0.5
桿状核球	1.0
分葉核球	80.0
（つづく）	

(つづき)	
リンパ球	32.6
単球	3.5
Hb	11.3
MCV	96.9
PLT	13.9万

→

(つづき)	
好酸球	0
好塩基球	0
リンパ球	13.5
単球	5.0
Hb	9.9
MCV	92.3
PLT	9.7万

- 4か月前は軽度の血小板減少以外ほぼ正常であったのが，今回は白血球3,300/μl，ヘモグロビン9.9 g/dl，血小板9.7万/μlと汎血球減少症を認めています．CRPは5.95 mg/dlと増加し，D-ダイマーは0.9 μg/mlと正常でした．

Q1 汎血球減少症の鑑別のポイントは？

WBC	3,300	← これです
骨髄球	0.5	
桿状核球	1.0	
分葉核球	80.0	
好酸球	0	
好塩基球	0	
リンパ球	13.5	← これです
単球	5.0	
Hb	9.9	
MCV	92.3	
PLT	9.7万	

- ポイントは，肺炎なのに白血球が3,300/μlと減少していること，特にリンパ球が13.5％（446/μl）と高度に減少していることです．通常の感染症としては奇妙ですね．感染症に反応して分葉核球は80.0％と相対的に増加し骨髄球も出現していますが，分葉核球の絶対数が2,640/μlと少ないことも奇妙です．
- 血小板も9.7万/μlと減少していますが，D-ダイマーは正常ですからDICは否定的です．
- 胸部CTでは，右下葉の浸潤影，両側胸水，心拡大，両側肺野のうっ血像とびまん性微小粒状影疑いなどの所見を認めました．

VIII. 汎血球減少症（赤血球↓ 白血球↓ 血小板↓）

ワンポイントイメージ ▶ 胸部 CT

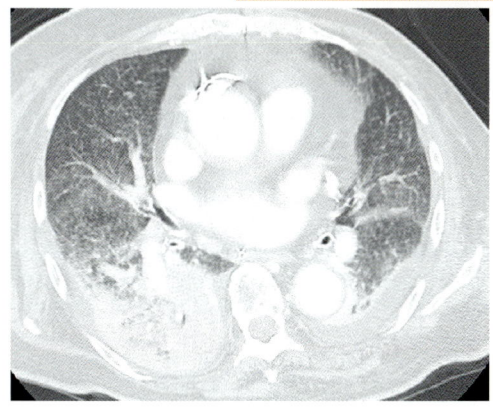

右下葉浸潤影，両側胸水，心拡大，両側肺野にうっ血像とびまん性微小粒状影？

Q2 汎血球減少症の一発診断は？

- 特殊な感染症？？ 骨髄での産生異常？？
- 通常の肺炎だけで，汎血球減少症，リンパ球の高度減少，好中球の絶対数減少は説明できません．何らかの特殊な感染症や骨髄の異常が疑われます．

Q3 汎血球減少症を確定する検査は？

- 骨髄検査．
- 骨髄は正形成骨髄でしたが，中心壊死を伴う類上皮肉芽腫を多数認め，Langhans 型巨細胞もありました．Ziehl-Neelsen 染色で抗酸菌が検出され，粟粒結核と診断されました．

ワンポイントイメージ ▶ 粟粒結核（骨髄）

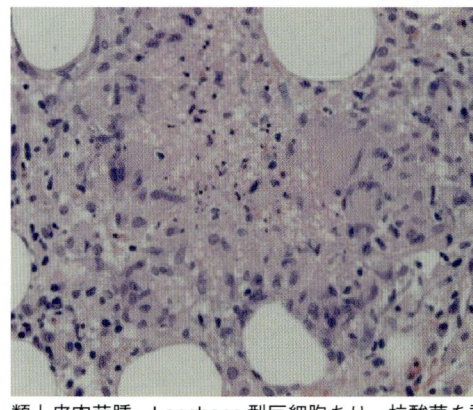

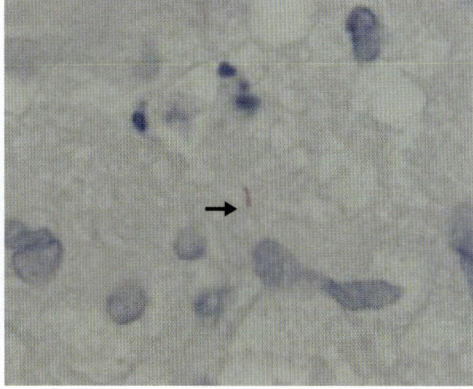

類上皮肉芽腫，Langhans 型巨細胞あり．抗酸菌を認める（→）．

A 最終診断

- 粟粒結核（Miliary tuberculosis）．
- 他院で"肺炎"の診断で抗菌薬を使用しても改善しなかったのは当然です．骨髄検査により粟粒結核が確定し，すぐに抗結核剤を開始しました．

ワンポイントレッスン ▶ 汎血球減少症をきたす感染症

1. 汎血球減少症をきたしうる感染症としては，粟粒結核，全身性真菌症，重症敗血症，ウイルス感染症，マラリアなど．
2. 本例では，重症感染症，ウイルス感染症，マラリアは否定的であり，粟粒結核や全身性真菌症が主な鑑別疾患になる．

ワンポイントレッスン ▶ リンパ球減少症（<1,500/μl）の原因

1. 感染症ではHIV感染症，結核．造血器疾患では再生不良性貧血，Hodgkinリンパ腫．薬剤性では抗腫瘍剤，ステロイド，免疫抑制剤．他に放射線照射，全身性エリテマトーデス（SLE）など．
2. 本例では，造血器疾患，薬剤，放射線照射，SLEはすべて否定的．
3. 感染症とすれば，HIV感染症は病歴から否定的であり，結核の可能性が浮かび上がる．

ワンポイントレッスン ▶ 粟粒結核の血液検査所見

1. 粟粒結核では非粟粒結核と比較して，リンパ球減少（727 vs 1,503/μl），血小板減少（21.0万 vs 26.7万/μl），CRP高値（14.2 vs 4.5 mg/dl），アルブミン低値（2.6 vs 3.6 g/dl）が有意にみられる．
2. 粟粒結核の死亡例は生存例と比較して，血小板減少（5.5万 vs 26.4万/μl），アルブミン低値（2.0 vs 2.7 g/dl）に有意差あり．
3. 本例は，リンパ球 446/μl↓↓，血小板 9.7万/μl↓，CRP 5.95 mg/dl↑であり，重症の粟粒結核の特徴を有している．

（平塚雄聡，他：当院における粟粒結核の検討．感染症学雑誌 78：929-934, 2004）

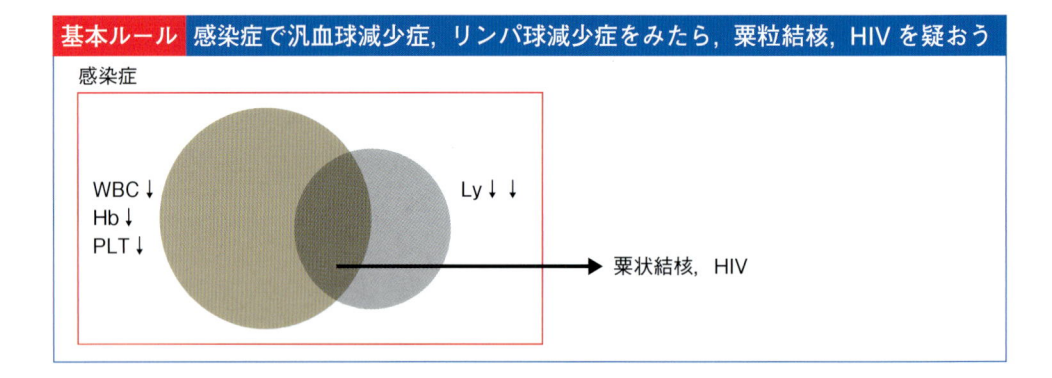

基本ルール　感染症で汎血球減少症，リンパ球減少症をみたら，粟粒結核，HIVを疑おう

感染症

WBC↓
Hb↓
PLT↓

Ly↓↓

→ 粟状結核, HIV

"偽性汎血球減少症"

Aさんという19歳女性が夜間，ERを受診されました．

4日ほど前から発熱，全身倦怠感，筋肉痛があり，2日前に近医クリニックを受診され薬を処方されましたが，全身倦怠感が改善しないということで他のクリニックを受診．そこでの血液検査で，**白血球 1,900/μl，ヘモグロビン 8.1 g/dl，血小板 0.9万/μl**という高度の汎血球減少症が判明しました．そのクリニックで点滴を受けた後，当院ERに緊急搬送されてきました．

当院ERでの血算です．

WBC	10,300
好中球	85.9
好酸球	0.7
好塩基球	0.1
リンパ球	8.9
単球	4.4
Hb	14.5
PLT	28.9万

当院ERの血算をみて，ビックリですね．

数時間違うだけなのに，白血球が 1,900/μl → 10,300/μl，ヘモグロビンが 8.1 g/dl → 14.5 g/dl，血小板が 0.9万/μl → 28.9万/μl と大きく変化しています．

Aさんには貧血の症状や出血傾向はありませんでした．前医での高度の汎血球減少症のデータは，どう考えてもまちがっていると解釈するのが当然でしょう．では，どうしてこのような高度の汎血球減少症のデータが出たのでしょうか．

ヒントは，Aさんは前クリニックで点滴をされているということにあります．点滴が開始された後，その点滴が入っている同じ腕から採血されたようなのです．そうすると，血液は点滴の溶液で薄められて，高度の"汎血球減少症"になってしまいます．言ってみれば，医原性の"偽性汎血球減少症"です．

点滴をしている同じ腕から採血すると，当然のことながらとんでもない血算や電解質異常を呈します．そのような検査結果をみて，びっくりされた経験のある方も少なくないのではないでしょうか．

病院では毎日おびただしい数の臨床検査が行われます．時には間違った検査結果が報告されます．その原因が検査室のミスということもありますが，圧倒的多数は検体採取や保存の仕方などの問題だといわれています．

ともかく，検査結果がいつも真の値だと頭から信じきってはいけません．ときには，今回のような"偽性汎血球減少症"もありますから．

各論

IX 汎血球増加症（赤血球↑ 白血球↑ 血小板↑）

スーパールール　汎血球増加症の読み方・考え方

1. 高度の汎血球増加症をみたら，真性赤血球増加症を疑おう

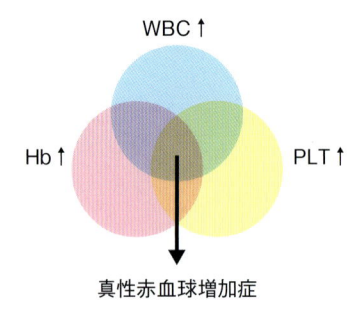

WBC↑
Hb↑　　PLT↑
→ 真性赤血球増加症

2. 高度の白血球増加症＋高度の血小板増加症をみたら，慢性骨髄性白血病，本態性血小板血症，真性赤血球増加症を鑑別しよう

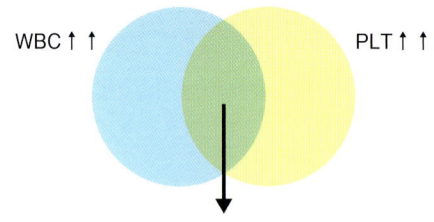

WBC↑↑　　PLT↑↑
→ 慢性骨髄性白血病，本態性血小板血症，真性赤血球増加症

- それでは，汎血球増加症のある患者さんで血算から診断を考えてみましょう．

頻度★★★　緊急度★★☆　一見，白血病のようです

症例 1　白血球増加，血小板増加

- 患者さんは41歳女性です．近医で白血球と血小板の増加を指摘されて紹介受診されました．特に既往症はなく全身状態は良好です．
- そのときの血算です．

WBC	35,600
前骨髄球	0.2
骨髄球	1.0
後骨髄球	0.4
桿状核球	1.8

（つづく）

IX. 汎血球増加症（赤血球↑ 白血球↑ 血小板↑）

（つづき）	
分葉核球	74.6
好酸球	3.8
好塩基球	1.0
リンパ球	14.2
単球	2.8
異型リンパ球	0.2
Hb	14.8
PLT	75.3 万

- 白血球 35,600/μl と著明に増加し，前骨髄球・骨髄球・後骨髄球などの幼若好中球が出現しています．血小板も 75.3 万/μl と高度に増加しています．
- 白血球と血小板の高度の増加から，慢性骨髄性白血病（CML；chronic myelogenous leukemia）でしょうか．

Q1 鑑別のポイントは？

WBC	35,600 ← これです
前骨髄球	0.2
骨髄球	1.0
後骨髄球	0.4
桿状核球	1.8
分葉核球	74.6
好酸球	3.8
好塩基球	1.0
リンパ球	14.2
単球	2.8
異型リンパ球	0.2
Hb	14.8 ← これです
PLT	75.3 万 ← これです

- ポイントは，白血球，血小板だけでなくヘモグロビンも女性にしては 14.8 g/dl と増加していること，すなわち汎血球増加症です．

Q2 一発診断は？

- **真性赤血球増加症（PV；polycythemia vera）**疑いです．
- 基本的に一疾患で汎血球増加症をきたすのは，PV だけです．
- 白血球が増加し骨髄球や後骨髄球が出現していること，血小板が増加していることから，CML の可能性もあります．しかし，CML なら通常，好塩基球増加がありますし，貧血はあっても赤血球増加をきたすことはほとんどありません．また CML で白血球が 35,600/μl まで増加しているなら，骨髄球や後骨髄球はもっと増加しているのが一般的です．

Q3 PV を確定する検査は？

- 本例を診断した当時の 2001 年 WHO 分類の PV の診断基準では，
  A1．ヘモグロビン（女性）が 16.5 g/dl 以上，A2．家族性赤血球増加症やエリスロポエチン高値の否定，A3．脾腫，A4．骨髄細胞にクローナルな遺伝子異常（Ph 染色体は

認めない），A5. 内因性赤芽球系コロニー形成

　B1. 血小板数＞40万/μl，B2. 白血球数＞12,000/μl，B3. 骨髄生検で赤芽球や巨核球の増生を伴う汎過形成，B4. 血清エリスロポエチン低値

A1＋A2に加えて，A3～A5のうち1項目またはBの2項目を満たすことです．

- 本例では，A1は満たしませんが，A2，A3の脾腫，B1の血小板75.3万/μl＞40万/μl，B2の白血球35,600/μl＞12,000/μl，B3の骨髄での赤芽球や巨核球の増生を伴う汎過形成などを満たしました．
- 以上から，まだPVの診断基準を満たしませんが，無治療で経過をみればヘモグロビンも16.5 g/dl以上となり，診断基準を満たすようになると思われます．NAPの低下はなく，Ph染色体・*BCR/ABL*融合遺伝子も陰性であり，CMLは否定されました．

ワンポイントイメージ ▶ 腹部CT

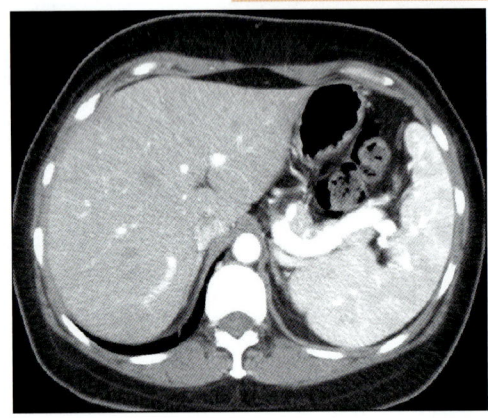

明らかな脾腫を認める．

A 最終診断

- 真性赤血球増加症疑い（Polycythemia vera susp.）．

ワンポイントレッスン ▶ 汎血球増加症

1. 一疾患で汎血球増加症をきたすのは，真性赤血球増加症（PV）．
2. 感染症や炎症性疾患＋脱水なら，軽度の汎血球増加症はきたしうる．
3. 高度の白血球増加＋高度の血小板増加をみたら，CML，ET（本態性血小板血症）とPVが鑑別疾患になる．

IX. 汎血球増加症（赤血球↑　白血球↑　血小板↑）

| 基本ルール | 汎血球増加症をみたら，まず PV を疑おう |

WBC↑
Hb↑　　PLT↑
↓
PV

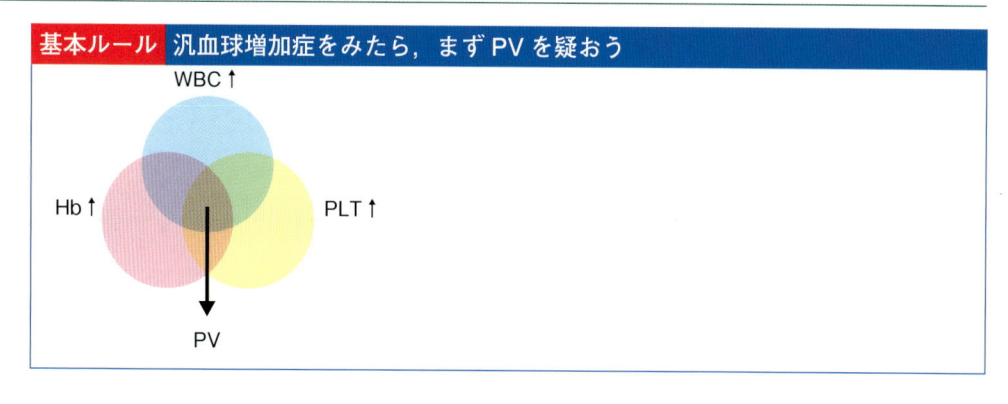

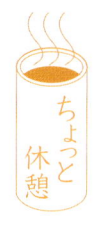

笑顔

その日の外来はとても忙しくて，やっと終了した夕方には疲労困憊になっていました．後に控える病棟回診もおっくうな気分でした．「でも，患者さんは待っているだろうし…．もうちょっとがんばらないと」と気を取り直して，いくつもの病室のドアを勢いよく開けたのでした．

「こんばんは．今日はいかがですか？」と疲れた顔でもにこやかに尋ねると，「おかげさまで，今日は調子いいです」，「特にどうってことはありませんよ」，「ありがとうございます．大丈夫です」．どういうわけでしょうか，その日に限ってほとんどの患者さんもとても調子よさそうでした．

そして，1時間ほどして回診を終えたときのことです．「アレ？！」と思いました．先程までと打って変わって体がすっかり楽になっているのです．「さっきまでのあの疲労感はどこに行ったのだろう」．"キツネにつままれる"とはこのことです．病棟回診が自分を元気にしてくれた，としか考えられませんでした．

では一体，回診の何が自分に元気を与えてくれたのでしょうか．

それは，笑顔だったのではないでしょうか．

患者さんの前では，疲れていても少しでもにこやかな表情になるように意識します．でも入院患者さんの半数は何かしらつらい症状を抱えているものです．こちらがいくら"作り笑顔"で患者さんに接しようとしても，患者さんのつらそうな表情を見るとたちまち"作り笑顔"は吹き飛んでしまいます．

でも，この日に限っては不思議とどの患者さんもとても元気だったのです．私の"作り笑顔"が鏡に反射するように，どの患者さんからも笑顔が跳ね返ってきました．病室のドアを開ける度に笑顔の反射が何度も繰り返されて，"作り笑顔"はすっかり自然の笑顔になっていました．患者さんからの笑顔を受ける度に，私はどんどん幸せな気分になり，回診が終わってハタと気がつけば，すっかり元気を取り戻していたというわけです．

人は幸せなときは自然に笑顔になります．でも逆に笑顔を作ることで幸せになることもできるんですね．人に笑顔を向けてその人から笑顔をもらったり，人から笑顔を向けられたときに笑顔をお返しできれば．

笑顔には本当に不思議なパワーがありますね．

各論

X 治療に伴う血算の変化

スーパールール　「治療に伴う血算の変化」の読み方・考え方

1. 治療に伴う血算の変化は，予測どおりの変化かどうかを判断しよう

2. 鉄欠乏性貧血の治療後は，ヘモグロビン，MCV だけでなくフェリチンの正常化を目標にしよう

3. 急性白血病の化学療法後の骨髄抑制は，治療後 10 日目頃から回復する．回復順は，単球（G-CSF 使用例では好中球），次に血小板，赤血球

| 骨髄抑制からの回復 | 白血球 | → | 血小板 | → | 赤血球 |

- さて，いよいよ最終章になりました．
- 最後は，①鉄欠乏性貧血の患者さんと，②急性骨髄性白血病の患者さんで，「治療に伴う血算の変化」について考えてみましょう．

頻度★★★　緊急度★☆☆　ありふれた貧血の治療です

症例 1　鉄欠乏性貧血

- 患者さんは人間ドックで貧血を指摘された 49 歳女性です．易疲労感があります．人間ドックでの血算です．

WBC	4,800
RBC	389 万
Hb	9.3
Ht	29.1
MCV	74.7
MCH	24.0
PLT	28.4 万

- ヘモグロビン 9.3 g/dl，MCV 74.7 fl と，明らかな小球性貧血ですね．
- フェリチン 4.0 ng/ml（<12 ng/ml）と低下しており，典型的な鉄欠乏性貧血でした．原因は子宮筋腫に伴う過多月経と考えられました．
- 鉄欠乏性貧血に対して，鉄剤のフェロミア®を開始しました．
- 1 か月後の血算です．

WBC	3,700
Hb	11.8
MCV	83.8
PLT	26.5 万

- ヘモグロビンは 11.8 g/dl まで回復し，易疲労感もほぼ消失したようです．
- さて，鉄剤はどうしましょうか．

Q1 鉄剤は中止してもいいですか？

- 中止してはいけません．
- ヘモグロビンは一見正常になっても MCV は 83.8 fl とまだ少し小さめであり，まだ鉄欠乏性貧血があると思われます．
- そこでさらに 5 か月間，鉄剤を続けました．
- 人間ドックから 6 か月後の血算です．

WBC	4,200
Hb	12.3
MCV	99.5
PLT	20.7 万

- ヘモグロビンは 12.3 g/dl とさらに増加し，MCV も 99.5 fl と正球性（やや大球性）と正常化しています．

Q2 もう鉄剤は中止してもいいでしょうか？

- いいえ．鉄剤の中止は，フェリチンの正常化（>25 ng/ml）を確かめてからです．
- ヘモグロビンが正常化して次に MCV が正常化しても，貯蔵鉄を反映するフェリチンはまだ正常化していません．
- 本例のこの時点でのフェリチンは 12.7 ng/ml と貯蔵鉄はまだ欠乏状態でした．鉄欠乏性貧血の治療は，貧血の消失だけでなく貯蔵鉄も正常化させる必要があります．貯蔵鉄の正常化には，貧血消失後さらに 3 か月以上の鉄剤が必要です．通常，半年も鉄剤を使用すると貯蔵鉄も十分になるのですが，本例では過多月経が続いたために長期の鉄剤を必要としました．
- 鉄剤をさらに 5 か月後続けました．そのときの血算です．

WBC	4,500
Hb	13.7
MCV	96.3
PLT	22.3 万

- ヘモグロビンは 13.7 g/dl とさらに増加しています．MCV は 96.3 fl と正常，そしてフェリチンも 50.6 ng/ml と正常化しました．ようやく鉄剤は中止です．

ワンポイントレッスン▶ 鉄欠乏の重症度と検査所見

	重症鉄欠乏性貧血	軽症鉄欠乏性貧血	潜在性鉄欠乏	正常
ヘモグロビン	↓↓	↓	正常	正常
MCV	↓↓	↓	正常	正常
血清鉄	↓↓	↓↓	正常	正常
フェリチン	↓↓	↓↓	↓	正常

ワンポイントレッスン▶ 鉄欠乏性貧血の治療 7つのステップ

ステップ1 鉄欠乏性貧血の確実な診断
　　　　　フェリチン<12 ng/ml が診断のポイント.
ステップ2 鉄欠乏性貧血の原因疾患の精査と治療
　　　　　鉄剤をただ処方するだけでなく原因精査が重要.
ステップ3 経口鉄剤の開始
　　　　　患者さんに鉄剤の副作用や使用期間についてよく説明してから開始を.
ステップ4 鉄剤の治療効果と副作用の確認
　　　　　副作用が強ければ経口鉄剤の変更や静注鉄剤を考慮.
ステップ5 貧血消失の確認
　　　　　鉄剤開始後,通常,2か月ほどでヘモグロビンは正常化する.
ステップ6 貯蔵鉄の正常化を確認
　　　　　貧血が消失しても,フェリチン>25 ng/ml になるまで鉄剤は続ける.
ステップ7 鉄剤の中止後に血算の再検
　　　　　再発も多い.鉄剤中止数か月後に血算の再検を.

ワンポイントイメージ▶ 鉄欠乏性貧血と正常の赤血球

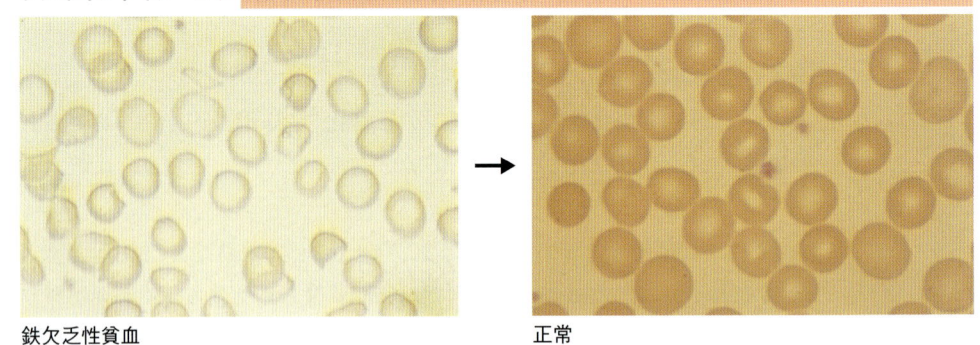

鉄欠乏性貧血　→　正常

〔岡田 定,西原崇創(編):内科レジデントアトラス.p 218,医学書院,2001〕

基本ルール 鉄欠乏性貧血を治療すると,Hb→MCV→鉄→フェリチンの順に回復

頻度★★★ 緊急度★★★　急性白血病に対する化学療法後です

症例 2 急性骨髄性白血病

- 患者さんは急性骨髄性白血病(AML;acute myeloid leukemia)の37歳男性です.
- 初診時の血算です.

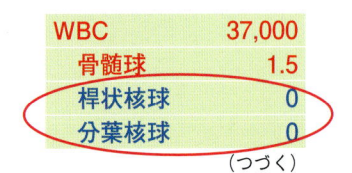

WBC	37,000
骨髄球	1.5
桿状核球	0
分葉核球	0

(つづく)

	(つづき)	
	好酸球	0
	好塩基球	0
	リンパ球	3.0
	単球	0
	芽球	95.5
Hb		8.9
PLT		2.9万

- 白血球が37,000/μlと増加し，成熟好中球は0％で芽球が95.5％を占めています．ヘモグロビンは8.9 g/dlの貧血，血小板は2.9万/μlと減少しています．典型的な急性白血病の血算ですね．
- 骨髄検査では芽球が93.2％を占め，そのほとんどはミエロペルオキシダーゼ反応強陽性でした．染色体分析では8；21転座を認めました．
- 以上より，8；21転座型急性骨髄性白血病（AML FAB M2）と診断しました．
- AMLに対する代表的な寛解導入療法であるIC療法〔イダルビシン塩酸塩（イダマイシン®）3日間＋シタラビン（キロサイド®）7日間〕を施行しました．
- 化学療法開始7日目の血算です．

WBC		300
	骨髄球	1.0
	後骨髄球	1.0
	桿状核球	0
	分葉核球	4.0
	好酸球	1.0
	リンパ球	92.0
	単球	0
	芽球	1.0
Hb		7.3
PLT		2.6万

- 白血球は37,000/μlから300/μlまで一気に減少していますね．

Q1　治療効果はどうでしょうか？

- **十分あったと思います．**
- 白血球の中の芽球も95.5％から1.0％まで著明に減少しており，7日間の化学療法は十分な治療効果があったと考えます．一方で，この後の高度の骨髄抑制を覚悟する必要があります．
- 次に，7日間の化学療法終了後10日目の血算です．G-CSFを使用中です．

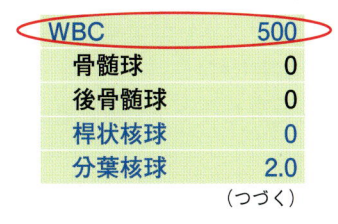

WBC		500
	骨髄球	0
	後骨髄球	0
	桿状核球	0
	分葉核球	2.0
	(つづく)	

（つづき）

好酸球	0
リンパ球	96.0
単球	2.0
芽球	0
Hb	7.3
PLT	1.3万

- 白血球 500/μl で好中球は 2.0% で高度の骨髄抑制が続いています．芽球は 0% と消失しています．

Q2　まだ骨髄抑制から回復しなくていいのでしょうか？

- はい．この頃はまだ骨髄抑制のピーク（nadir）です．
- 白血病に対して強力な化学療法を行うと，治療終了後 10 日間ほどは骨髄抑制から回復しないのが普通です．
- ヘモグロビン 7.3 g/dl，血小板 1.3 万/μl とあまり変化していませんが，これは最低限を保つように輸血しているためです．
- さらに，化学療法終了後 17 日目の血算です．

WBC	3,800
骨髄球	4.0
後骨髄球	0.5
桿状核球	2.0
分葉核球	64.5
好酸球	0
リンパ球	25.5
単球	3.0
芽球	0.5
Hb	8.1
PLT	14.3万

- やっと白血球は 3,800/μl と回復していますが，芽球 0.5% が出現しています．この血算の 2 日前 15 日目には急性の腰痛がみられました．

Q3　芽球 0.5% の出現は，AML の悪化（治療抵抗性）でしょうか？

- いいえ．この芽球は白血病性芽球ではなく正常骨髄芽球と思われます．
- 化学療法による高度の骨髄抑制からの回復期には，骨髄芽球，前骨髄球，骨髄球，後骨髄球などの幼若好中球がしばしば出現します．この骨髄抑制からの回復初期には腰痛などの特徴的な骨痛も時にみられます．
- 芽球 0.5% だけでなく骨髄球 4.0%，後骨髄球 0.5% も出現し，血小板も 14.3 万/μl まで急激に回復しています．G-CSF 使用時には単球よりも先に好中球の回復がみられます．ほぼ正常の骨髄抑制からの回復パターンと判断しました．
- 実際に，この 5 日後の骨髄検査では，血液学的寛解だけでなく細胞遺伝学的寛解（染色体核型が正常化）が確認されました．

X．治療に伴う血算の変化

ワンポイントレッスン▶ 急性白血病に対する化学療法と骨髄抑制

1. 化学療法施行中および終了後10日目頃までは進行性に高度の骨髄抑制がみられる．感染症，貧血，出血傾向に対する支持療法が必須の時期である．
2. 化学療法終了後10日目頃から骨髄抑制から回復し始める．本来はまず単球から回復するが，G-CSF使用例では好中球の回復が先行する．G-CSF使用による急激な回復時には，しばしば腰痛などの骨痛が生じる．
3. 白血球の回復に続いて，血小板，その後に赤血球が回復する．

ワンポイントイメージ▶ 急性骨髄性白血病と正常の骨髄

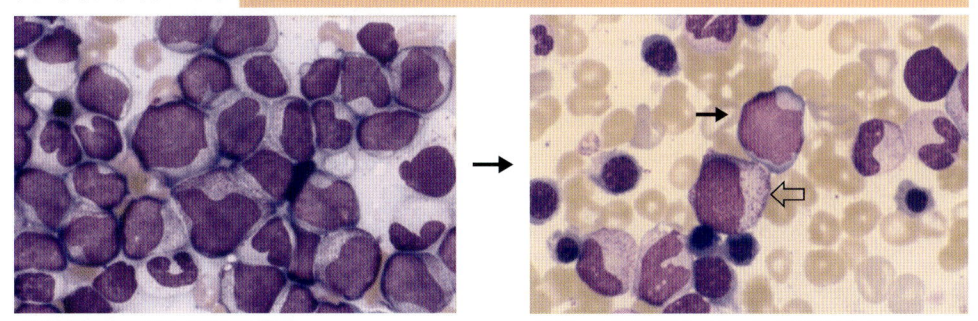

白血病性芽球が主体（FAB M2）　　　　　正常：骨髄芽球（➡），前骨髄球（⇦）

基本ルール　化学療法に伴う骨髄抑制の期間，回復パターン（白血球→血小板→赤血球）を記憶しよう

骨髄抑制からの回復　　白血球　➡　血小板　➡　赤血球

"Paraneoplastic Love"

「実は今度，結婚することになりました．彼のいるところに引っ越すことになったので紹介状をお願いしたいんです」．Hodgkin リンパ腫の治療後の外来でIさんから，突然「結婚する」と言われて驚きました．

2年前には大事件があったからです．当時28歳だったIさんは，頭痛に続く意識障害のために近医に緊急入院となりました．ウイルス脳炎の疑いで治療されましたが，JCS Ⅱ-10 程度の意識障害，叫び声を上げる・手を振り回すなど異常行動が続き，両親の希望で当院神経内科に転院となりました．

理解可能な会話が成り立たない，点滴ラインの自己抜去を繰り返す．長谷川式認知症スケールは10点（高度認知の低下）．血液・髄液・尿所見に特に異常なく，各種ウイルス抗体価にも有意な所見なし．脳波は全誘導で diffuse slow burst あり．頭部 MRI で両側海馬周囲に高信号があり辺縁系脳炎と診断．問題はその辺縁系脳炎の原因でした．

Iさんは血液内科と同じ病棟に入院されていました．担当レジデントから「神経内科の患者さんなんですけど，首のリンパ節が腫れているので診てもらえませんか」と相談されました．

ウトウトしていたIさんの首を触らせてもらうと，確かに，左右の鎖骨上に直径1～3cm大の弾性硬で圧痛のないリンパ節を数個，触知します．「これはリンパ腫でしょう」，「すぐに生検しないと．それと頸部から鼠径部までのCT」，「辺縁系脳炎なの！？ 関係はわからないけど…」と，レジデントに言いました．

CTでは，頸部だけでなく縦隔，腹部大動脈周囲，腸骨動脈周囲にもリンパ節腫脹を認めました．生検の結果はやはり Hodgkin リンパ腫（結節硬化型）．病期はⅢA．基礎疾患にHodgkin リンパ腫があるとなると，辺縁系脳炎はリンパ腫に続発する悪性腫瘍関連辺縁系脳炎（Paraneoplastic Limbic Encephalitis；PLE）が，最も考えられるということになりました．

すぐに神経内科から血液内科に転科となり，Hodgkin リンパ腫に対する ABVd 療法が開始されました．治療効果はとてもドラマチックでした．

1回目の化学療法で異常行動は消失．2回目には意識障害もほぼ消失して通常の会話が可能に．「数か月間の記憶がないんです」と．その後も回を重ねる度に，構語障害，記憶障害も次々に回復．約10か月間の化学療法終了時には，以前と同じ元気なIさんにすっかり戻ったのでした．

Iさんには7年前から付き合っていた彼がいたそうです．でも両親はその彼との結婚は大反対．ところが，彼女の人格が変容する今回の事件に際して，彼は仕事を休んで駆けつけ，病室で何度も両親と話すことになったそうです．そして両親は彼を認め，2人の結婚に賛成してくれたのだそうです．

Iさんに対する彼の一途な愛，"Paraneoplastic Love" の勝利なのです．

■参考文献

1) 血液・造血器疾患．金澤一郎，永井良三（編）：今日の診断指針 第6版，pp 1080-1132，医学書院，2010
   → 血算の異常や代表的な血液疾患の診断について，最新の情報が要領よくまとまっている．

2) 宮崎　仁（編）：血液疾患診療ナビ．南山堂，2010
   → 実地医家の視点で血液疾患と検査異常へのアプローチをまとめている．自称，「街場の血液学」．

3) Fred F：Practical Guide to the Care of the Medical Patient：Expert Consult, Mosby, Philadelphia, 2011
   → さまざまな臨床的プロブレムに対するアプローチが簡潔にまとまっている．

4) Jacques W：Hematology. Interpretation of Diagnostic Tests, 8th ed, pp 368-439, Lippincott Williams & Wilkins, Philadelphia, 2007
   → 検査所見から診断へのガイドとして便利．

5) 岡田　定：血液アトラス．岡田　定，西原崇創（編）：内科レジデントアトラス，pp 188-229，医学書院，2001
   → 血液疾患の末梢血・骨髄の写真とポイントを説明．本書にも転用．

6) 岡田　定：血液疾患．五十嵐正男，福井次矢（編）：エキスパート外来診療，pp 256-282，医学書院，2008
   → 外来診療における血液的問題への対処を要領よくまとめている．

7) 岡田　定：血液編．岡田　定，堀之内秀仁（編）：知ってるつもりの内科レジデントの常識非常識 第2版，pp 194-220，三輪書店，2008
   → 血液診療のエッセンスのQ&A．

8) 末梢血検査異常．medicina 45(12)，2008
   → 血算の異常から血液疾患へのアプローチについての特集．

9) Griffin R, Neal Y：Clinical Hematology 2nd ed, Lippincott Williams & Wilkins, Philadelphia, 2009
   → 最新の臨床血液学のポイントを簡潔にまとめている．

10) 押味和夫（監修）：WHO分類第4版による白血病・リンパ系腫瘍の病態学．中外医学社，2009
    → 造血器腫瘍はWHO分類を抜きにして語れない．2008年改訂のWHO分類をわかりやすく解説している．

11) 岡田　定（編著）：最速！ 聖路加診断術．三輪書店，2009
    → 限られた臨床情報から最終診断にいたる診断推論を楽しむ本．本書にも一部転用．

貧血に関して

12) 鉄代謝の臨床，鉄欠乏と鉄過剰：診断と治療の進歩．日本内科学会雑誌 99(6)，2010
    → 鉄欠乏性貧血を含めて最新の「鉄代謝の臨床」がよくまとまっている．

13) 日本鉄バイオサイエンス学会治療指針作成委員会（編）：鉄剤の適正使用による貧血治療指針 改訂第2版．響文社，2009
    → 鉄欠乏性貧血の治療指針だけでなく診断についてもわかりやすい．

14) 貧血と多血症：診断と治療の進歩．日本内科学会雑誌 95(10)，2006
    → 特に貧血の診断のアプローチがわかりやすい．

索 引

和 文

あ

アトピー性皮膚炎　97
アレルギー性肉芽腫性血管炎　103
悪性貧血　28
悪性リンパ腫　100, 163

い

胃癌　136
胃切除後の合併症　33
胃切除後の貧血　34
胃切除後ビタミンB_{12}欠乏性貧血
　　　　　　　　　　　　　32
異型リンパ球　78
異常な血球　85
遺伝性球状赤血球症　38

う

ウイルス感染症　78, 85

え

エリスロポエチン　23

お

オッカムのかみそり　59

か

肝硬変　134, 154
感染症と好中球数　122
感染性心内膜炎　13
癌の骨髄転移　88

き

キス病　80
偽性血小板減少症　129
偽性汎血球減少症　172
喫煙　66
急性HIV感染症　82, 118
急性骨髄性白血病　61, 165, 180

急性骨髄単球性白血病　68
急性腎盂腎炎　56
急性赤白血病　93
急性前骨髄球性白血病　167
急性肺炎　59
急性白血病　165
球状赤血球　39
巨赤芽球性貧血　28

け

血球貪食症候群　163
血算の基準値　ix, 7
血小板減少症　124
血小板増加症　144
血清鉄　14
血栓性血小板減少性紫斑病　40, 141
血色素　3
結核性心外膜炎　109
顕微鏡的多発血管炎　23

こ

甲状腺機能低下症　20, 21
好塩基球増加　111
好酸球性血管性浮腫　105
好酸球増加症　76, 97
好酸球増加症候群　102
好中球減少症　114
好中球減少性発熱　168
好中球増加症　54, 57
好中球の分化・成熟　6
高齢者の貧血　18
氷かじり　44
骨髄異形成症候群　90, 158, 161
骨髄性肉腫　61
骨髄増殖性腫瘍　64
骨髄抑制　183

さ

サラセミア　26, 27
再生不良性貧血　157

し

自己免疫性溶血性貧血　36
出血性貧血　18
小球性貧血　11
消化管出血　25, 123
　――の貧血　18
触診　100
心嚢液　109
真性赤血球増加症　51, 176
腎性貧血　23

す

ストレス赤血球増加症　49

せ

正球性貧血　14
成人T細胞白血病　72
赤血球減少症　9
赤血球増加症　45
　――の鑑別　46, 47
全身性エリテマトーデス　138

そ

相対的赤血球増加症　47
総鉄結合能　14
粟粒結核　171

た

多発性骨髄腫　31, 95
体位性偽性貧血　53
大球性貧血　28
単球増加症　77, 107

て

鉄欠乏性貧血
　　　　　11, 59, 120, 145, 161, 178
　――の治療　180
鉄欠乏の重症度　180
伝染性紅斑　116

187

索　引

伝染性単核球症　80

と

銅欠乏性貧血　16
特発性血小板減少性紫斑病
　　　　　　　　126, 134
突然死　73

に

二次性血小板増加症　144
二次性貧血　13
二次発癌　93

は

パルボウイルス　116
播種性血管内凝固症候群　88
肺炎　121
白赤芽球症　89
白血球減少症　114
白血球増加症　54, 66
白血球分画異常　75
汎血球減少症　152
汎血球増加症　174

ひ

ヒッカムの格言　59

ビタミン B_{12} 欠乏性貧血　29
貧血　9

ふ

フェリチン　11

へ

ヘモグロビン　3
平均赤血球容積　3

ほ

発作性夜間ヘモグロビン尿症　43
本態性血小板血症　144, 147

ま

慢性骨髄性白血病　64, 111, 149
慢性骨髄単球性白血病　68, 69, 107
慢性リンパ性白血病　70

も

網赤血球　3, 10, 36
網赤血球ヘモグロビン量　4, 11

や

薬剤性血小板減少症　131

ゆ

ゆでガエル症候群　161

よ

幼若血小板比率　126
溶血性尿毒症症候群　41
溶血性貧血　36

り

リビングウィル　142
リンパ球減少症　115, 172
リンパ球増加症　55, 83
りんご病　116

ろ

濾胞性リンパ腫　83

欧文

A

acute human immunodeficiency
　virus infection　82, 118
acute myeloid leukemia　61, 165
acute myelomonocytic leukemia
　　　　　　　　　　　　68
acute pneumonia　59
acute promyelocytic leukemia　167
acute pyelonephritis　56
adult T-cell leukemia　72
AGA　103
AIHA　36
AITL　100
allergic granulomatous angiitis
　　　　　　　　　　　　103
AML　61, 165
AMML　68
angioedema associated with
　eosinophilia　105
APL　167
aplastic anemia　157
ATL　72
atopic dermatitis　97
autoimmune hemolytic anemia　36

C

chronic lymphocytic leukemia　70
chronic myelogenous leukemia
　　　　　　　　　64, 111, 149
chronic myelomonocytic leukemia
　　　　　　　　　68, 69, 107
Churg-Strauss syndrome　103
CLL　70
CML　64, 111, 149
CMML　68, 69, 107
CMV感染症　118
copper deficiency anemia　16
CSS　103

D

DIC　88, 136
——の基礎疾患　137
disseminated intravascular coagula-
　tion　88, 136
drug induced thrombocytopenia
　　　　　　　　　　　　131

E

eosinophilia　97
EPO　23
erythema infectiosum　116
erythoroleukemia　93
essential thrombocythemia　147
ET　147

F

faggot cell　167
febrile neutropenia　168
FN　168
follicular lymphoma　83

H

Hb　3
hemolytic uremic syndrome　41
hemophagocytic syndrome　163
hereditary spherocytosis　38
HES　102
HPS　163
HP除菌療法　128
Hunter舌炎　29
HUS　41
hypereosinophilic syndrome　102

I

idiopathic thrombocytopenic
　purpura　126, 134
immature platelet fraction　126
infectious mononucleosis　80
IPF　126
iron deficiency anemia　11, 59, 161
ITP　126, 134

L

LAHS　163
leukoerythroblastosis　89
liver cirrhosis　154
lymphoma associated hemophago-
　cytic syndrome　163

M

MCH　3

MCHC　3
MCV　3, 9, 25
MDS　90, 158, 161
metastatic cancer to bone marrow
　　　　　　　　　　　　88
microscopic polyangitis　23
miliary tuberculosis　171
multiple myeloma　31, 95
myelodysplastic syndrome
　　　　　　　　　90, 158, 161
myeloid sarcoma　61

P

Paraneoplastic Love　184
paraneoplastic limbic encephalitis
　　　　　　　　　　　　184
paroxysmal nocturnal hemoglobin-
　uria　43
pernicious anemia　28
PLE　184
PNH　43
polycythemia vera　51, 176
postural Pseudoanemia　53
pseudothrombocytopenia　129
PV　51, 176

R

RDW　27
red cell distribution width　27
relative polycythemia　47
Ret　3
Ret-He　4, 11

S

SLE　138
smokers' polycythemia　49
stress erythrocytosis　49
systemic lupus erythematosus
　　　　　　　　　　　　138

T

thalassemia　26
thrombotic thrombocytopenic
　purpura　40, 141
TIBC　14
TTP　40, 141
tuberculous pericarditis　109